医師・村上智彦の闘い

夕張 希望のまちづくりへ

川本敏郎
Kawamoto Toshiro

時事通信社

目次

装丁　大島恵理子

医師・村上智彦の闘い

夕張　希望のまちづくりへ

プロローグ

財政破綻《はたん》で一躍全国に名が知られた夕張は、札幌から車で約一時間、広大な北海道においては大都市から至近距離といってもおかしくない地域だ。

車で行けば不便さは感じないが、単線の鉄路を一両編成のディーゼル列車で千歳から向かうとおそろしく時間がかかる。石勝線の新夕張駅近辺は平坦でメロン農家があちこちに見受けられるが、その紅葉山地区から谷間を縫うように走る石勝線夕張支線で行くと、山間《やまあい》の奥まった廃墟に吸い込まれるような錯覚に陥る。南清水沢駅を過ぎた辺りからは渓谷の木々が覆うように迫ってくる。荒れ果てたプラットホームの鹿ノ谷駅を過ぎて、ようやく夕張駅に着く。外観は洒落ているが駅舎の中は掘ったて小屋のように薄暗い。そこをトンネルのように抜けて一歩外に出ると、すぐ右手にどっしりと構える七階建てのホテルマウントレースイの威容さに圧倒される。古びた駅舎と一見モダンなホテルの外観との奇妙なアンバランス、それは財政破綻の元凶をつくった中田鉄治元市長の〝炭鉱から観光へ〟という耳に心地のよいキャッチフレーズのもとで行われた市政を象徴している。打ち捨てられ寂れた炭住（炭鉱住宅）と、箱モノ行政で新しくつくられた石炭博物館や鉄筋の市営住宅が同居するように、夕張では矛盾があちこちに散見される。

夕張の名は、アイヌ語の「ユーパロ」（鉱泉の湧き出る所）が語源といわれているようにユーパロの湯など立派な温泉施設があったが、いまは閉鎖している。夕張の街を歩くと、人はほとんど見かけず、平成二（一九九〇）年にはじまった「ゆうばり冒険国際ファンタスティック映画祭」を機に街のあちこちに掛けられた『シャレード』『新網走番外地』といったペンキ絵で描いた古い映画の看板がやけに目につく。その景観は殷盛《いんせい》を極めた一九五〇年代、六〇年代を懐かしんでいるようであり、と同時にその時代から時間が止まったかと感じさせもする。

石炭産業華やかなりし頃には立派だっただろうと思わせる夕張医療センターの建物は、いまはひび割れが走り、見るからに古ぼけている。駅から車で五分、住宅が途切れた最北部に位置するそこは、北炭夕張炭鉱全盛期だった頃、鉄道が真ん前まで敷かれていて、その辺りから採炭地に向けて商店が軒を連ねていたという。

＊

午前八時三十分、夕張医療センター二階の奥まったホールに職員が集まり、朝礼が行われる。そこは正面玄関から入って突き当たりの外来の前を通って右に行き左に曲がりする廊下を通り、階段を上ってさらに迷路を行くようにしてたどり着く。これは前身の夕張炭鉱病院が、昭和三十年代から四十年代にかけて増築をくり返したため、つぎはぎで建物が建っているからだ。当時は全館スチーム暖房という近代的な設備だったというが、いまはスチームを送る太いパイプを覆うテープが腐蝕して熱が逃げるなど暖房効率は最悪で、それが病院経営を圧迫している。

「夕張希望の杜」の理事長村上智彦が定位置に就いたのを合図に、全員で「ＯＵＲ ＤＲＥＡＭ」と「基本理念〕を唱和する。

〔ＯＵＲ ＤＲＥＡＭ〕

みんなが誰かのために
夢を持って働く希望の杜
みんなの夢を現実に変えるまちづくりに挑戦しよう

〔基本理念〕

地域の人々に信頼される医療福祉サービスの提供を通して安全安心なまちづくりに貢献しよう
専門職の誇りと夢を持って自己実現を目指そう
自らの生活の基盤は法人の安定経営にあることを理解しよう

これは夕張市立総合病院を民営化して引き継いだときに、村上が理念と行動原理を周知徹底させるために書いたものだ。

この後、村上が簡単なスピーチをする。内容は日々感じたことであったり、風邪がはやっているので手洗いやうがいをするようにといった注意事項であったり、いろいろだ。そして、事務局から連絡事項などの話があり、各部署の利用状況などを担当者が報告して一日の業務が始まる。

職員は持ち場に戻って、仕事の用意をし、村上をはじめ五人の医師、歯科医師は、ホールと事務局との間にある医局に集まり、在宅患者の状況やもろもろの情報を交換する。ときには事務局長が、市側との交渉の進捗状況を話したり、取材中のマスコミのカメラが回っていたりする。三年以上もカメラが密着に近い状態で撮られている村上は、ＴＶカメラや記者が医局にいることに慣れていて気にする様子もないが、他の医師は異様な感じをもつという。

外来の診察は九時からだ。村上はいつもどおり足早に外来の診察室に向かった。

飾りっけがなく誰とでも気さくに接する村上は患者と向かい合い、世間話をするかのようにしゃべり、まるでついでのように診察して薬や生活についての指導をする。「血液サラサラにする薬は効きすぎるとよくないから、気をつけな。できるだけ納豆を食べるといい」と北海道弁で注意を与えるといった具合だ。「動かないでいると老化の速度は、四倍早まるといわれてるんだ。薬をのんで治るなら苦労しねぇからなぁ。内臓は丈夫なんだから歩きましょ」と、運動をすすめることもある。「夜中おしっこで起きるからといって水分をとらないと血がドロドロになるから水は飲んだほうがいい。五、六時間ぐっすり眠れるように精神安定剤で習慣にならない薬を出すから、よく寝てください」と、患者の訴えに耳を傾け、薬を処方するケースもある。ざっくばらんな診察態度は、患者にとってなんでも気楽に相談できる頼りがいのあるアドバイザーといった趣きだ。

村上はこれから診る患者のカルテを見て、「ええっ」とか「おやぁ」と声を出すこともたびたびだ。後で理由を聞くと、村上が一人にかける診察時間が長いため待ってもらっている間に、必要な検査は看護師の判断ですませて、その数値を見ているからだという。検査数値がよくなっている患者に対しては、「よく頑張ったね」とか「立派だね」と褒め、「この調子で頑張りましょう」と励ます。褒められ、励まされて悪い気になる患者はいないので、みんな次の外来を楽しみにして帰るという。

帰り際にかける言葉は、病院で一般に使われる「お大事に」ではなく、どの患者にも「頑張りましょ」だ。それはここに通院する患者がただ安静にする病状ではないこと、地域住民の健康は自らがつくるものであり、医師はその手伝いをするのが役割だという村上の考え方が表れている。

その日、午前中に診た外来患者は五十五人、圧倒的に高齢者が多い。長い患者で十五分、短い人は三分、平均すると五、六分ぐらいだろうか。ここをオープンした当時、患者一人ひとりの生活習慣や家族の情報などを得るため一人に三十分近くかけていたというから、それに比べれば短くなったものだ。患者のそれらの情報などを頭に入れて短時間で診察しているのだが、それでも午前の外来終了は十二時五十五分だった。

午後は、どこにでもあるような手提げバッグにカルテや注射器などを詰めて訪問診療に出かける。日によって人数は異なるが、十数人は診る。いま夕張医療センターで診る在宅診療者数は八十五人に上る。高齢化率四二・七パーセント（平成二十年三月末）と、市としては高齢化率が日本一高い夕張では、足が弱ってきている高齢者がほとんどだ。

村上は、平成十九年四月一日、夕張医療センターを立ち上げ、常勤医が自分一人だった頃から、できるだけ時間をやりくりして訪問診療を行ってきた。それは、入院させるとそのまま寝たきりになる患者が多いのに対して、医師が出かけて自宅で療養している人を定期的に診察するほうが、家族と一緒に暮らせて元気になり、医療費も少なくてすむという信念からだ。村上は、次のような話をしてくれた。

「自治医大でのことです。専門医が高齢者を診て、検査しなければと検査漬けにしたら、その患者さんは三日で亡くなりました。アメリカで医者がストをしたら、亡くなる人が三割減ったという笑えない話もあります。この話からわかるように、医者は必ずしも住民の健康を守るわけではありません。また、最近の病院は患者さんの家族から訴えられるのを恐れて、入院患者をベッドにくくりつけてまず死なないようにと気管などに管をつけ、いわゆる〝スパゲッティ症候群〟状態にしますが、これでは患者さんが元気になるはずがありませんし、認知症になりがちです。病院にいるよりも自宅で生活して、医師が出向いたほうが元気になります」

大きな病院の最近の医療傾向に異を唱え、在宅での診療に力を入れてきた村上は、夕張をくまなく車で駆け回って、患者とおしゃべりを楽しみながら予防医療に力を注いでいる。たとえば、こんな具合だ。平成二十年十一月、村上の訪問診療に同行したとき、大正十二（一九二三）年生まれの軽い認知症気味の患者と若かった頃の話をしていた。

「父さん、おれの記憶だと海軍じゃあなかった？　何やってたの？」

「整備兵、零戦のエンジンいじっていたんだ。中島（飛行機）の小泉製作所にも行った」

村上は後述のように、戦艦や戦闘機のマニアで、そののめり込みぶりは趣味の域をはるかに超えている。

「それじゃあ、誉エンジンもいじっていたんだ。世界でいちばんコンパクトで出力が高いエンジンだったんだよね。母さんね、父さんは、国の最先端軍事機密を扱っていたんだよ」……

話は飛行機のエンジン部分のマニアックな方向に向かっていき、「今度うちにある『丸』で、当時のエンジンが写っている号を持ってきてあげる」と約束した。こういった会話も認知症の治療の一環として役立つという。昔の記憶を呼び起こすことで会話を多くし、脳の前頭前野を活性化して心を元気にさせるからだ。

村上は、「医療はいろいろな人が相手ですから、どんな趣味でも役立つことがあるんです」と語った。昔話にひとしきり花を咲かせた後、予防医療を重視する村上はインフルエンザの予防注射を打った。村上は在宅で療養する住民との会話を心から楽しむ一方で、すぐに高齢の家族を入院をさせたいと希望する一部住民と厳しく対立している。

村上の、こうした在宅医療で高齢者に元気になってもらいもう一度働くなど生きがいを取り戻してもらおうという考えと、地域で働く医師も何年かごとに勤務地を替わることができるシステムづくりをというスタンスに共鳴する医師が、いま夕張医療センターでは四人も勤務し、外来と訪問診療に励んでいる。毎日のように新聞やテレビが医師不足を報じ、医療崩壊が喧伝《けんでん》されるなか、たった十九床の診療所にこれだけの医師が集まるというのは、なんとも贅沢な話であると同時に、驚くしかない。

どうして北海道の山間の過疎地、財政再建団体・夕張市の老朽化した建物の診療所に、これだけの医師が集まるのだろうか。それを知るためには、村上がなぜ夕張市立総合病院を引き受けたのか、そして村上はどのような考えのもとで医療を実践してきたか……、つまり村上がどのような背景をもって夕張にやって来たのか、そして彼は夕張における地域医療を再生するためにどのような苛烈《かれつ》な闘いをくり広げてきたのか、そうした一部始終を知るしかない。

そこには、いま雪崩《なだれ》のように全国に広がる「医療崩壊」、とくに地域医療の中核を担ってきた公立病院の崩壊をどうすればくい止めることができるか、地域住民が病院を守るためにできることはあるのか、厚生労働省や総務省は国民の安心を保障するために何をするべきなのか、等々のソリューションが透けて見えてくる。

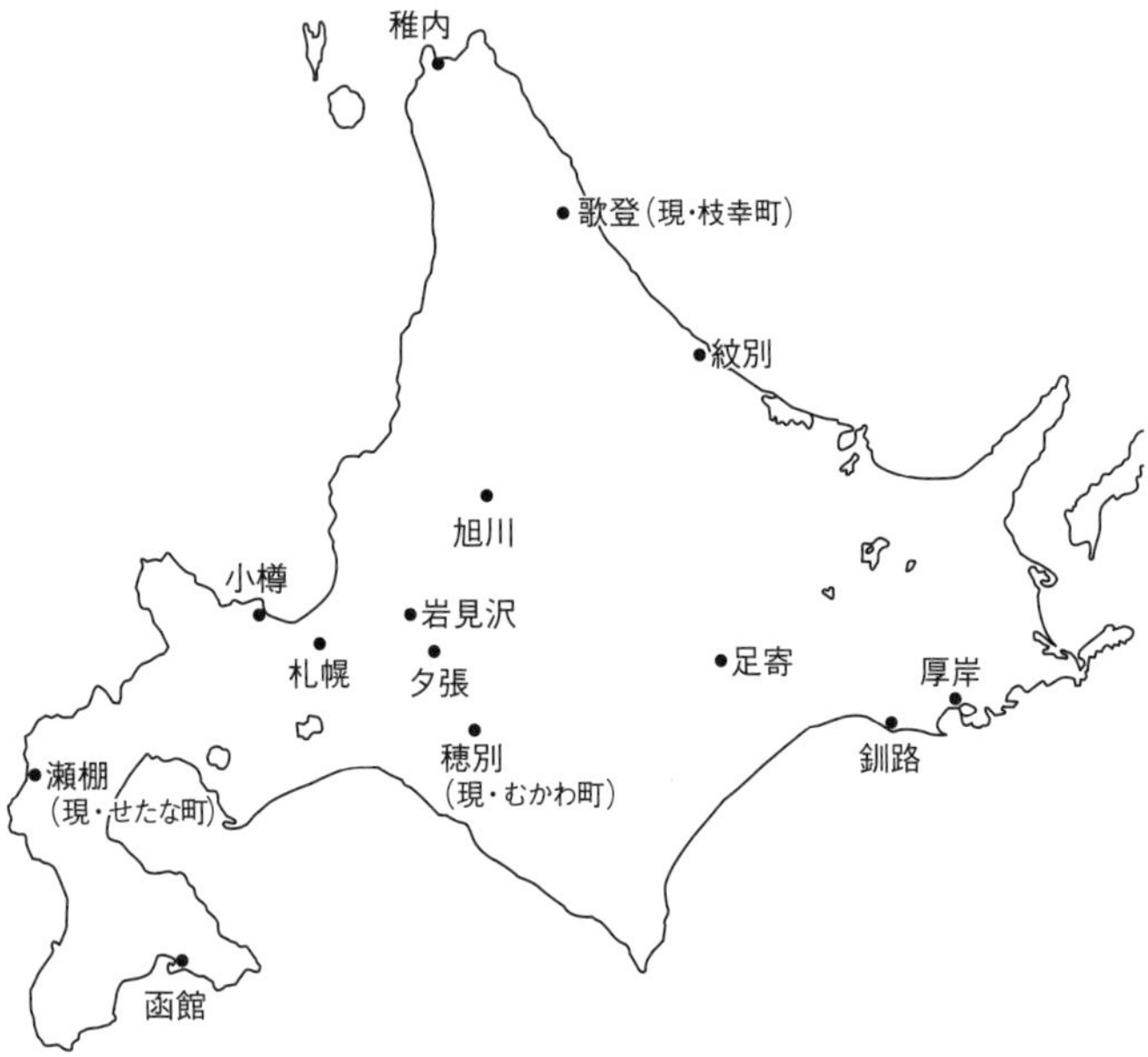

北海道全図（登場する主な市町）

第一章　快諾

即断

平成十八（二〇〇六）年九月二十三日、土曜日と秋分の日が重なったその日、大宮駅は人であふれていた。どんよりと曇った空は秋の気配を感じさせていたが、暑さがピークに達する午後二時前後はまだ夏の空気に覆われていた。家族連れや若いカップルがにぎわうなか、二人の中年男が駅前にあるコーヒーショップに入って行った。一人は痩身《そうしん》、細面の童顔に縁なしの丸い眼鏡をかけてぼさぼさの髪の毛をした村上智彦、もう一人はがっしりとした体格、髪の毛を短く刈り込んでいて太い眉、目鼻立ちがくっきりとした伊関友伸だった。当時、村上は新潟県の湯沢町保健医療センターに勤務しており、大宮までは新幹線で一時間弱、埼玉在住の伊関にとっても、大宮は地理的に都合がよかった。同じ年に生まれた二人は、テレビやインターネット上に開設していた伊関のブログなどを通じて顔は知っていたが、その日が初対面だった。アポイントはメールでやりとりしていたため、直接話をするのも初めてだ。名刺を交わして挨拶《あいさつ》もそこそこに、伊関が野太い声で単刀直入に切り出した。

「夕張に行って、地域の医療を引き継いでいただけませんでしょうか」

「やっぱり、そうきましたか」

夕張とは、その年の六月に財政破綻《はたん》をして全国の地方自治体を震撼とさせた北海道夕張市のことで、そこの市立総合病院を指定管理者になって引き継いでくれないかという依頼だった。伊関は、夕張市の病院経営アドバイザーの一人として総務省、北海道庁からの要請を受けて夕張市立総合病院の実態調査をしていた。調査結果から、いまのままでは経営は成り立たず、地域の医療が崩壊してしまうこと、それを未然に防ぐためには大胆な経営改革が必要であることを市側に提示していた。

伊関が夕張市立総合病院の経営診断アドバイザーに就任する経緯は次章で詳述するが、彼は新進気鋭の行政学者だ。東京都立大学（現・首都大学東京）法学部を卒業後、埼玉県庁に入庁、在職中に東京大学大学院の社会人修士課程で行政学を学ぶなど〝県庁の星〟と目された。県立病院課、社会福祉課、精神保健総合センターで医療や福祉の仕事に携わったことによって医療や福祉、健康づくりの大切さ、自治体病院の経営変革の必要性を痛感。平成十六年三月に惜しまれて退職し、四月から城西大学准教授に転じて、自治体病院の改革についての論文を矢継ぎ早に発表していた。

伊関は、村上に夕張市立総合病院の内情を告げた。

「はっきりいって、めちゃくちゃです。かなり前から総合病院の体をなしていません。医師が辞めていなくなり、そのため診療科目も減らさざるを得ず、科目が減少するから患者もよそへ流出して減っていくという負のスパイラルに入っています。赤字もふくらむ一方です」

破綻した夕張市は、病院事業会計だけで当初三十一億円もの債務があることが、北海道庁の検査によって判明していた。市立病院の経営状態についての詳細は後述するが、伊関たちが出した経営診断の結論は「独自再建は不可能」で、指定管理者となる医療法人を募って、そこに病院の土地、建物を無償貸与すると同時に規模を大幅に縮小して運営を委託する「公設民営」で生き残りを図るしか道はないというものだった。しかし、財政破綻した自治体からの支援はまったくといっていいほど期待できない、そんな病院を引き受けてやろうという気っぷのいい医療法人や犠牲的精神をもつ奇特な医師など、見つかるはずもなかった。

夕張市は、炭鉱閉山と同時に働き手の住民は地域からほとんど去ってしまい、残った人口はその当時一万三千人しかおらず、その多くは高齢者で高齢化率は四〇パーセントを超えていた。村や町を別にすれば、市としては全国一の高齢化率であり、財政破綻が明るみに出たことによって、さらに他の地域に移住する人は後を絶たないだろうと予測されていた。

「院長も診療部長ももうすぐ辞める予定になっていて、歯科医を別にすると、医師は二人しかいなくなります。このままでは夕張の地域医療は崩壊してしまいます」

伊関は、夕張市立総合病院の現状をつぶさに村上に告げ、なんとかして地域に医療を残さなければならないと訴えた。

それに対して村上は、地域医療というのは自治体がきちんとした考え方やビジョンをもっていないと、住民が医師を大事にせず、そのため勤務医の労働条件は厳しくなって疲弊してしまい、やりがいも感じられなくなって、心が折れて辞めざるを得なくなるんですよねと応じた。村上のその言葉は、最近の自治体病院から医師がいなくなる原因についての一般的な指摘だが、同時に半年前、北海道檜山《ひやま》支庁北部の旧瀬棚町での自分の体験に根ざした実感もこめられていた。第五章で詳述するが、村上は行政の首長が変わることでそれまで実践してきた医療ビジョンが百八十度転換し、行政側と激しく対立、心が折れて町を去らざるを得なかったという苦い経験をしていた。それは伊関も十分、承知していた。

伊関が村上に会いたいと申し出るきっかけは、その日から二週間後の十月七日に放映されるNHK「ETV特集　なぜ医師は立ち去るのか——地域医療・崩壊の序曲」の出演だった。これは同年五月二十日に放映されたNHK「ETV特集　ある地域医療の挫折——北海道せたな町」の続編であり、番組は前半で村上智彦医師が旧瀬棚町を七年間かけて北海道の地域医療のモデルケースといわれるまでにつくりあげたにもかかわらず町を立ち去らなければならなくなった経緯をリポートし、同じような事情を抱える兵庫県の旧八鹿町の馬庭芳朗医師と対談させ、後半で伊関たちの夕張における経営診断と結果報告を公表し、最後に村上医師が去って行ったせたな町に伊関が訪れて講演を行うという番組構成だった。つまり、伊関と村上は対談するといった直接の共演ではないが、同じ番組に出演するという関係だった。

村上は、半年前に勤めていたせたな町立瀬棚診療所でいまも勤務する吉岡精一医師から、伊関がせたな町に来て講演した際に、会っていろいろ情報を交換したとの連絡を受け、お礼に伊関にメールしたのだった。

伊関は村上からのメールを見た瞬間、財政破綻をした夕張市の市立総合病院を引き受けてくれるような侠気《おとこぎ》があって、しかも高齢者が多いという難しい地域医療を守ってくれる人物は、旧瀬棚町で診療所を立ち上げた経験があり、少ない人手で実績を残した村上しかいないのでは、と直感した。しかも、村上は道産子であり、よくいえば権利意識が高い、悪くいえば行政への依存体質が強い北海道民の気質を熟知している。また、地域医療に情熱を燃やす村上が特定の診療科目を専門とする専門医ではなく、内科や整形外科、小児科はもとより心療内科まで診ることができる総合医であることも、伊関のひらめきを力強く後押しした。

伊関は「駄目でもともと、当たって砕けろ」と考え、「一度お目にかかれないか」とすぐに返信メールを打った。それが九月二十日のことだ。村上の対応は早くて、三日後の二十三日に会う約束になったのだった。

伊関は初対面にもかかわらずまるで旧知のように熱っぽく、夕張市立総合病院の経営診断を引き受けた経緯から、崩壊状態である総合病院をダウンサイジングしたうえで公設民営化しなければ再建は不可能であることなどについて村上に説明し、地域の高齢者を見殺しにするわけにはいかないと訴えた。

一方、村上は夕張市の財政破綻が表明される数日前、北海道社会事業協会余市病院で講演をした帰路、積丹《しゃこたん》半島の神居岬の夕陽を見て薬科大学時代に通っていた小樽を回り、フェリーの発着地である苫小《とまこ》牧《まい》へ向かう途中、少し遠回りになるが夕張を通り抜けてみようと思い立ち、石炭の歴史村や幸福の黄色いハンカチ想い出広場を見た。夕張市財政破綻というショッキングなニュースを聞いたとき、数日前に急に夕張を通ってみようと思い立ったのは偶然だったのだろうかと考えた。そして、以前〝炭鉱から観光へ〟というキャッチフレーズのもとでつくられた観光レジャーランドに学生時代遊びに行ったことを思い出し、村上は夕張の地域医療の話が自分のもとにもたらされることに予感めいたものを感じていたという。そして、そのような無理難題を引き受けようという医師は、自分ぐらいしかいないだろうなと思った。

村上は、自分の勘が当たったことに内心驚きながら、夕張の医療を引き受けてほしいという伊関の依頼に、診療所にダウンサイジングすると同時に介護老人保健施設を併設することを条件に即断、快諾した。伊関は、それまでさんざん苦労した医師探しが嘘のような、あっけないほどの村上の即答に逆に不安を感じ、念を押した。

「お願いしておきながら言うのも心苦しいのですが、相当覚悟していただかなければなりませんよ」

「はい。でもぼくはずっと勤務医でしたので一人でやることはできません。みなさんのお知恵をお借りし、手助けしていただかなければなりません」

そう答えた村上は、伊関に自分が考える地域医療のあり方について旧瀬棚町でやってきた医療を例にしながら話した。

村上の経歴や地域医療を志すようになった経緯については章を改めて詳述するが、合併する以前の北海道瀬棚郡瀬棚町で取り組んで地域医療のモデルケースとして全国に知られるようになった内容については、ざっとふれておこう。自治医科大学地域医療学教室の研修医として全国各地のへき地を回った後、岩手県藤沢町で一年間勤務した村上は、平成十一年に出身地である北海道に戻り、平成五年の南西沖地震で大きな被害を受けた奥尻島の東に位置する瀬棚町で国保瀬棚診療所を仮診療所の段階から立ち上げる。そこで肺炎球菌ワクチンの接種に公費補助を全国で初めて導入したり、保健師と一緒に町内を回って住民に予防医療の大切さを説く「健康講話会」を開催したりして、同町の一人当たり老人医療費を全国一位から半減させることに成功した。村上の地域医療は順調に成果を上げ、その名声は全国の自治体に知れ渡る。人当たりがよく気さくで頼りがいのある人柄で、近隣はもとより遠くは札幌からも診察に訪れるほどだった。

ところが、平成十七年、瀬棚町はいわゆる〝平成の大合併〟によって北檜山町、大成町と合併して「せたな町」になる。新しく選出された町長は、北檜山町の元町議で、人口が最も多い旧北檜山地区の病院を地域の中核病院として維持する一方、人口は旧北檜山町の半分ながら医師が同数いた旧瀬棚町の診療所を縮小し、予防医療の予算も削減する方針を明らかにした。こうした医療のあり方をめぐって村上は行政側と激しく対立。平成十八年三月に多くの住民や診療所の職員に惜しまれながら、新潟県湯沢町の湯沢町保健医療センターに転出していた。村上の心の傷は深く、ややもすると医師としてのモチベーションさえ失いかけていたという。

テレビを通じて村上のこれまでの実績やせたな町を去った経緯を知っていた伊関は、村上が次に引き受ける自治体病院は、彼が考える地域医療の方向と同じでなければならないだろうこともわかっていた。一方の村上は、夕張市がどんな医療をやりたいと考えているかについてこだわりつつも、財政破綻した自治体では明確な答えは出せないこと、そしてほかに引き受ける医療法人や医師はいないであろうことも予測していた。

二人の会話は、旧瀬棚町での医療から地域医療のあり方、赤字を抱えて次々と崩壊寸前にまで追いつめられている自治体病院のケース、自治体病院として理想的な医療に取り組んでいる岩手県藤沢町の佐藤元美医師の話まで尽きることがなかった。後に詳述するが、村上は研修医として佐藤に学び、研修が終わった翌年の一年間、勤務医として働いたことがあり、一方の伊関は自治体病院の研究をするにあたって藤沢町に見学に行って、自治体病院のあり方を詳細に教えてもらったことがあったのだった。

伊関は、地域医療や高齢者の医療のあり方について熱弁を振るっているうちに村上に同志的なものを感じはじめていた。後に医療法人設立へ向けて、政策投資銀行からの融資を依頼するために連れ立って歩いたとき、村上が財政破綻を知る直前に夕張に行ったことを話すと、「亡くなった鉱山労働者が残した家族を守ってもらおうと、村上先生を呼び寄せているんですよ」とぽつりと伊関が言ったという。伊関はそんなロマンチストの感性をもっている。

一方、村上は、伊関の行政学の知識や学生にわかりやすく教えるノウハウは、自分の考えを住民に伝えるときに役立つところが多いと感じていた。

コーヒー一杯で三時間も話し続けた二人の胸の奥底には、いつしか〝夕張の医療は取り組まなければならないミッション〟のような思いとして満ちはじめていた。

それから二週間後の十月七日に放映されたＮＨＫ「ＥＴＶ特集　なぜ医師は立ち去るのか――地域医療・崩壊の序曲」の終了間際、画面の下に「村上医師に夕張市立病院の再建を依頼、村上医師は検討に入った」というテロップが流れた。村上は、湯沢町保健医療センターで働く研修医から「先生、ＥＴＶ特集のテロップは本当ですか」と聞かれ、「まだそんな話はないよ」とごまかした。

しかし、ＮＨＫが「ＥＴＶ特集」を放映する二日前、北海道新聞には「村上医師が夕張での勤務に前向きな姿勢を示していることがわかった」と報じられていた。村上は北海道新聞の取材に対して「道内にはいずれ戻るつもりだった。やる気のある自治体からの要請があり、私で役に立てることがあれば応えたい」と話している。

医療崩壊

伊関の話を受けた村上は、伊関に教えてもらった副院長の松山友彦にメールで病院の現状や行政サイドの考え方について問い合わせ、意見交換をした。後に三カ月間一緒に勤務することになる松山は、病院最後の医師になるかもしれないという重圧で、精神的に疲れ果て、なげやりになっていた。しかし、後に松山が書いたカルテを村上が読んだところ、医師として確かな診断を下していたことがわかった。残されて疲れ果てていた松山医師よりも問題だと村上が感じたのは、病院を維持するためにアルバイトで来てもらっていた医師が、自分の専門分野以外は診ていないことが多々あったことだった。たとえば、循環器の専門家にかかっていた患者で消化器の検診を全く受けていないとか、認知症が進行しているのに放置されていたといったケースや、整形外科だけにかかっていた患者が何年もその他の検査をしないでいたため糖尿病に気づかず治療をしていなかったといった例などだ。高齢化するにしたがって患者は複数の病気をもつようになるが、医者にかかっているからと安心して、他の病気の検査をしなかったため、がんが進行しているケースも多くあったという。

一方、伊関は平成十八（二〇〇六）年十一月二十日に札幌で講演があり、翌日気になって夕張にまで足を延ばして病院を訪れた。

一週間前に財政再建計画の骨子案が公表されたばかりの夕張市は、広い道には人っ子一人歩いておらず、まるで死に絶えたかのようだった。市職員の人件費大幅カット、老人ホームをはじめとする公共施設の廃止など歳出はこれ以上削れないというほど切りつめて年間十七億二千万円削減する一方、住民の負担は全国最高で年間一億七千百万円の増収を見込み、毎年十八億九千百万円を返済するという机上の再建案は、ほかに財政難に陥っている自治体に対する総務省の見せしめのようなプランであり、夕張市民は痛ましいほどに打ちひしがれていた。人心の荒廃は医療現場にも波及し、市立総合病院はモラルも欠けて劣悪な状態だった。院長は間もなく退職、看護の要である看護部長も十二月をもって退職することが決まっていた。ストレスのあまり窓ガラスを割る職員が出たり、医師が看護師などスタッフに当たり散らすなど、まともな判断が下せるとは思えず、いつ医療事故が起きてもおかしくないと、伊関の目には映った。

伊関は自治体病院の医療崩壊をいくつも見てきた経験から、「病院というのはいったん壊れはじめると早いので、できるだけ早く手を打たなければならない」と思ったが、これほどひどい状態ははじめてだった。万一、重大な事故でも起きれば、夕張市立総合病院は決定的なダメージを受け、医療再生も不可能になる。

見るに見かねた伊関は、村上に電話を入れた。そして、医療法人を設立し指定管理者になって市立総合病院を引き継ぐことはひとまず横に置いて、とにかく夕張に来てもらえないだろうかと懇願した。少しでも早く夕張の医療に取り組みたいとひそかに思っていた村上は、好機と伊関の申し出を了解する。「いまの越後湯沢での仕事の調整をつけて、地域医療振興協会からの派遣という形で十二月中旬以降に夕張に行く」と答えた。

勤労感謝の日の翌二十四日、夕張市議会厚生常任委員会において、夕張市は医師確保が急務の現状を鑑み、村上が夕張市立総合病院の応援に十二月中旬から入ることを表明した。

村上は北海道新聞の取材に対し「医療法人設立の構想もあるが、今回はそれとは別に常勤医不足の現状を知り、『代診』の形で行くことを決めた」と述べた。また「当面は現在勤務する新潟県湯沢町保健医療センターに籍を置いたまま短期で応援に赴き、当直にも入る」と話した。

夕張へ

夕張行きが公表されてから、村上は一躍「時の人」となり、彼の周りからはマスコミのカメラが絶えることがなくなる。村上は、平成十八（二〇〇六）年十二月十日に夕張市立総合病院で職員や市民を前に説明するため夕張に向かうが、その列車の中にもカメラが同乗していた。村上はディレクターの質問に、「火中の栗を拾うとかいわれていますが、違います」と理由抜きに言い、「行政と住民とが一体になって地域医療をつくり上げた瀬棚から出たくはなかったけれど、出ました。瀬棚ではよくない思いもした。そういう経験をした人間のほうが、何も経験していないよりいいと思います」と、瀬棚時代の体験とを重ね合わせて答えた。そして、財政破綻した夕張に「地域医療についての理念」などないだろうということ、それでも〝自分ならばできることがある〟と感じていることなど、根拠を明示せずに自信だけを示した。このときの村上には、ひそかに期すものがあったのだろう。

十二月十日、村上は市立病院で説明会を開いた。村上はこのなかで、一月から市立病院で常勤医として勤務する考えを明らかにした。会場に集まった約百人の医療関係者や市民らに向かって、村上はよく通る声で語りかけた。

「夕張に来るという報道が先行してしまいましたが、一緒に働く病院職員や市民のみなさんに自分がどういう人間か知ってもらいたい」

「役場が何もやってくれないと言っていたらきりがありません。医療機関は病気のプロですが、健康のプロではありません。住民の方、一人ひとりが自分たちで健康の意識を高めることが大切です」

「お金をかけずに知恵を使ってやっていきましょう」

村上は旧瀬棚町で実践してきた地域医療をスライドを使って語り、これまでのやり方を改めて市立病院を「診療所」に縮小し、効率的に運営する構想も披露した。総合病院を診療所まで規模を格下げにすることに対して、驚きと戸惑いを隠しきれないでいる住民に対して、村上はこう語りかけた。

「大きな病院があることは住民にとっては安心かもしれませんが、いまの市立病院は総合病院の体をなしていないじゃあないですか。規模の大きさよりも医療の質が問われるべきです。診療所でも十分やっていけます」

「全国でいちばん長生きする県はどこか知っていますか。病院が大きかったり、たくさんあることが長生きにつながるのでしたら、東京が一位ですよね。しかし、全国一位は長野県です。長野にはすぐ近くに病院はありませんよ。このことからもわかるように、長生きすることと大きな病院がたくさんあることとはイコールではありません。長生きの秘訣は、住民のみなさんが健康であろうと努力すること、予防医療に取り組むことなのです」

「けっして無謀なことだとは思いません。五年、十年の仕事として長く取り組んでいきたいと思っています」

懇々と訴えかける村上の講演を聴いた病院職員の一人は、「市民にとって明るい展望が示された。病院側も含め、行政がいかに支援していくかが、今後の課題」と話し、また後藤健二市長は「心強く思っている」と感想を述べた。

その後、湯沢に戻った村上は十二月二十一日に新潟港からフェリーに乗って再び夕張に向かった。翌日、小樽港に到着すると、民放各局のカメラが待ち受けていた。十二月二十四日、雪が降りしきるなか、村上はＮＨＫのディレクターやカメラと一緒に夕張に車で入り、日曜日で人けがなく寒々とした夕張市立総合病院を見て回った。古びた建物の静けさは、長い闘いがはじまる前の一瞬の静寂のようだった。村上はやたらと〝空き〟の多い病院施設内を、どうしたらうまく活用できるか考えながらくまなく歩いた。

村上は、翌二十五日から応援医師としていつもどおりのスタイルで外来の診察をはじめた。村上がまず驚いたのは、患者がのむ薬の多さだった。旧瀬棚町でも薬が多い患者はいたが、それよりももっと多い。最初の数週間で診たなかでいちばん薬が多かった患者は、二十種類もあった。よく聞くと、あまり多いから自分で適当にのむ量を調整しているという。薬の善し悪しを熟知する村上は、すぐに薬の種類を調整して減らした。そうした村上の診断と薬の処方に、はたして減らして大丈夫だろうかと看護師に不安を訴える住民も少なからずいた。

暮れも押し迫った二十九日、膝《ひざ》を手術して歩けない女性が、救急車で運ばれてきた。介護に疲れた夫が搬送を頼んだのだった。それを見た村上の目が険しくなった。

「これは急病じゃないよ。リハビリや療養の問題だ」

「おれも具合悪くなる」と、困惑した表情で言う夫に対して、村上は厳しい口調でこう言い聞かせた。

「病院に行けばなんとかなるっていう問題じゃない。家族と話し合って、母さんをどうしたらいいべと考えねば駄目だ」

村上は、救急車を使って当然と思い込み、薬をたくさん欲しいと訴える住民に対して、それは医療資源の浪費であり、税金の無駄遣いだときつく諫《いさ》めた。

たくさんの薬をもらうことで安心する住民、緊急の医療が必要でもないのに介護に疲れたからといって救急車を呼び市立病院に運ぶ住民……、これらは当時の夕張市民の病院に対するごく普通の感性だった。彼らにとって、病院は急病で具合が悪くなったときだけに限らず、何か困ったときに駆け込む場所だったのだ。

そうした感性は村上にとって、旧瀬棚町で育んできた町民の健康意識や、予防医療先進国の越後湯沢とは対極に位置するものだ。具合が悪くなってから病院に来ても、手遅れのケースは多い。たとえば、糖尿病を放置しておくと合併症にかかり、腎不全になって透析を受けなければならなくなったり、網膜の出血で失明したりするが、症状が出てからでは医者ができる治療は限られている。発症した患者の生活は不自由なものとならざるを得ず、一生病気を背負った生活を強いられる。がんは早期発見して手術すれば、治る病気になってきているが、放置してあちこちに転移してしまうと医者は手の施しようがなくなる。結核や肺炎などの感染症が死亡原因の多くを占めた昔と違って、いま死因のかなりが生活習慣病を起因とする。これを未然に防ぎ、寝たきりにならないようにするためには、住民が健康に対してきちんとした意識をもって予防したり、早期発見に努めたりする必要がある。

夕張は予防医療がまったく行われていないといえる状態だったのだ。村上は言う。

「病院はあって当たり前、救急車も使って当然、介護に疲れたら入院させるというコンビニ感覚で医療資源を浪費していたから、夕張市立総合病院から医師が立ち去っていったのであり、赤字になったのです。いわば住民の健康意識のなさ、住民エゴが病院をつぶしたのです」

村上は大晦日も宿直勤務をこなし、大きくて人けのない老朽化した病院の中でカップ麺の年越しそばを食べて新たな年を迎えた。村上にとって怱忙《そうぼう》を極めた平成十八年は、挫折で始まり新しい苦闘を始めるところで暮れていった。

発想の転換

村上の徒手空拳での闘い――財政破綻する前から福祉・医療を自治体病院に丸投げにしてきた行政と、自分たちの健康を守るという予防医療への自覚からは遠くかけ離れた夕張市民たちとの、病気と健康をめぐる奮闘はこうしてスタートを切ったのだった。

村上が目指す医療はこれまで夕張市民が、また莫大な赤字を抱える全国の多くの自治体病院が抱き続ける既成の観念を百八十度転換するものだ。詳しくは順を追って述べなければならないが、村上が自治体病院について、また地域医療についてどのような考え方をしているか、その一端を紹介してみよう。

特筆すべき第一は、市立病院をダウンサイジングして診療所で再スタートを切ったことだ。村上の診療所での再スタートという考え方に対しては、夕張市民はもとより、市立病院の再建を指導する総務省の官僚のなかにも二十床以上の「病院」を維持すべきだとする意見があった。診療所では地方交付税の交付金はほとんど入らないが、病院であれば年間三億円規模の交付金を五年間にわたって受け取ることができるからだ。しかし、村上はこうした考えを切って捨て、次のように語る。

「毎年三億円もの赤字が出ていても、総合病院で交付金が入るからいいという感覚で営業努力をしてこなかったからつぶれたわけですよね。医師を集めることもできないのに、図体ばかり大きくしておこうというのは、税金を無駄遣いすることにほかなりません。交付金が入るからといってそれに頼るという発想は、一度断ち切るべきです。診療所は訪問診療などの診療報酬も高いですし、収入も見込める四十床の介護老人保健施設を併設します。そうしたことを熟知している経営のプロを招いて一緒にやっていきます。やり方によって、十分に採算はとれますよ」

第二は、高齢者の多い地域における安全安心のシステムをどうやってつくり上げていったかだ。村上がその第一歩として取り組んだのが在宅医療だ。

「医療は病院という建物の中にあるのではありません。地域が病院であり、自宅はいわば入院用のベッドです」

これは村上が講演や取材などでいつも使う台詞《せりふ》だ。すでにふれたように、夕張医療センターをオープンした当初から、村上はできるだけの時間を割いて訪問診療を行ってきた。夕張市立総合病院時代、自宅で介護できないための社会的入院が多く、それが赤字を増やす原因になってきたが、それを減らすためには在宅療養をやらなければならないと村上は考える。

村上は在宅医療のメリットについてこう語る。

「高齢になると、いろいろな障害が出てきます。それで病院に入院させると、何かあったら大変とリスクばかり考え、かえって患者にとってマイナスになるケースが多い。たとえば、食事のときに誤嚥性肺炎になるといけないと胃に小さな穴をあけて管を通すわけです。これじゃあ本人は寝たきりですから、ベッドでの生活になり、元気はなくなります。ところが在宅で療養していると、自分で食べようとしますし、住み慣れた所で家族の顔も見られるので元気になり、動こうとします。あとは定期的に訪問診療をやって、日常の健康管理をすればいいわけです」

第三は、介護老人保健施設、通称「老健」を充実させ、フルに活用していったことだ。足腰が弱って家で生活するのが困難という住民に対して、村上は老健で受け入れ、リハビリなどで自活できるようになって自宅に帰ってもらうことで社会的入院を減らすようにした。それでも介護が大変で生活が立ち行かないという家庭には、月のうちの半分は老健で生活してもらい、半分は自宅で過ごすことを提案している。こうした柔軟な対応で、介護している住民の負担は軽くなる。まだリハビリを続けたいという人のためには、通所リハビリもはじめた。また患者が在宅で病状が悪化したり困ったことが起きたりしたときに、すぐ連絡できる在宅療養支援診療所も立ち上げた。これは訪問看護師が二十四時間三百六十五日対応し、患者の電話による訴えによって出かけ、軽い症状なら看護師がその場で処置し、医師を呼ぶ必要があれば連絡する。診療所への送迎バスも用意してあり、一日四、五十人は送り迎えする。

村上は、こうした安心と安全を住民に提供する地域包括ケアのシステムづくりをすることによって、夕張の地域医療を再生の軌道に乗せつつある。

こう書くと、村上がたどってきた道は平坦に思われるかもしれない。しかし、その道は実に険しく、いつ転げ落ちてもおかしくないほど険路の連続だった。伊関から依頼され、村上が即答したミッションがいかに困難を極めるものだったかを納得してもらうためには、まずは夕張市立総合病院がなぜ莫大な赤字を抱えるようになったのか、伊関たちはどのような経緯で病院経営アドバイザーを引き受け、病院の現状をどのように分析、診断したのか、どのような経緯をたどって村上に白羽の矢を立てたのか、村上の夕張行きに住民たちは諸手《もろて》を挙げて歓迎したのか、そうしたバックグラウンドを知らなければならない。

第二章　発端

経営診断

事の発端は、伊関友伸が村上智彦とはじめて会った日から一カ月半ほど前の、平成十八年（二〇〇六）八月十一日に遡る。その日、伊関はたまたま東京・池袋にあった長隆《おさ》の東日本税理士法人グループの事務所を訪ねていた。

伊関が埼玉県庁を辞め、平成十六年四月から城西大学准教授に転じて、自治体病院の改革についての論文を矢継ぎ早に発表していたことはすでに述べたが、それが公認会計士であり、総務省に太いパイプをもち、全国の自治体病院の改革を数多く手がけてきた長隆の目にとまり、一緒に仕事をやろうと持ちかけられていた。

長と伊関が最近の自治体病院問題について話していると、一本の電話がかかってきた。相手は地方行政を管掌する総務省自治財政局の地域経営企画室長からだった。電話の趣旨は、巨額な負債を抱えて財政破綻《はたん》した夕張市の市立病院の経営診断をやってもらいたいという最終依頼だった。

その電話から二カ月ほど前の六月十七日、北海道新聞夕刊は「夕張市財政再建団体に」と報じた。そして二十日、後藤健二夕張市長は市の財政自主再建を断念し、財政再建団体の申請をすることを市議会で表明した。当日、議場には多数の市民が駆けつけ、テレビ各局のカメラが長い放列をつくっていた。新聞各紙、テレビ各局はいっせいに「夕張市『破産』！」と報じ、その負債総額は五百四十二億円（その後ヤミ起債などが明るみに出て最終負債総額は六百三十二億円）、平成十七年度の税収（一般財政規模）が

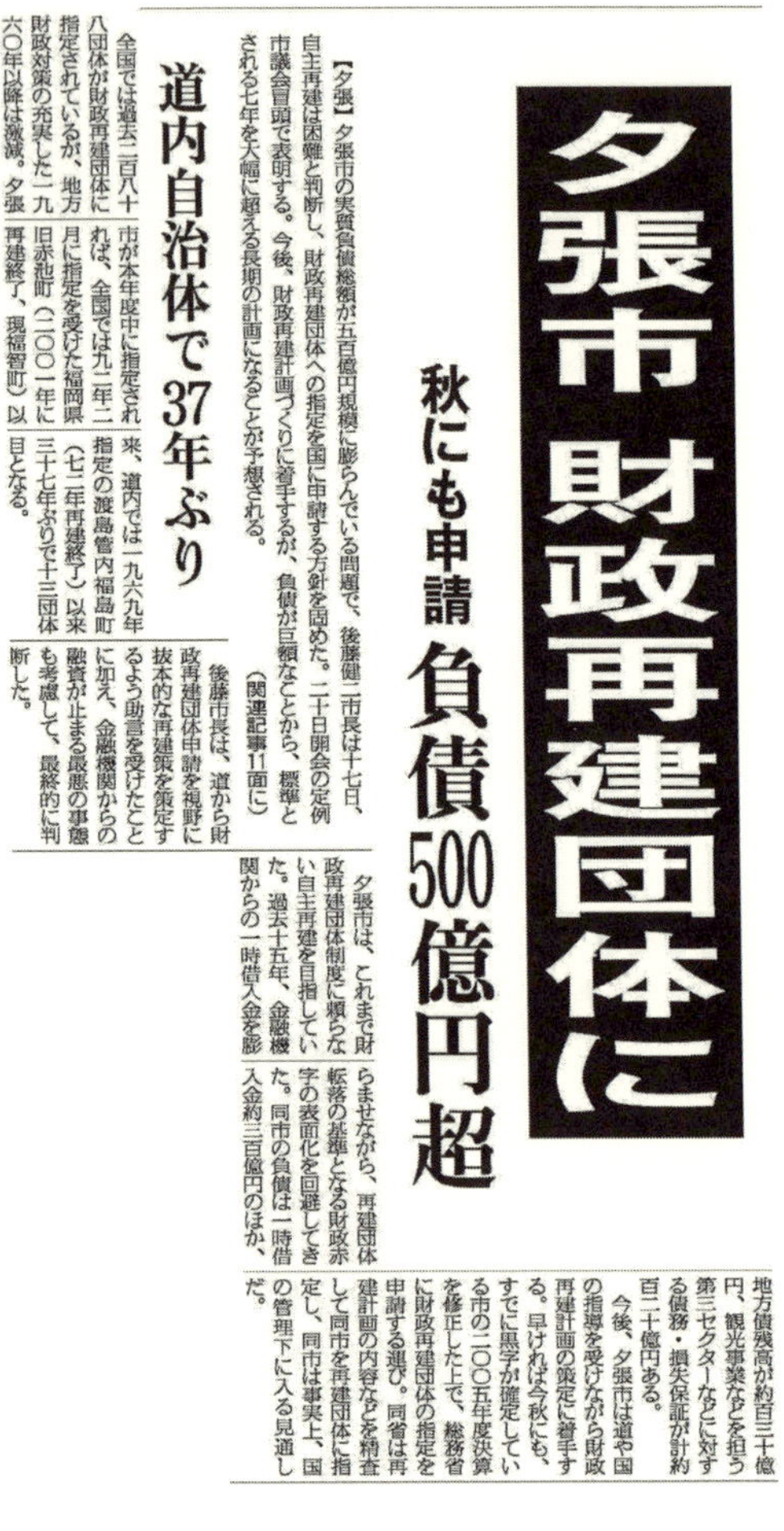

夕張市財政再建団体に

秋にも申請　負債500億円超

【夕張】夕張市の実質負債総額が五百億円規模に膨らんでいる問題で、後藤健二市長は十七日、自主再建は困難と判断し、財政再建団体への指定を国に申請する方針を固めた。二十日開会の定例市議会冒頭で表明する。今後、財政再建計画づくりに着手するが、負債が巨額なことから、標準とされる七年を大幅に超える長期の計画になることが予想される。

（関連記事11面に）

後藤市長は、道から財政再建団体申請を視野に抜本的な再建策を策定するよう助言を受けたことに加え、金融機関からの融資が止まる最悪の事態も考慮して、最終的に判断した。

夕張市は、これまで財政再建団体制度に頼らない自主再建を目指していた。過去十五年、金融機関からの一時借入金を膨らませながら、再建団体転落の基準となる財政赤字の表面化を回避してきた。同市の負債は一時借入金約三百億円のほか、地方債残高が約百三十億円、観光事業などを担う第三セクターなどに対する債務・損失保証が計約百二十億円ある。

今後、夕張市は道や国の指導を受けながら財政再建計画の策定に着手する。早ければ今秋にも、すでに黒字が確定している市の二〇〇五年度決算を修正した上で、総務省に財政再建団体の指定を申請する運び。同省は再建計画の内容などを精査して同市を再建団体に指定し、同市は事実上、国の管理下に入る見通しだ。

道内自治体で37年ぶり

全国では過去二百八十八団体が財政再建団体に指定されているが、地方財政対策の充実した一九六〇年以降は激減。夕張市が本年度中に指定されれば、全国では九二年二月に指定を受けた福岡県旧赤池町（二〇〇一年に再建終了、現福智町）以来、道内では一九六九年指定の渡島管内福島町（七二年再建終了）以来三十七年ぶりで十三団体目となる。

夕張市の財政破綻を報じる北海道新聞
（06.6.17夕刊）

四十五億円だから、収入の十倍以上という膨大な借金であると書き立てた。財政破綻の公表を受け、北海道庁は二十九日夕張市への緊急検査を実施、病院事業会計も三十一億円の債務があることが明らかになった。マスコミは、老朽化した市立総合病院を経営破綻した夕張の象徴的な施設としていっせいに取り上げていた。

夕張市民のなかには第三セクターが借金しているから危ないのではと感じていた者もいたようだが、ほとんどは決算は黒字だから大丈夫と思っていたと語ってくれた。そして、発表を聞いて驚き、これからどうなるのだろうと不安を感じたという。

財政破綻が明らかになるかなり以前から、総務省は隠密裡に動いていた。このまま何もせずに手をこまぬいていたら社会不安を起こしかねないと判断したからだった。総務省地方公営企業アドバイザーをその年の三月まで十年間にわたって務め、全国の六十以上の自治体病院の経営改革に取り組んでいた長隆は、夕張市が財政破綻により財政再建団体へ移行することを表明する数カ月前に、大西秀人自治財政局地域経営企画室長（当時）から、次のように耳打ちされていた。

「ある団体が破綻するかもしれません、赤字の病院を抱えていてそれが駄目になると地域住民の不安が広がります、それを防ぐためにもご協力いただけないでしょうか」

二人は、大西が地域経営企画室長として、長が地方公営企業アドバイザーとして一年間一緒に仕事をやってきた間柄だった。長は「久方ぶりの財政再建団体だから、火中に栗を拾うようなものだ」と思った。それでも総務省とは長いつき合いであり指名されれば、むげに断るわけにもいかない。四月から情報通信政策局地域放送課長に転じる大西からの打診を承諾した長は、後任の和田裕生地域経営企画室長を紹介された。その間の細かいやりとりは覚えていないと長は言うが、八月十一日にかかってきた電話の趣旨は、総務省サイドが北海道庁の市町村課とコンタクトをとり、夕張市長にも連絡したので、夕張市に出向いて正式に契約してもらいたいという電話だった。

事は急を要すると判断した長は、単なるアドバイザーではなく、経営を立て直すためにきちんとした指導権を与えてくれること、一人で夕張市立総合病院の経営診断アドバイザーを引き受けるのは荷が勝ちすぎるので、病院経営と行政の両方がわかって何度か自治体病院の改革を一緒にやったことがある、目の前にいる伊関をアドバイザーに加えることを条件に応諾した。伊関にとっては、まるで降って湧いたような話だが、長に頼まれたとあれば否も応もない。

土日をはさんで三日後の十四日月曜日、長と伊関は夕張に日帰りで赴き、後藤健二市長と契約を結んで委嘱状を受け取った。といっても、財政破綻した夕張市からアドバイザーとしての契約金や謝礼金が出るわけではない。財政再建団体の申請を行ってからも不適正な会計処理が次々と発覚し、その対応に追いまくられて計画策定もできずにいた夕張市に、出せる金はほとんどなかった。総務省とも北海道庁とも契約関係にはなく、二人に対する報酬は、調査活動費はもとより、交通費、宿泊代、さらには経営診断のためのスタッフの費用等、すべてといっていいほど無償で、いわばボランティア活動だった。

それでもいったん引き受けた以上、長の行動は素早かった。長が自治体病院の再生のために平成十六年に設立したグループ企業「医療シス研」に所属する公認会計士、コンサルタントを中心に総勢十二人からなる再建プロジェクトチームをつくった。そのなかには、医療シス研の顧問をしていた村井隆三が医師として名を連ねている。村井は、後に公設民営の夕張市立診療所、夕張医療センターを立ち上げる際、重要なバイプレーヤーを演ずる高橋宏昌を、村上に引き合わせるという役割を演じる。そのため、話はやや横道にそれるが、村井が再建プロジェクトチームメンバーに加わる経緯についてふれておこう。

平成十六年十二月、東京慈恵会医科大学外科学講座第一助教授だった村井隆三は、医療用内視鏡のシェア七〇パーセントを占めるオリンパスの孫会社ティーメディクス社の岡田社長から内視鏡専門クリニックを開かないかと話を持ちかけられる。岡田は、かねてより知己だった村井にこう口説いたという。日本では大腸がんが猛烈な勢いで増加していて女性の死因の一位になっているが、内視鏡検査が二百万―二百五十万件で横這いの状態にあるのは、供給する医療機関が少ないからで、なんとか増やしたい、ティーメディクス社はクリニック開業支援をはじめるので、その第一号として開業してみませんかと。その頃は開業する気がなかった村井だが、岡田の熱意に打たれて「やってみましょうか」とトントン拍子で話が進み、翌年の三月には「村井おなかクリニック」を開業する。

専門の消化器外科以外にも東京医科歯科大学大学院で医療経済学を講じる村井は、かねてより医師は医療に専念すべきで、クリニックの管理運営は外注したほうがいいという考えをもっていた。そのため、事務長の派遣を含めてマネジメントは、ティーメディクス社にすべて外注することにした。クリニックの運営は順調に推移し、平成十八年の五月に二カ所目を出すことになり医療法人をつくらなければならないことになった。法人設立の手続き業務について依託できるところを探していると、ティーメディクス社のスタッフが、長が代表として率いている東日本税理士法人を推薦、そこに依頼することにした。

法人設立の手続きはスタッフに任せた長だったが、医療とマネジメントの分離という村井の経営スタイルには興味をもった。長は、村井に「スタッフにドクターがいないので、手伝ってくれませんか」と申し出て、医療シス研の顧問に迎え入れ、四月からとりかかっていた愛知県高浜市立病院の視察に一緒に出かけていた。そんな経緯で、村井は夕張市立総合病院の再建プロジェクトにも名を連ねたのだった。

話を戻そう。長が率いる九人のチームと伊関は、八月二十三日に夕張に入り、翌二十四日から即座に経営診断にとりかかった。伊関は、二十六、二十七日は埼玉の地元で先約があったため、二十五日の夜にいったん帰り、二十八日の朝一番の飛行機で夕張に戻るという変則的な強行スケジュールになった。病院の職員たちや夕張市の保健師たちに対する聞き取りとアンケート調査は、医療シス研の職員が精力的に行い、二週間にわたってほぼ徹夜に近い態勢で分析した。

病巣

調査結果と診断内容についてふれる前に、夕張市立総合病院の概要について記しておこう。夕張市立総合病院は、明治四十三（一九一〇）年に開設された夕張炭鉱病院を発祥とし、石炭産業の発展とともに北海道の有力病院になっていった。昭和三十年代前半から四十年代後半にかけて新、増改築がくり返された南北に細長い建物は、石炭産業が一世を風靡《ふうび》していた時代には、豊富に採れる石炭を使って全館スチームで暖められる最新施設だった。しかし、数十年の時間とともに老朽化して暖房効率が悪くなり、病院経営の足かせになっていったが、それについては後にふれる。病院の三階には炭鉱事故で亡くなった未亡人の職業訓練のために看護学校（平成十四年に募集中止・廃校）まであった。

北海道炭礦汽船株式会社（北炭）の福利厚生は至れり尽くせりで、公共施設の建設、維持、各家庭の光熱費の負担はもとより、市内に十七あった映画館は三交代で働く鉱山労働者のため二十四時間上映して無料で見ることができるなど住民サービスすべて会社丸抱えで、医療もその例外ではなかった。こう書くと、一見素晴らしく感じられるかもしれないが、夕張市民は北炭という企業に長い間飼いならされて自分たちのことは自分たちでやる自治を放棄してきたのであり、そのツケは後に見るようにいまも残っている。

栄華をきわめた石炭産業だが、一九七〇年代に入ると急速に衰えていく。そして、昭和五十六（一九八一）年、経営悪化していた北炭が命運を賭けて開発した最新鋭の夕張新炭鉱でガス突出事故が起きる。この事故によって九十三人もの死者が出、新炭鉱の運営を行っていた北炭の子会社、北炭夕張炭鉱株式会社が倒産。巨額の負債を背負った北炭は病院の経営を継続できない事態に追い込まれる。夕張市は昭和五十七年に北炭から北海道夕張炭鉱病院を買い取って、夕張市立病院とし、北炭がやってきた医療サービスをそっくりそのまま引き継いだ。

市立病院の開設当初は黒字の年もあり、昭和六十一年には総合病院になった。病床数二百床（市内に介護老人保健施設が開設された平成十二年一月から百七十一床）、内科のほか外科、整形外科、産婦人科、眼科、耳鼻咽喉科、皮膚科、泌尿器科、リハビリテーション科を有して、ほかに歯科と南清水沢地区に診療所をもつ。平成元（一九八九）年から市立総合病院に勤務している歯科医師の八田政浩は、勤めはじめた当時のことをこう語った。

「そのころは十科目十人ほどの常勤医、数人の非常勤医が勤務していました。ＪＲ夕張線は病院の前を越えていまの石炭歴史村まで延びていましたし、毎日、朝着くバスはすし詰め状態でした。診療開始前の受付では身動きがとれないくらい患者さんがごったがえして、まるでデパートの初売りで福袋を買うかのようにわれ先に受け付けをすませようともみ合っていましたね」

しかし、平成十六年にはじまった新臨床研修制度を機に、大学医局からの医師引き上げによる全国的な医師不足は夕張市立総合病院にも及び、最盛期に十一人いた常勤医師は、平成十八年八月には五人までになり、標榜していた診療科目も減っていった。さらに夕張市の財政破綻が明るみに出た後、病院長、診療部長が退職の意向を示したため、残る医師は三人しかいなくなるという状況に追い込まれた。そのうちの一人は、市立総合病院に付属の南清水沢診療所の医師であり、実質二人の医師で病院の医療を行わなければならないという状況だった。

看護師不足も深刻だった。正看護師の数は、平成十五年度の三十二人が平成十八年度には二十六人に減少していた。夕張市は修学資金貸付制度を創設するなどをして、若手の正看護師を採用していたが、三年間勤務して奨学金を返済すると、魅力が感じられないためか病院を退職してしまう傾向にあった。准看護師は、病院内の看護学校で学んだ五十歳代の人が多かったが、平成十五年度の二十八人から平成十八年度には二十四人に減少している。こうした看護師不足により、病棟においては、入院患者をいままでどおり受け入れることができず、ベッドコントロールをせざるを得ない状況となっていた。

医師、看護師、准看護師を含む職員数は、正職員百七人、臨時職員五十一人、非常勤職員十三人だ。その職員たちは、伊関たちの病院の運営に対するアンケートに正直にかつ辛辣《しんらつ》に答えている。「経営診断」の報告書に掲載された意見は、次のようなものだ。

・夕張市立総合病院は組織として機能していない。

・病院としての方向性がない。人口減に対しての対応ができていない。
・病院長をはじめとする幹部職員の経営感覚とリーダーシップが不足している。
・現場の意見がトップに伝わらない。病院の運営に反映されない。
・絶対的に医師が不足している。
・現在いる医師が職員に対して独善的な態度をとることも多い。
・患者の方々への接遇が不十分。
・病院が夕張市民の信頼感を失っている。市民の多くは、市内の診療所や市外の病院を利用している。
・職員も病院の経営危機に対して危機感が薄い。コスト感覚がない。職員間のコミュニケーションも少ない。
・勤務年数の長い人が強く、自由にものを言えない雰囲気がある。封建的な職場風土がある。現場の風通しが悪いため、若い職員がすぐ辞める。
・職員に問題を先送りする体質がある。問題解決も場当たり的で、計画的でない。
・病院の要となるべき事務も多くの職員が市部局からのローテーションで、病院の経営については素人である。一時的な腰掛けという意識が強い。
・診療報酬請求漏れが多い、医療費の未払い患者をそのままにしている。

こうした組織的な問題以外にも、病院の医療レベルが低いという意見も聞かれた。大学の医局から医師が派遣されていた頃は、医師のモチベーションも高く、医療機器も最新のものが整備されていたため、大学病院で手術するよりも夕張市立総合病院でするほうが安心という噂まで流れていた。だが、待遇の悪さなどから大学医局からの医師派遣が次第に減少し、医師のやる気も医療レベルも低下して、患者の信頼は急速に薄れていった。そのため、医療レベルの低下→患者が病院を信用しない→市外や市内の診療所に患者が流れる→収益が一層低下する→給与などの医師への待遇が悪くなる→医師のモチベーションの低下という悪循環が生じていた。

その結果、入院患者および外来患者が急減した。平成十二年度と平成十七年度の一日平均患者数を比較すると、入院患者数は一日平均百十二人（平成十二年度）から七十九人（平成十七年度）と四十三人減少。しかも、入院患者は七十歳以上の高齢者の割合が非常に高く、家庭の事情で退院できず、医療による処置というよりも介護を必要とするいわゆる「社会的入院」が多く、それが病院の収益を低下させると同時に、医師のやる気を阻害していた。外来患者数も一日平均四百八十九人（平成十二年度）から二百四十五人（平成十七年度）と半減していた。

入院および外来患者数の激減は、病院の収益を直撃する。平成十七年度の医業費用（医療を行うことに必要な費用）十八億六千百八十四万円に対して医業収益は十五億千六百五十二万円、医業収支比率八二・九パーセント、一般会計からの繰入金を入れても経常損失は三億三千三百七十一万円にも及んでいた。

外来患者が激減した主な原因は、市民に対して満足な医療を提供できない状態が続いたためだ。平成十五年度から医師・看護師の退職が相次いだため外科や小児科など診療科が休止し、病院の収益は急激に悪化して年間約三億円の経常損失を計上。平成十七年度末の一時借入金は、三十三億六千万円に達していた。

このような惨状に対して、夕張市役所は何ら対策を打つこともせず、借金を重ねることで、放漫な病院経営を放置してきた。病院長はただ手をこまぬいていたわけでなく、いくつもの改革案を出した。しかし、それらはお役所体質のなかで埋没して受け入れられることはなかった。そうした病院職員の経営意識の低さに併せて、夕張市役所の不適切な会計操作の道具に病院事業会計が使われてきた。

伊関は、夕張市立総合病院の病巣についてこう語った。

「医師が減っているのに、夕張市は医師の仕事の厳しさや待遇の悪さを何ら変えられませんでした。役人は、目の前の医師不足より、役所内の調整に目がいくという、典型的なお役所仕事です」

たとえば、医師の給与だが、卒後年数十五年を経過をした経験のある医師の給与水準は北海道内の病院に比べて約三百万円、二十年の医師報酬では六百万円低かった。一方、二十四人いる准看護師の給与は全国の病院に比べて年収で百万円ほど高い状況にあり（経験年数十五年で年収百十九万円の差）、九人在籍していた事務職員の給与は、全国平均に比べて年収で六十八万円から百五十三万円ほど高く、病院経営を圧迫していた。このように高給の職員に比較して医師の待遇の低さが、医師の退職につながったという側面もあったのだが、これを是正するためには条例を変えなければならない。そのためには首長、人事担当、財政担当、そして議会の了解が必要になるが、そうした面倒なこと、大変なことは一切やろうとしない。職員給与を抜本的に変えなければいけなかったのに、何ら手を打たなかったというわけだ。

もちろん、医師は金銭だけで辞めるわけではない。経営診断後のことだが、九月になって長は、夕張市立総合病院で勤務してもらえる医師を募集した。その待遇は、卒後年数五年で千五百万円、十年で二千万円、十五年で二千五百万円という北海道一高い報酬を提示したが、これに応募する医師は一人もいなかった。長はこう述懐する。

「医師が辞めるのは、お金だけではないことが改めてわかりました。努力した人が報われない環境では、辞めるのです」

この言葉は、患者や住民すべてが被害者ではないことを暗に物語っている。医療費を最初から払うつもりがなくて診療を受診する市民も少なくなく、病院全体の治療費未収金は二億円を超えていた。後に、夕張に赴いた村上は怒気を込めてこう言っている。

「住民は被害者ではないどころか、自らの地域医療を崩壊させた加害者です」

これは炭鉱病院時代からのどんぶり勘定、住民の親方への依存体質によるものだ。それだけではない。タクシー代わりに救急車を使う市民、まるでコンビニで買い物でもするかのように薬だけを求める市民も多く、そういった長年にわたって続けてきた医療資源の浪費癖が医師・看護師などの医療スタッフの士気を大幅に削いでいたのだ。

こうした問題構造は、全国の自治体病院が抱えるものではあるが、それが最も凝縮した形で突出して現れたのが夕張市立総合病院だと伊関は指摘する。

改革案

伊関と経営診断のスタッフは、精力的に聞き取り調査を続けて夕張市立総合病院の問題点を把握し、平成十八（二〇〇六）年八月二十九日には診断書と経営改革案をほぼ書き上げた。八月二十九日の夜に夕張に入った村井隆三は、伊関が書き上げたリポートを医師の視点からチェックした。医師として一点、救急患者についてコメントをした。それは市内で発生した救急患者は、対応できる医師がいないのにかかわらず、とにかくいったん市立病院に搬送し、市立病院医師の指示を受けてから他の病院に搬送していたからだった。夕張市の市街は南北に長く、南の地区から北端に位置する市立病院まで車で三十分はかかる。医師不足で対応できないとわかっていても、救急隊の「お役所体質」から、何も考えずにシステマチックに一度市立病院に運んで、そこから他の地区の病院に搬送すると一時間もロスが出る。もし一刻を争う重症患者だとしたら、生死にかかわる問題だった。その後、市立病院の医師に連絡をとって指示を受けるという形に変更したが、それでも相変わらず搬送は続き、それが医師たちの負担を増大させていたことは否めなかった。

八月三十日、後藤健二市長、岡崎光雄市議会議長をはじめ病院の医師、職員スタッフ、道職員、報道陣など約八十人が市立総合病院の二階講堂に集まった。長は若手の伊関に、「経営診断」と「経営改革案に関する意見書」（中間報告）を読み上げさせた。それらの全文は、伊関のブログに掲載され、またこのリポートをもとに分析を深めた論文が『まちの病院がなくなる⁉』（時事通信社）で一章を占めているので、詳しくはそちらをお読みいただきたい。伊関は、集まった市職員や病院関係者の前で、声を大にして次のように断じた。

「『親方夕張市』の意識をもつ夕張市職員が病院を運営することは困難である。過去、市議会議員や監査委員が夕張市立総合病院の抜本的な改革の必要性を訴えてきたにもかかわらず、市当局は問題を先送りしてきた。この点は厳しく指摘されなければならない」

自らも役所勤めをしたことがあり、多感で情にもろい伊関は、「大変残念なことではあるが、病院の医療スタッフは全員退職し……」と読み上げたところで、感極まって声を詰まらせる。それを横で聞いていた長は、伊関の足を突っつき「アドバイザーは冷静に」と小さな声を掛けて励ますという一幕もあった。

伊関は続けた。夕張市が病院を開設するものの運営は民間事業者が行う「公設民営」方式で病院を運営すべきであり、医師不足の現状から、確保できる最小限の医師でできる範囲の医療を行わざるを得ず、必要な最低限の病院機能は存続させる。入院患者の大多数が高齢者であり、彼らの行き先を失うということは絶対に避けたいが、医療だけで対応するのではなく、福祉との連携で対応することを考える、と述べた。

さらに、「経営改革案」では、再建について準用財政再建団体の申請を行い総務大臣から財政再建計画の承認を受けて、病院事業の新しい体制の確立を目指すようにと具体的な道筋を示した。主なポイントは、平成十九年四月一日から夕張市立総合病院について指定管理者制度を適用、病院の土地・建物は、指定管理者となる医療法人に二十年間医療を継続する条件で無償貸与、総合病院をダウンサイジングして市立病院に変更、百七十一床の病床については、後述する老人保健施設の開設に合わせ、一般病床三十床に減床する。外来診療は、内科、整形外科およびリハビリテーション科を維持する。後にマスコミを騒がせることになる人工透析については、この時点では存続するものとされていた。

また、現在の病院に勤務する医療職の職員については、夕張市を原則退職して新しい指定管理者の運営する医療法人に再就職を希望する職員は、可能な限り採用されるよう指定管理者の選考において配慮するというものだ。

黒字の南清水沢診療所については、この時点で市立総合病院に統合すると所長の立花康人医師が辞めてしまいかねず、代わりの医師を探すことが困難なため、現状維持のままにした。新しい指定管理者となる法人が決まって、立花がその法人で働きたいといえば経営統合すればよいし、独立したいといえばそれでも構わない、と経営アドバイザーは考えたという。

指定管理者に対する財政措置については、夕張市は指定管理者への委託にあたっては、必要な医療水準の確保のため、地方公営企業法の規定する範囲で、市の一般会計から繰り入れを行うことと、病床の減少に基づく五年間の地方交付税措置分の一般会計からの繰入金（百四十床減床の場合、五年間で合計約三億四千万円程度）は、指定管理者制度を運営する医療法人に交付し、安定的運営の原資にすることと記されている。

そして、夕張市は九月までに夕張市立病院改革推進委員会を新たにスタートさせると同時に、病院改革室を平成十八年九月四日に設置し、病院内に財政再建計画の策定および指定管理者制度の導入のほか、病院改革のすべてに関しての事務を行うこととされていた。

この経営改革に関する意見書は、長および伊関の両アドバイザーが、総勢十一人のスタッフとともに調査・作成した経営診断中間報告書を参考に策定したもので、同意見書には「調査中に本院の常勤医師が二人になるということが明らかになる異常な事態を踏まえ、夕張市に病院を残すためのぎりぎりの選択として提示したものである」と書かれていた。また、本意見書受領後、市長は直ちに指定管理者制度の導入を前提とした作業に着手するように期待すると、付記されていた。

前述の夕張市立総合病院の歯科医師八田政浩は「改革案」を聞き終えて、一瞬頭の中が真っ白になり、ついにその日が来たかと思いつつ、今後の行く末について途方に暮れたという。職員たちの反応は、来るべきものが来たといった、あきらめムードを漂わせていた。職員全員解雇という再建案に対しても、労働組合の反対はなかった。

指定管理者探し

再建案が発表された翌週の月曜日、病院内には病院改革室が設置され、室長には市役所からの出向で藤岡宏毅が就任した。藤岡はすぐに全国の病院、医療法人に指定管理者を引き受けてもらえないかと電話をかけまくった。しかし、財政破綻した自治体の赤字体質の病院を引き継いでやろうという奇特な人物はいなかった。夕張市も二十日の定例市議会で公表する予定だった再建案を、引受先の意向次第では委託料や病床数の変動要素が大きいなどの理由で先送りした。

ただ時間だけが費やされていくだけという事態に、アドバイザーの長隆と伊関友伸は焦りはじめていた。民間の医療法人が病院の運営を引き継ぐには、一定の準備期間が必要となる。再建策を先送りすることで時間切れとなり、夕張の医療が継続できない危険性が高まっていたからだ。

村上から伊関にメールが送信されてきたのは、そうした状況下でのことだった。伊関は長に、村上の人柄や旧瀬棚町でやってきた実績について説明し、「考えられる最高の人材です」と言って、打診してみる価値があることを説き、了解をとりつけた。

こうして伊関は村上に会い、夕張の医療再生に尽力してもらうことに快諾を得た。村上は、夕張市の病院経営アドバイザーの総責任者である長隆と会って話をしなければならないと思い、十月には上京して東日本税理士法人を訪ねた。湯沢での診察を終えてから新幹線に乗ったため、東京に着いたのは日もとっぷり暮れていた。「ガイアの夜明け」をテレビで見ていた村上は、長のことを怖い先生と思い込み、最初はただ黙って長の意見を拝聴するだけだった。それでも時間がたつにしたがって打ち解け、村上は彼が考える地域医療のあり方として予防医療、在宅医療が大切であるという持論を話した。

また、夕張のことを少しでも知っておこうと、村上は伊関から贈られた『北炭夕張炭鉱の悲劇』（彩流社）を読んでいた。それは昭和五十六（一九八一）年、北炭夕張炭鉱で起きた死者九十三人を数える大事故を境に、会社が倒産するまでを書いたノンフィクションで、政界を巻き込んでの労働争議の舞台裏を追っている。病院や医療はもとより、夕張市の行政や住民についても何も書かれてはいなかったが、炭鉱事故の悲惨さ、国の政策に振り回されてきた従業員の哀れさについては窺《うかが》い知れた。

当時、長は伊関が村上に依頼するのと相前後して、再建プロジェクトメンバーの村井隆三に夕張市立総合病院を引き受ける気はないかと水を向けていた。東京都の多摩地区で二つのクリニックを開設している村井は、夕張を引き受けるか否かはおくとして、公設民営でやるとしたら事業計画はどのようなものになるか、ティーメディクス社に試算を依頼してみようと思った。東京医科歯科大学大学院で医療経済学を講じる村井は立場上、事業計画のシミュレーションを見ないことには、返事のしようがないと思ったからだった。ティーメディクス社には五十人ほど社員がいたが、そのなかから推薦されたのは、北海道出身で母親が夕張出身のため夕張について関心があり、病院経営のコンサルタント業務に秀でていた高橋宏昌だった。もちろん村井とは初対面だった。

高橋は、北海道大学大学院経済学研究科修士課程修了後、いくつかの企業を経て、当時急性期病院（病気やけがの発症期において治療を積極的に行う病院、療養型病院に対して使う）を対象に経営改善のコンサルタント業務に従事していた。働き盛りの高橋は、ティーメディクス社の社員として、いろいろな前提条件のもとで事業計画の試算をはじめた。

村井は、医療経済学について教鞭を執っていた関係で知り合った戸田建設の病院建築チームのスタッフに連絡をとり、夕張市立総合病院の改築、改修の見積もりを出してもらうように依頼する。そして十一月三日の文化の日、村井は高橋と戸田建設の社員らと共に夕張に行き、病院内を視察した。老朽化が進んでいる建物の改修費は、ざっと見積もっただけで五、六億円はかかるだろうという話で、かなりの費用は北海道庁なり国なりが負担してくれるとしても、この事業は困難だと思われた。

それからしばらくして、高橋は詳細な事業計画の試算表を持ってきてこう言った。

「これはあきまへんわ、経営的には。ただ、やり方によっては面白い案件といえないこともありませんけど……」

村井は高橋から言われるまでもなく、夕張市立総合病院を引き継ぐことは断念していた。建物の改修費用はおくとしても、病院長のなり手がいない。すでに二つのクリニックを運営している村井は、自分が院長になるわけにはいかないのだ。

十一月中旬になって、村井は長にこのことを話す。このときはじめて、長は伊関を通じて越後湯沢の医療センターに勤務している村上医師に交渉していて好感触を得ていることを打ち明けた。村井は、奇特な人がいるものだと感じ入って興味をもつと同時に、乗りかかった船で自分にできることがあればと思い、会ってみようとアポイントをとった。

十一月二十日、村井は高橋と連れ立って越後湯沢に出かけて村上に会った。湯沢の寿司屋で初対面の挨拶をした村井は、村上に夕張市立総合病院を引き継ぐとしたら法人を設立しなければならないこと、自分が法人をつくった経験上、マネジメントをきちんとできる人が必要であることや、資金繰りなどについて話し、高橋は事業計画の試算表を見せて問題点を指摘した。村上は高橋の説明を聞きながら、夕張市立総合病院を引き継ぐとしたら、こうした事業計画を立てられる病院経営に明るいプロと一緒にやりたいと思った。

その日は偶然だが、長と伊関が札幌で医療システム研のセミナーで「地域医療再編と自治体病院経営のこれから」について講演し、夕張市立総合病院の話にもふれた日であった。夕張のことが気になった伊関は、すでに述べたように翌日、夕張にまで足を延ばして病院を訪問した。そして、村上に医療法人の件はひとまずおくとして、できるだけ早く夕張に来てもらいたい旨、電話し、村上も了承したのはすでに述べたとおりだ。伊関の要請を受けて村上が夕張に「代診」で行くことを表明し、マスコミがそれを報じた状況と呼応するように、長は夕張市立総合病院の「無床診療所案」を口にした。長は、インターネット上に市民記者の記事を掲載するオーマイニュースの取材に対し、「再建計画案を出した八月時点では三十床程度の病院機能を残すとしていたが、その後の調査で必要ないということがわかった。むしろ無床診療所でも構わないと思っている」として、同病院のさらなる縮小は必然との見方を示した。それは村上が応援から医療法人を設立して指定管理者に公募するときのための下地づくりだった。

長は取材に対して、おおむね次のように語った。夕張市立総合病院は、十科百七十一床を標榜してはいても、医師不足などで大半の診療科は月一回から数回の診療しか行っておらず、病院全体を覆う活気のなさは再建にあたって最も深刻である。救急病院の指定を受けていたが、夜十時には急患は終了して、後は近隣の栗山赤十字病院、岩見沢市立総合病院などに任せていた。九月からは、内科、整形外科以外の救急受け入れは行っていない。そして、来年四月からは、在宅医療や予防活動を中心とした地域医療の拠点診療所として整備を図っていく。夕張の医療再建の絶対条件は、市の金をできるだけ使わず立て直すことと、医療の質を上げること。総合病院が診療所になっても、少なくとも夕張市における医療の質を下げないということは守れると。

十二月六日の北海道新聞は、「村上医師ら診療所を想定」して北海道庁に医療法人設立を申請したと報じ、「法人認可が先決だが、新しい地域医療の形を模索しながら、市民の安心を確保したい」という村上のコメントを載せた。

反対派住民

十二月十日、村上が夕張市立総合病院で自分がどういう人間であるか自己紹介し、地域医療についての考えについて話し、そこに集まった医療従事者や市民の多くから好意的に受け取られたことはすでに述べたとおりだが、村上の夕張入りに対して市民全員が熱烈歓迎していたわけではなかった。伊関からの依頼を受けて村上が夕張へ行くことを決断した直後に、こんなことがあった。

市立病院を引き継ぐための指定管理者になるには医療法人の設立が不可欠だが、厚生労働省の見解は、医療を安定的に供給するために法人経営と医療行為の分離という観点から、指定管理者になることを前提とした医療法人の活動拠点を市立総合病院の中に置くことは駄目というものだった。ただし、便宜的に市立病院に付属する南清水沢診療所を拠点にすることなら可だという。ところが、夕張医師会会長の診療所の事務長をしていた某市議会議員が、自分の息子が南清水沢診療所に調剤薬局をつくるという計画があるために反対した。それを知った伊関は、村上が引き受けるか否かは別として、十一月中には法人設立の事前申請をしておかなければならないため、議員に許可を得ようと、頭を下げに往復の足代を自腹をきって夕張まで出向いた。村上に電話をした一週間後のことだ。しかし、その議員は首を縦に振らないどころか、伊関に脅しまがいの言葉を浴びせた。彼の医療法人設立妨害工作は、申請後の十二月からはじまったが、これについては後述する。

伊関は、「いまの議会にも、村上医師に反対する人はいっぱいいます。アンチ村上の住民は、夕張市民一万二千人のうち三、四千人いるんじゃあないですか」と言う。

その理由は、街の有力者にそそのかされたためだけではない。石炭で栄えた夕張市民は、会社がすべて面倒をみてくれるのが当たり前という意識が強く、閉山後は親方が夕張市に移ったにすぎない。そうした住民の権利意識が、夕張の地域医療を困難なものにしていた。つまり、病気になって体調がおかしくなったら病院に行けば医者がなんとかしてくれる。そうなる前に健康を維持しておこうなどとは露ほども思わない発想だ。これは村上の地域医療の考え方と真っ向から対立する。村上は夕張市民の安易な医療資源の浪費に対して口やかましく言い、これまでどおりに薬を欲しいという住民に対して薬の功罪についてきちんと説明して種類を減らしていったからだ。こうした村上の考え方になじめない住民は反対派になっていった。

村上の夕張行きに反対した人はほかにもいた。村上が職員として所属していた地域医療振興協会の吉新通康理事長もその一人だった。いや、理事長だけではない。村上が十三年前に研修医としてはじめてへき地の診療所に行って研修を受けたときの指導医だった山田隆司地域医療振興協会常務理事も、村上が当時籍を置いていた湯沢町保健医療センター長の井上陽介も反対だった。山田はこう語る。

「地域医療というのは、医師だけではできません。行政、住民が力を合わせてはじめて医療がまっとうできるんです。それが行政の財政が破綻していて一銭も出せない、住民の人心もすさんでいる状態では無理があります。せめて枠組みができているのならともかく、それもない。丸裸で飛び込むのでは、また瀬棚での轍《てつ》を踏みかねない。夕張以外にも、北海道は医者を必要としていて、行政も住民も歓迎してくれる所はいっぱいあるんですから……」

山田の考えと軌を一にする井上は、村上に夕張行きを打ち明けられて、やめたほうがいいと思い、概略このような忠告をしたという。

「個人で自治体とやり合うのは困難がありすぎます。むしろ振興協会が代表して自治体とやり合ったほうが無理なくできます。一人で夕張に行くというのは、あまりにもリスクが大きい選択だと考えます。いまでもハイリスクだと思っています」

村上は、そうした忠告をありがたく聞きながらも、困難であればあるほどそれに立ち向かおうと血がたぎるのを抑えられなかった。住民の健康意識が高い越後湯沢では、村上は自分の出番を見いだすことができず、早く忙しく立ち働く場に身を置きたいと思っていたからだった。井上は自分たちが湯沢にフィールドをもっているのを感じとって、村上が自分のフィールドをつくりたいと焦りにも近い感情があったのではないかと推測する。そうした面があったことは間違いないだろう。と同時に、理屈を超えて頼まれれば嫌といえない義侠心《ぎきょう》、伊関とはじめて会って話したときの使命感が頭をもたげたことも確かなように思える。また、財政破綻した夕張だからこそ地域医療の大切さ、予防医療の必要性を訴えることができる、全国に発信ができるという村上一流の戦略もあったのだろう。

十二月十日、夕張市立総合病院で医療関係者を中心とした住民に対して自己紹介と自ら目指そうとする地域医療について説明会を開いた村上は、終わったその足で東京に向かった。長隆や村井隆三、高橋宏昌たちと、善後策の最終打ち合わせをするためだった。長は、この間、総務省や北海道庁に電話を入れて揺さぶりをかけ、夕張の反対派議員に対する工作など、水面下で動いていた。

村上の肚《はら》はすでに、医療法人を設立して指定管理者になり、夕張市立総合病院を診療所にダウンサイジングして引き継ぐことで固まっていた。病院にすると三百六十五日二十四時間医師がいなければならないが、診療所であれば救急の場合に連絡がつき対応することができれば常時院内にいる必要はなく、医師不足の現状には最もマッチしている。ベッドは診療所として有することができる最大の十九床にして、退院してから在宅に移行するまでのリハビリを行う介護老人保健施設を併設して保健師と協働した地域包括ケアを行うというプランだった。

ホテル西洋銀座に集まった再建プロジェクトの主要メンバーに対して、村上は住民説明会の様子を話した。そして、十二月二十五日から応援に入り、一月から勤務医をしながら夕張の事情について知るように努め、同時に医療法人を設立して指定管理者になり、四月から公設民営の「夕張市立医療センター」として地域医療を引き継ぐことを確認した。問題は、病院を経営したことのない村上にはそれを強力にサポートする経営のプロが必要であることと、村上の医療法人設立に反対する議員への対応、法人設立のための当座の資金の捻出、そして村上の夕張行きに反対する地域医療振興協会の吉新理事長の説得だった。

病院経営については、長の支援を受けて高橋が全面的に協力し、年明けから夕張に赴くこと、開設準備のために医療シス研のスタッフが一月後半から出向いてバックアップすることで話はついた。

医療法人設立に関しては長が引き受けることになり、医療法人設立のための資金は長と村井が折半で六百万円ずつ村上に一時融通して、貯金証明をとったら返却することで合意した。長から、「村上先生、そんなお金もないのですか」と言われたと、村上は苦笑いして振り返った。

村上の夕張行きに対して反対している地域医療振興協会の吉新通康理事長への説得は、長が師と仰ぐ全国自治体病院協議会小山田慧会長（現・名誉会長）に出馬してもらうことにした。長はこう述懐する。

「一般論としては、有能な医師を引き抜かれると二億円の損失となります。それをただで移籍してもらうのだから大変です。村上先生がそれほどの軋轢《あつれき》もなく夕張に行けることになったのは、小山田会長の功績です。小山田会長がいなかったら、話はスムーズに運ばなかったと思います」

こう強調した長は、小山田会長から移籍の条件として「絶対一人にしないこと、過酷勤務をさせないこと」と厳命され、身を固くして承ったという。

村上の夕張行きを支援する人、逆にリスクが大きすぎるからと危惧《きぐ》する人、歓迎と反対が真っ二つに分かれた住民たち、入り乱れる思惑のなか、村上は十二月二十一日新潟港からフェリーで夕張に向かった。そして二十五日に診察を開始、村上の苦難の闘いの火蓋は切って落とされたのである。

それにしても、と思う。村上は、一円たりとも運営費が出ない財政再建団体の病院をなぜ引き受けたのだろうか。医療法人の運営のために個人名義で一億二千万円もの借金までして、この無謀ともいえる闘いをどうしてやろうとしたのだろうか。

伊関の無茶とも思える頼みに、あまりにも潔く「行く」と即答して引き受けた動機、やれると判断した自信はどういったところから生まれたものなのだろうか。「自分ならできることがあると感じた」と受け取りようによっては能天気ともいえる信念は、いったいどこで培われたものなのだろうか。村上一流の戦略とは、どのようなものなのか。

それらを知るために、村上がどのような体験から医療を志すようになったのか、そしてどのような師や先輩、同僚から影響を受け、また自分自身試行錯誤の末に地域医療の理想を思い描くようになったのか、等々を知らなければならない。つまり村上がこれまで生きてきた道を探っていかなければならない。

第三章　転進

幼・少年時代

村上智彦は昭和三十六（一九六一）年三月十三日、北海道枝幸《えさし》郡歌登《うたのぼり》村（現・枝幸町）で父幹雄、母笑子との間に、三人兄弟の次男として生まれた。この年には、国民すべてが公的医療保険に加入することによって誰でも少ない負担で安心して医療機関にかかることできる「国民皆保険制度」が四月からはじまった。同時に「国民皆年金制度」もはじまり、国民の生存権の保障である社会保障制度が大幅に整備された年だった。

智彦という名前は、父親の友人で札幌で小さな病院をやっていた院長の名前から頂戴《ちょうだい》したものだという。生まれた年といい名前といい、智彦の将来を暗示している。命名の由来だが、村上家では親友や友人の名前をもらうという習わしがある。兄の研一、弟の文紀という名前も同様で、そのため父兄弟の名前に規則性といったものが見られない。

村上の父方の血筋をたどると、平安時代末期から戦国時代に至るまで瀬戸内海を支配した村上水軍に行き着くという。智彦の曾祖父は日露戦争において連合艦隊の旗艦であった戦艦三笠に水兵として乗り組み、Z旗を揚げる大役を担った。祖父も太平洋戦争では海軍で従軍したというから、海と戦《いくさ》と深い関係をもつ家柄のようだ。父親の幹雄は昭和八年熊本県八代で生まれた。伝統を重んじる本家直系の十人兄弟の長男で、家を継がなければならない立場だったが、生まれたときから従姉妹《いとこ》との結婚が決められるような土地柄を嫌い飛び出した。それでも、長男というだけで熊本の親には仕送りを続けなければならなかった。少ない給料を削って仕送りする父の姿を見ていた村上は、父親の実家に対して身内という感覚はもてないと語る。

母親の笑子は、幹雄と同年同月日に北海道小樽で生まれた。姉と妹はピアノの教師で、妹はいまでも旭川でピアノを教え、歌を歌っている。

智彦が生まれた歌登はアイヌ語で「砂の山」を意味する「ウタヌプリ」に漢字を当てたもので、稚内から車で二時間四十分、旭川から三時間も要する四方を山に囲まれた小さな盆地で、宗谷管内の最南部に位置する。智彦が生まれた翌年、歌登は村から町制に移行しているが、そのときの人口は七千五十四人で、平成十八（二〇〇六）年、枝幸町と合併直前の歌登町よりも二・五倍も人口が多かった。昭和三十六年（一九六一）当時、村の道路は舗装されておらず、産婦人科の病院はなく、笑子は智彦を自宅のソファで産み落としたというほど医療過疎地だった。智彦が生まれたとき旭川にいた祖母は、歌登は鉄道が未開通だったため旭川から枝幸まで鉄道、そこから先はバスを乗り継いで、大変な思いをしてやって来たという。村上が後に地域医療を目指すようになったのは、こうした医療過疎の地に生まれたことと無縁ではない。

智彦が歌登に住んでいた期間は、三年と短かった。村上は、父親の幹雄から「家族のプライバシーを切り売りするな」と釘を刺されているため職業等細かなことは口を閉ざすが、転勤が多い職業だったようだ。足寄《あしょろ》、札幌、函館、釧路、旭川と道内を転々としたが、いつどこに住んだか定かではなく、両親も正確には覚えていないという。幼い頃の智彦は、歌登や足寄といった寒くて貧しい田舎暮らしが嫌で嫌でたまらなかったという。

幼稚園に入る頃、智彦は函館に越している。シスターがいた双葉幼稚園を経て、ポプラ並木があって木造の建物に風格があった柏野小学校に入学した。この小学校には廊下をはさんで特別支援学級があったことを村上は記憶にとどめている。二年生の五月十六日、襟裳《えりも》岬南東沖を震源地にして十勝沖地震が発生、函館は震度五で甚大な被害を出した。ちょうど、体育の授業中だった智彦たちは、恐怖におののきながらみんなでグラウンドを逃げ回ったことを鮮明に覚えているという。また、三階建ての函館大学がつぶれて二階建てのようになってしまっているのを、智彦たちは見物に行ってもいる。

函館で過ごしたのはわずか四、五年だったが、智彦は異国情緒にあふれるこの地の印象がいちばん強く残っていて、五稜郭でよく遊んでいたという。

その後、釧路の光陽小学校、旭川の神楽岡小学校と、小学校を三回替わった。智彦は、家の都合でどうしてこんなにも学校を替わらなければならないのかと理不尽に思い、親に不満を感じるようになる。智彦は、小学校低学年から早くも反抗期を迎えたようだった。

いまでこそあちこちに友人がいることや土地ごとの風景が記憶に残っていて、夕張で往診するときなどに、話題にすることができることをありがたく思っているというが、幼い頃は引っ越すたびに、新しく友達をつくることに神経を使わざるを得ず負担となっていた。村上は人当たりが柔らかく、どんな土地に飛び込んでいっても地域住民とすぐ打ち解けるが、それは転校してもいじめを受けずに、クラスメートと仲良くなってうまくやっていくノウハウを幼いときに身につけたからだろう。

親に反発して両親兄弟から心情的に外れていたせいか、小学校四年生のときから智彦だけは、旭川に住む母方の祖父母に預けられ、神楽岡小学校に通った。このとき、釧路と旭川の教育レベルの違いに衝撃を受けた。釧路ではローマ字をまだ習っていなかったのに、旭川ではすでにローマ字学習は終わっていたからだ。見たことも聞いたこともないローマ字が書かれた黒板を眺めながら、智彦は自分一人だけ宇宙人であるかのように感じたという。

おじいちゃん子の智彦は、競馬好きの元国鉄マンの祖父、西口安太郎に連れられて旭川や遠くは函館の競馬場まで連れて行ってもらった。母方の祖父は中国大陸で従軍して片足を吹き飛ばされるという戦傷を負って義足を付けていたが、それを智彦は子ども心に恥ずかしいと思ったという。片足の祖父が風呂に入れてくれたのを村上はいまも覚えていて、子ども心に怖いと感じると同時に「おじいちゃんなんで足ないんだろう?」「なんでおじいちゃんがそんな目に遭わなければならなかったんだろう?」と不条理に感じ、受け入れなければならない現実があることを知らされた。祖父が戦傷を負っていたことも、後に医療を志す一因となった。

小学校時代の智彦少年は、とんでもない悪ガキだったと、自らを振り返る。いたずら好きで、自分でロケットをつくって飛ばしたり、黒曜石で鏃《やじり》をつくったりするなど、ひたすら外で遊び回っていた。これはボーイスカウトに入団していたことも影響しているようだ。ボーイスカウトでの体験は、後に村上

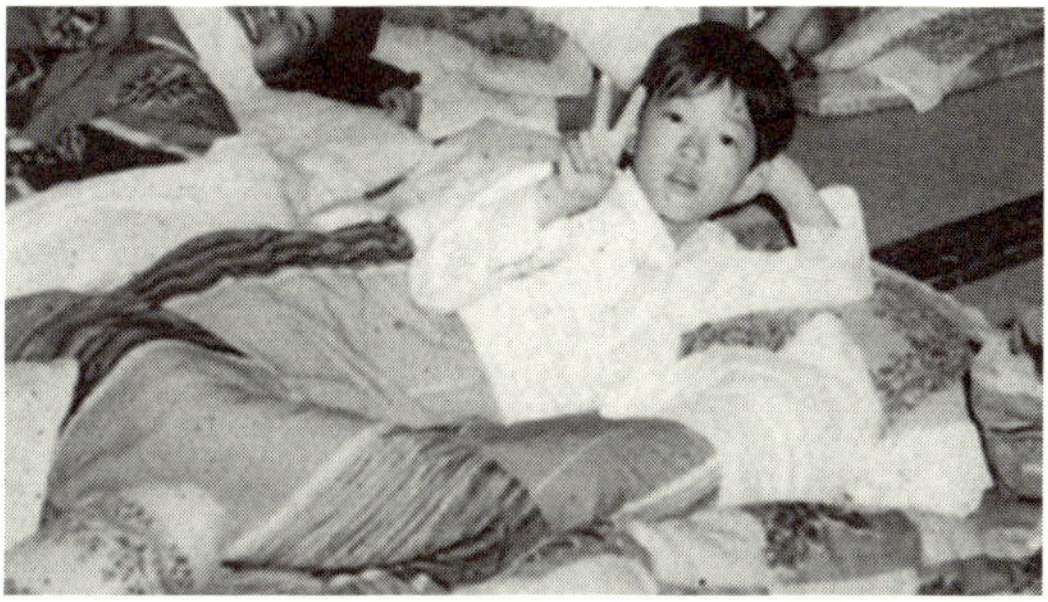

小学校6年生の修学旅行・小樽市朝里川の旅館にて（昭和47年6月）

が地域医療に携わってへき地や離島での生活を苦なく受け入れ、逆に楽しむようになる素地になっているという。

また、智彦少年は落ち着きがなく、学校でちょっと気に入らないことがあったりすると自宅に帰ってくるのが常だった。絵を描かせると空を真っ黄色に塗ったりするなど、いまでいうＡＤＨＤ（注意欠陥多動性障害）ではなかったかと、村上は自己分析をしている。

「日渡先生と伊藤先生が目をかけてくれたから、なんとか学校に通えたんだと感謝しています」

いま村上は、総合医として小児科も心療内科も診ているが、ＡＤＨＤの子どものデータを見ると、よい指導者に恵まれると能力が開花するケースが多いと、自分に重ね合わせて語る。

「ぼくがそんなでしたから、自分に子どもが生まれて小学校に通うようになると、ちゃんと行ってるか心配でしたね。女房からちゃんと学校に通っていると聞いて、それだけで偉いねと褒めていました」

小学校五年生になると、智彦は深夜放送を聞きはじめる。オールナイトニッポンとパックインミュージックを、曜日によって聞き分けていたというからかなり早熟だ。当然、翌日は寝不足で授業中に舟をこいでいたが、先生から強いおとがめはなかったという。

よい教師に巡り合ったためか、智彦は神楽岡小学校を無事卒業できた。六年生の同級生にはＳＴＶアナウンサーの明石英一郎がいたが、夕張で医療センターをやるようになってからは「取材で後輩がそちらに行くからよろしく」と電話がかかってくるという。

反抗期

神楽中学に進学しても、智彦は相変わらず問題児だった。万引きはするは、深夜午前一時に仲間と集まって道路に爆竹をまいてパンパンと鳴るのを喜ぶは、先生の名前をかたってカツ丼十人前の出前を注文したりするはで、手がつけられない悪さを続けていた。これは旭川で一緒に暮らすようになった両親への根強い反抗心が原因だったようだ。すでに述べたように、引っ越しをくり返さなければならなかったことに対する反発、さらには二つ上の兄はもう手がかからなくなっている、下の弟はまだ幼いので手が放せないという理由で二人の兄弟が両親とずっと一緒に暮らしていたのに、智彦だけは一時期とはいえ祖父母に預けられたことに対するレジスタンスだったようだ。中学生時代から、智彦少年は一刻も早く家を出て独り立ちしたいと思い続けたという。

クラブ活動に化学部を選んだ智彦は、小学校時代より精密なロケットをつくって飛ばしていたので、黒色火薬を作る調合比率はいまでも正確に覚えている。また、溶接機械がある友人の家に行っては、放電させるなどして遊んでいた。

智彦が授業でＵＦＯについて質問すると、たしなめるどころか一時間もしゃべってくれた理科の教師の影響が強く、理系の世界は面白くて役に立つのだと思ったという。二年生の夏休みの自由研究では、本を読みあさって「科学の発達と二つの世界大戦」というリポートを書いた。これは第一次世界大戦ではノーベルによってニトログリセリンが、第二次世界大戦ではマンハッタン計画によって核開発がなされたことを踏まえ、戦争は悲惨な結果を招くが、その一方で国が命運をかけて莫大な費用を投じるため科学も発達するという主旨のもので、中学二年生にしては随分とませた内容のものだった。

この頃から、智彦は自分のルーツを知りたくなり、曾祖父が戦艦三笠の水兵だったことから戦記を読むようになった。児島襄の戦記物を読んで、まるで見てきたかのような描写力のすごさに胸躍らせた。また、柳田邦男著『零式戦闘機』（文藝春秋）の戦闘機開発ストーリーにも魅せられ、それが高じて「丸」「航空ファン」「航空ジャーナル」「戦車マガジン」といった軍事雑誌を読みあさるようになり、戦艦や戦闘機、戦車マニアになった。村上は活字を読むのはどちらかというと苦手というが、好みのものにはまったく苦にならないようで、薬科大学大学院生時代には世界の軍事雑誌のバイブルといわれる「ジェーン年鑑」を英語で読んでいる。後に、瀬棚町の町長のはからいでフィンランドに視察に行ったときも、他の本や雑誌は読んでも内容は皆目わからなかったが、軍事雑誌だけは読めたというから相当なものだ。村上は自分を分析して、こう言う。

「はっきりいって、オタクなんでしょうね。マニアという域を超えて、半端じゃなく軍事雑誌を見ていましたから……」

智彦少年は、十二大戦艦のシルエットはもちろんのこと排水量や砲門のスペック、射程距離など細かな数字まで記憶した。いまでも、陸奥、長門、武蔵、大和……、それらの砲門や砲弾のスペックの数字がすらすら口から出てくるぐらいだから、好きなことに対する集中力と記憶力は相当なものだったのだろう。

後に研修医時代、井上陽介が茨城県の石岡第一病院に勤めているとき、百里基地の航空ショーのチケットが手に入り、村上に声を掛けたことがあった。すると、伊豆の湊病院から車で飛んできて、自衛隊員と専門用語で設備機器などについて熱心に話をして、井上をあきれさせた。

中学生時代の智彦は、軽音楽にも興味をもつようになり、ギターが欲しくて新聞配達のアルバイトを一年から三年間続けた。新聞は夕刊で、七十四部配ったという。ギターを手に入れた智彦少年は、伯母たちがクラッシックをやっていた環境に反発して、井上陽水やはっぴいえんどの曲を聴いてフォークをはじめ、ヤマハ音楽振興会主催のポピュラー・コンテスト、通称ポプコンを目指すようになる。

中学二年生のとき、智彦は自分がどのくらいの成績なのかを知りたくて、親に頼んで札幌の桑園予備校に模擬試験を受けに行った。結果は、理数系が飛び抜けてよく、苦手な国語など文系はけっして褒められたものではなかった。

昭和五十一（一九七六）年、智彦は旭川南高等学校に進学する。智彦のクラスは男ばかり通称〝男クラ〟で、楽しい高校時代を過ごしていた。軍艦や戦車へのマニアックなまでの偏愛は相変わらずで、戦記物を耽読《たんどく》した。バンドを組んでギターも続け、喫茶店でのアルバイトにも精を出していたため、自宅での勉強はほどほどだった。

高校でのクラブ活動は生物部で、バードウォッチングにのめり込んだ。北海道に生息する五十数種類の野鳥の名前はすべて記憶するなど、智彦はここでも集中力を発揮した。なかでもノビタキのテリトリーの研究をして、高校理科研究発表会で研究発表をしたというから、その当時から村上は人前で話すことに臆することはなく、むしろ人前に出たい性格だったのだろう。

ノビタキの観察では、三浦綾子記念文学館が入っている旭川市外国樹種見本林で望遠鏡を片手に、定点観察をした。フィールドワークの面白さに惹かれていった村上は、高校卒業後の進路について、野鳥の研究で名高い信州大学に進学するか、中学時代から好きだった化学への道を歩むか、戦車と接することができる自衛隊に行くか、迷った。この時点で、村上はまだ医療の道に進もうという気は、まったくなかったという。

薬学の道へ

村上は、三つの進路の間で悩んだ末に、中学生時代からの憧れだった化学者になる道を選んだ。いろいろな本で調べてみると、アメリカで最も尊敬されるのが化学者や薬剤師であり、将来にわたって食べていけると考えたからだ。もっとも、薬学部だけでなく、化学と深い関係がある帯広畜産大学の農学部も受験して合格した。最終的に北海道薬科大学に決めたのは、化学者として試験管を振るといったイメージへの憧れと、学校がある小樽が母親の出身地でなじみやすかったからだった。

しかし、大学に入ったことによるいちばんの喜びは、家を出られることだった。父親とほとんど接触しなかった村上は、早くから親離れしていた。三月生まれの村上は、十八歳になったばかりで喜び勇んで実家を出て、以降ほとんど帰ることなく過ごした。親のありがたみがわかるのは、村上に子どもが生まれてからのことだった。

昭和五十四（一九七九）年四月、村上は小樽に近い銭函《ぜにばこ》に下宿して学校に通いはじめたが、最初のうちは大学での勉強のやり方について要領を得ることができなかった。とくに一般教養の科目の授業は苦手だったために休みがちで、毎晩のように麻雀卓を囲んだ。しかも、中高校時代からのギターテクニックをさらに磨くために軽音楽部に入り、学校に行かない日はあってもバンドの練習には出席しないことはないという日々を送った。村上のギターはロックからフュージョンへ進み、当時人気だった高中正義やホワイトスネイクをコピーして練習した。

小学生からリスナーだった深夜放送も習慣化し、その年からはじまった「中島みゆきのオールナイトニッポン」で握手券をもらうため、せっせとリクエスト葉書を書いて応募した。大学一年生の村上は、学業には見向きもせずに遊興にふける生活をしていたため、一年時の取得単位は大幅に不足して留年してしまう。これではいけないと反省した村上は、猛烈に勉学に打ち込むようになる。テストのときには、〝必勝〟と染め抜いたはちまきを巻き、テレビアニメの曲「宝島」を歌って自らを鼓舞して挑んだ。

高校時代から喫茶店でのアルバイトはやっていたが、二年生になると下宿から出て銭函の国道沿いにあった喫茶店「コルザ」の二階に住み込み、皿洗いから料理までこなすようになる。仕事があったほうが、勉学に打ち込めたという。後に結婚してからも単身赴任が多い村上だが、ほとんど苦にしないのはこの時代に料理修業をしたためだという。

三年生になると、札幌のすすきののスナックでもアルバイトをした。ギターが弾けて歌も歌えた村上は、スナックの経営者から重宝がられ、アルバイト料も他よりも割がよかった。ホステスのお姉さんからもかわいがられたという。おかげで村上は、サービスの何たるかをホステスから学んだ。いま村上はこう語る。

「世の中のサービス業で、ホステスさんというのは相当能力が高いと思います。これといって何をするわけでもなく、お客さんがいい気持ちになって帰ってもらうだけでお金を稼ぐわけですからね。それに比べると、医者というのはひどいものですね。患者を怒鳴りつけてもお金をとれるから、多くの医者はぶっきらぼうでも構わないと思っている。サービスという面だけで考えると最低ですね」

村上は、医療も広い意味でのサービス業といってはばからない。厚生労働省も「医療サービス」という言葉を持ち出して、医師と患者の関係に営利主義的な発想を導入しているにもかかわらず、肝心のサービス料について診療報酬に入れないという矛盾した方針を示しているが、村上の考え方はそれとは少し違う。具合が悪い人に対して治療するのは当然として、病気についてわかりやすい説明をして健康になるための注意事項を教えたり、元気づけて心地よく帰ってもらったりするのが仕事だと考えているのだ。医師法や保険制度があり、それにのっとって診察や検査を受けないと薬を出してはいけない等々のルールを守ったうえでのサービスであることはもちろんのことだが、とにかく患者とコミュニケーションをきちんととり、健康意識を自覚してもらうのが医師の役割だという。

後に、自治医科大学地域医療学教室の研修で患者とのコミュニケーションのとり方をトレーニングさせられるが、このときの世俗的な体験が非常に役立ったという。いま、村上は外来で患者を診るとき、女性であれば服とか髪型に気をとめ、前と違っていたらそれを話題にしたり、職業を聞いてそれをきっかけにコミュニケーションをとるようにしているが、それはすすきのでのアルバイト体験と自治医大で磨いたコミュニケーションスキルの賜物だという。しかし、喫茶店やスナックのアルバイト体験が役立つのはずっと後のことだ。

三年生になって専攻科目の勉強になると、もともと得意な理数系であったため、優秀な成績を収めはじめるようになる。

同じ学年で、十年間交際の末に結婚することになる小椋由佳子とつき合いはじめるようになったのは四年生になってからだ。二人はクラスは別だったが、村上は軽音楽部、由佳子がマンドリン部に入っていた関係で、学校祭などのステージに上がっていて、一年生の頃からお互い知っていた。由佳子の実家は、士別市で薬局を営んでいたが、札幌市にある中高一貫教育の学校寄宿舎で過ごしていたので、札幌が地元のようにふるまっていた。

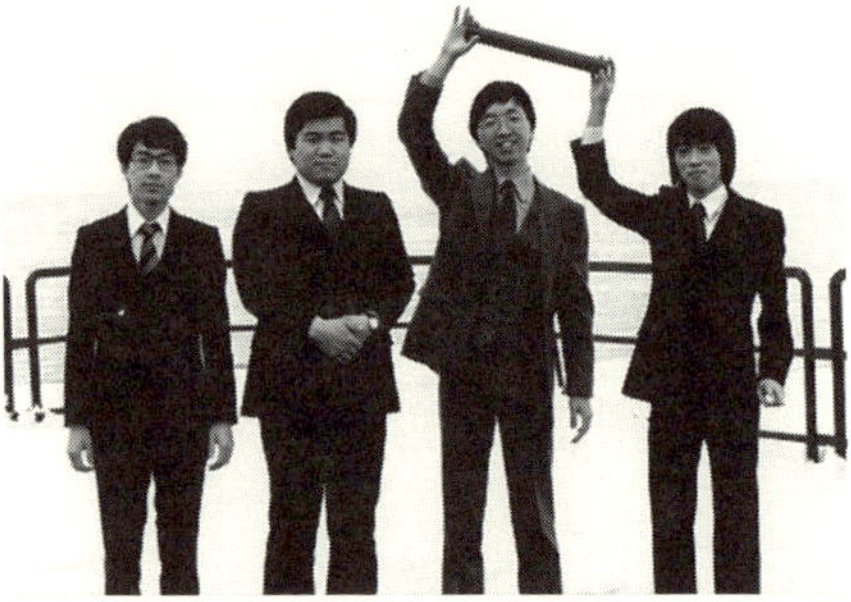

北海道薬科大学の卒業式後に
（右端が村上。昭和59年3月）

昭和五十九年、村上はトップファイブの奨学金をもらい北海道薬科大学を首席で卒業するが、一年生のときに留年して首席で卒業するのは、それ以前も以後も例がなく、村上は周りから〝留年の星〟といわれた。薬剤師の国家試験もパスした村上は、これまでの勉強は国家試験に力点がかかっていたので、応用の勉強がしたいと思い、大学院修士課程に進んで毒物学教室で藤平栄一教授に研究のイロハを学びはじめる。念願の化学者の道を歩み、試験管を振るようになったのだ。研究テーマは薬物代謝で、修士論文は「Effect of CNA metabolism on rat liver cells（ラットの肝細胞における薬物代謝）」。そのときの研究がいま役立っているという。

「医者になってからものを言え」

研究の面白さもわかり、博士課程に進んで学究の道に進もうかと考えたこともあったが、薬学の博士論文は五つ提出しなければならず、最低でもさらに三年はかかることを考慮して断念する。というよりも、薬物代謝をテーマにして勉強したため医学との接点が深くなり、村上は医学部に進むことを強く考えるようになっていった。それは同時に次のような苦い挫折体験が、村上の背中を強く後押ししたからだった。

大学院に通うかたわら、村上はベッド数三十床の大橋整形外科で薬剤師として働きはじめた。そこには臨床検査技師がいなかったので、資格を取るようにすすめられ、検査技師の資格も取った。これによって村上は、心電図をとったり、血液検査をするようになり、医療との接点はますます大きくなる。しかし、そこでの日を経るにしたがって次第に薬剤師、検査技師の医療へのコミットの限界を感じはじめるようになった。

当時、多くの病院は「薬漬け」「検査漬け」といった過剰医療が当たり前だった。同時に患者のほうも病院窓口で支払う自己負担は、ゼロに近かったため医療コストなど考えもせず、医療は使い放題という国民意識が醸成されていった。それが、いまの医療崩壊の遠因になっている面は否めないが、それはさておき、日本の医療が出来高払い方式をとっているため、「薬漬け」「検査漬け」したほうが病院は儲かった。病院の経営は国で定められた診療報酬によって成り立っているが、診療報酬体系は医療の質よりも数と量がベースになっている。そのため、報酬を多く得るにはなるだけ検査を多くして、薬を投与すればするほど儲かる仕組みになっていた。医師は、患者に「念のために検査をしましょう」と親身になっているように言うが、実際は「病院が儲けるために検査をします」なのだ。レントゲン写真を三枚撮って診断できる医師よりも、十枚撮らなければ診断が下せない医師のほうが病院経営には貢献することになる。村上は首をかしげる。

「おかしな話でしょ。普通は少ない量の薬で早く治せば褒めてもらえるのに。治療を長く引っ張ったほうが病院の経営に貢献するなんて……」

私たちは、ビジネスの世界で普通に語られる成果主義という考え方に慣れ親しんでいるが、そういった発想は病院経営や医療の世界にはこれまでほとんどなかった。平成二十年度診療報酬改定ではじめて、施設基準を満たした回復リハビリテーション病棟にリハビリ効果による在宅復帰率などで報酬に差をつけるという成果主義が導入されたが、それまではひたすら質よりも数と量だけの医療行政が行われてきたのだ。

成果主義は競争原理を誘導して金持ちだけが高度な医療を受けられる混合診療、自由診療への道を推し進めるから公平性を守るべき医療の世界にはなじみにくいという意見もあるが、それにしても検査をたくさんして治療を長引かせたほうが儲かるというのはおかしな話だ。

医療の質を高めることに対するインセンティブがまったくない診療報酬のあり方は、どう考えてもおかしい。医療政策、医療経済学を専門とする川渕孝一は『日本の医療が危ない』（筑摩書房）で、「今の支払い方式には経営成績をよくするインセンティブはあっても、医療の質を向上させる動機付けはない」とし、「病院が経営の改善と医療の質を両立させることができない診療報酬政策は明らかな失策といえよう」と指摘している。

厚生労働省は、いまの診療報酬に対する考え方や方針をそのままにして、医療費の削減案を継ぎ足したり、診療報酬を頻繁に改定したりしているが、医療従事者でさえわからないといった複雑な医療システムは早急に改めるべきだろう。

薬価基準も病院経営に大きく寄与していた。薬価基準は市場調査に基づいて国によって定められた公定価格で一見平等のように思われがちだが、その当時、医療機関は製薬会社との自由な価格交渉によって医薬品を購入することができた。

鈴木厚著『日本の医療を問い直す』（筑摩書房）によれば、「かつての薬価差益はすさまじいもので、一〇〇円の公定価格のクスリを一〇円で仕入れ、九〇円が病院の収入になった時代がありました」という。こうした背景には、昔から「医療は人道的な施し」という考え方があり、医師が貧しい者から診療で儲けてはいけないという医療文化から、診療報酬を薬代と名前を変えて裕福な者に請求してきた歴史があると鈴木は説明する。それにしても薬九層倍という言葉どおり、歪んだ医療だったとしかいいようがない。

薬の効き目や副作用を考えるよりも、薬品メーカーと交渉できる薬、薬価差益の多い薬を選ぶことで、病院は儲かっていたのだ。その後、平成元（一九八九）年に薬価差益総額が一兆三千億円に上ることが国会で明らかにされ、マスコミからいっせいに批判され、厚生労働省は二年に一度縮小する政策をとり、いまでは薬価差益はほとんどない薬剤の実勢価格に近づいている。「開業医は儲かる＝医者は高所得だ」という世間的イメージは、この当時に形づくられたものだ。

しかし、出来高払い方式のために行われる検査漬け、薬漬けや薬価差益の多い薬のチョイスは、患者の側から見れば、けっしてよい医療ではない。よい医療というのは、最低限の検査によって適切な診断を下し、正確な処置や効力があって副作用のない少量の薬などで早く治すことが、普通の考え方だ。

大学院で薬学の道を歩み、よい医療を目指そうと青雲の志に燃えていた村上は、患者サイドに立った医療を行うことを医者に進言した。しかし、返ってきた言葉は「薬剤師の分際で何を言うか、医者になってからものを言え」という横暴ともいえるものだった。事務長からは「じゃあ、(患者の薬代を)お前の給料から削って回そうか」とまで言われる。村上は、はじめて挫折感を味わう。と同時に、患者サイドに立った医療でないことをわかっていてやっているというのは、罪深いことだと思った。

病院内の医療従事者のランクは、トップが医師でナンバーツーが看護師、次が検査技師で、薬剤師はいちばん下だという現実を実感させられた。どんなに効き目があって副作用の少ない薬を医師に進言しても、処方箋《せん》を書くのは医師なのだ。それを唯々諾々《いいだくだく》と処方せざるを得ない自分は、医療においてなんの役にも立っていないのではないかと、村上は疑問を抱くようになった。

大学では、薬剤師がいかに大切な仕事かを教えられてきて、アメリカでは医者の暴走を止めるのが薬剤師の仕事だと聞かされてきたが、それは建前でしかなく、日本の実際の医療現場ではなんの力もなかった。

反骨心の強い村上は「何くそ!」と思った。眼前の矛盾を乗り越え、病院として経営も成り立ち、住民の健康も守ることができるような医療を実現するためには、自分が医師になるほかないと思うようになっていったのだ。

医師への転身

こうして、村上は北海道薬科大学大学院で研究と同時に病院での勤務を続けながら、医学部進学の受験勉強をはじめる。どれひとつとっても大変な労力を要するが、悔しさがバネとなって村上は集中力を高めた。

そして、バブル景気に世の中が浮かれていた昭和六十三（一九八八）年に無事、金沢医科大学に合格し、学士入学ではなく一年生から医師の道を歩みはじめる。

最初から地域で医療をやりたいと思っていたので自治医科大学の受験要領も見たが、二浪までしか受け入れない年齢制限のため断念した。岡山県倉敷市にある川崎医科大学も受験して合格したが、遠く北陸や山陽地方を選んだのは、嫌な思いをした北海道には居たくない、二度と帰りたくないと思ったこと、かといって都会には住みたくないからだった。金沢を選んだのは、母方の祖母が金沢の呉服屋の娘で子どもの頃、金沢のことを聞かされていたこと、こんなことがなければ北陸に住むこともないだろうと思ったことなどで決めた。

両親は反対したが、学生時代を通じて実家にほとんど帰らなかったぐらいだから無視した。というよりも、自分の道はことごとく自分で決めるというのが村上の流儀だった。ただ、虫のいいことに、学費だけは出してもらうように両親に頭を下げた。

恋人の由佳子は、反対するもしないもなかった。そうすることに決めたと伝えただけだった。その後、結婚してから研修医として栃木県に行くときも、岩手県藤沢町で一年間勤務するときも、瀬棚や夕張に行くのも、村上は自分がやると決めたら一度も事前に相談しなかったというから、相当な亭主関白だ。後に、給料日には女房子どもを眼前に座らせて父親の威厳を示したというから筋金入りだ。

医大生になった村上は、おそらく嫌な学生と思われていただろうと自分のことを振り返る。薬学部の大学院まで行って、病院勤務も経験しているため、教授に文句を言うことなど平気だったからだ。生化学などは薬科大学で詳しく勉強していたため、医学部の勉強は楽だったという。医科大学でも、村上は奨学金をもらっていた。

同級生には、村上より年上の学生が五、六人いた。日本の大学を卒業してアメリカの大学に留学してから金沢医大に入学した者や弁護士の資格を取ってから入学した者など、多士済々だった。村上はそういった連中と仲間をつくっていたため、若い医大生からは「シルバー連合」と呼ばれていた。

金沢の第一印象はと村上に聞くと、「クソ暑い」という返事が返ってきた。同時に、家が古かったため、冬は寒かったという。伝統や格式を重んじる金沢では、その土地の文化を知らなければ、排除されることを知った。たとえば、よその家を訪ねると菓子を出されるが、金沢では手を出さずに帰りに包んでもらって帰るのが習わしだった。村上は、それを知らずに食べてしまった。「その家の人は、自分が北海道の田舎者だからと思ったのだろう、しきたりについて丁寧に教えてくれたが、東京の人間だったら説明もせずに黙ってのけ者にするのだろう」と、村上は思ったという。それは中央に対するコンプレックスのように感じられた。また、古い街ならではのネットワークが張り巡らされ、それゆえ人間関係も閉鎖的でうっとおしいものに感じられた。そうしたことを体験するたびに、自分はなんて自由な風土でのびのびと育ったのだろうと、北海道のよさを再発見した。

あんなに嫌って二度と帰らないと思っていた北海道だったが、本州で暮らしてみてはじめて故郷のよさを村上は実感した。それまで、富良野を舞台にした倉本聰原作の名ドラマ「北の国から」など見向きもしなかったのに、ビデオを借りて見続けたという。食べ物もそうだった。松葉がにをうまいと金沢の人はいうが、村上にはちっともおいしいと感じられなかった。毛がにのほうがよっぽどうまいと思ったという。

村上は金沢医科大学三年生になって、恋人の由佳子を呼び寄せて結婚し、築二十年ぐらいの県営住宅に新居を構えた。交際をはじめて十年が経ち、由佳子から「三十歳も過ぎて子どもが産めなくなってしまう」と言われたことで、そろそろけじめをつけることにした。それに学生のうちなら、大袈裟に結婚式をしなくてもすむという考えも頭の隅にあった。由佳子は知っている人が誰もいなかったので心細い思いをしたが、当時はまだ「失われた十年」と呼ばれる平成不況ははじまっておらず、生活については楽観的だった。生活費は、由佳子が札幌で薬剤師として働いていたときの蓄えと、仕送りでやりくりした。

翌年に長男の浩明が生まれてからは、二人の実家に生活費を支えてもらった。あれほど親に反発していた村上だが、名前のつけ方は親譲りで、親友の薬剤師の名前を頂戴した。ちなみに、長女の栄子は他の薬剤師の友人から、次女の史江は自治医科大学の医師からもらった名前だという。村上は、子どもが生まれた頃のことをこう振り返る。

「長男の浩明は、学生時代でまだ暇だったからよく遊んでやったり面倒をみたりしました。長女と次女が生まれたのは研修医時代だったため忙しく、ほとんど面倒はみられませんでした」

村上は、医学の勉強をするにしたがって、地域医療にターゲットを絞り込んでいった。というのも、病気と生活習慣は密接にかかわっていること、健康であるためには環境が大事だということがわかってきたからだ。北海道は、冬の寒さは厳しいが、夏は涼しく快適だ。四季のメリハリは、本州よりもはっきりしている。そして何よりも、ありあまるほどの大自然が残されている。

村上は、次第に北海道に帰って地域医療をやろうと思うようになり、夏休みになると北海道各地で行われるサマーキャンプや、いろいろな催し物に顔を出すようになる。村上は、地域のなかに医療が根づくようなまちづくりに参加したいと考えるようになっていく。

そして、地域医療をやるためには、子どもからお年寄りまでどんな病気でも診られるようにならなければいけないと、内科、小児科、整形外科、心療内科など幅広い知識を身につけようとした。つまり、総合医（ジェネラリスト）を目指しはじめた。

しかし、村上の考えを「シルバー連合」の同級生に言っても、教授に話してもまったく理解してもらえなかった。みな一様に、専門をもつことこそが医師としての質を高めるというのだ。

それでなくとも日本の医学教育は、医師国家試験に合格するためにカリキュラムが組まれている。医学がすごい勢いで進歩したために、学生は膨大な知識を詰め込まなければならず、医学知識を覚え込むことに専念する。医学部で学ぶのは学問的な理屈であり、たとえば薬理学の講義などは動物実験や薬理作用の講義ばかりで、患者が訴える症状によってどういった病気が考えられるかというジャッジの仕方はもとより、薬の処方の仕方、薬ののみ合わせ、使い分けといったことなど医療現場ですぐに必要となる臨床的知識はほとんど教えない。臨床を一度もやったことのない教授が医学知識を教えるケースさえあるし、出世競争に明け暮れて臨床での手術経験が少ないため、部下の助教授、講師に手術を任せ、術後に検分に行く教授もいるという。つまりは知識偏重教育になっていて、医学は教えても医療は教えていないのだ。医科大学はそんな医学の専門研究集団であるため、医学の一定の専門分野に特化するのは当然と言い、村上が地域医療などと言ってても理解してもらえるはずもなかった。

大学病院や大きな病院で勉強して一つの専門に特化することが、医師として格が高いという考え方はとくに日本では根強い。欧米などでは医学部卒業生の三割から多い国では五割がいろいろな病気を診られる総合医や家庭医として育成されているのに対し、わが国では医学部卒業生の九五パーセント以上が専門医として育成され、専門医になることが高度化する現代医療に対応するために当たり前と考えられている。

こうした専門化を推し進めている背景は、医学界だけのせいではない。患者側にも一因がある。ちょっと頭が痛いというだけで、脳梗塞《こうそく》ではないかと勝手に思い込み、近所の診療所に不安や不満を抱き、大学病院に行って最先端の高度医療を求めるなど、患者のブランド志向も大きな要因になっている。都会の住民ほどその傾向にあり、大学病院を頂点に、特定機能病院、総合病院、一般病院、診療所と格付けして、［最先端医療＝高度医療＝安心］といった図式を描きがちだ。

誰でも同一料金で大学病院や高度医療の病院で診てもらうことができる「アクセスフリー」は、医療の公平性を保証する優れた保険制度だが、同時にこれが現在の日本の医療資源を疲弊させている要因になっていることは否めない。厚生労働省は、全国の大学病院や国立がんセンターなどを特定機能病院に指定し、初診料を高めに設定したことで混雑は幾分緩和されたが、それでも医療設備の整った大きな病院をと望む傾向はまだ根強くある。しかし、頭痛が脳梗塞など高度医療が必要な病気につながる確率は千人に一人の割合だ。風邪をひいて頭が痛いだけなのにＭＲＩ（磁気共鳴画像診断装置）による診断を行うことは医療費の無駄遣いでしかない。だが、患者がＭＲＩ診断を望み、医師がそれを拒否してその患者が千人に一人のケースだった場合、訴訟を起こされかねないため、ＭＲＩ診断を拒否することはほとんどない。

こうした半可通な患者が、大きな病院に集中するため、三時間待ちの三分診療となり、検査ばかり増え医療費を浪費することにつながり、ひいては勤務医を疲弊させ、医療崩壊に結びついている側面も見逃せない。何が何でも専門医という風潮は、少し改めたほうがいい。

ついでにいうと、専門医というのは往々にして自分の関心事の病気だけに注意がいきがちで、それ以外の病気を見落としてしまう傾向にある。そう指摘するのは、長年にわたって総合医の育成に尽力し、後に村上の恩師になる自治医科大学地域医療学教室元教授、五十嵐正紘だ。つまり、専門医は患者（人間）を診るのではなく、自分が修得した分野の病気（臓器）を診る傾向にあるというのだ。現に、村上は夕張で専門医が見落としていた病気を見つけ、その対応にも追われたことは、すでに第一章で述べたとおりだ。

話を戻そう。村上は、地域医療を行うために総合医を目指そうとするが、金沢にはその考えに理解を示す者はいなかった。そのことについて不審に思いながらも、村上は幅広い医学の知識を身につけ、平成五（一九九三）年、金沢医科大学を首席で卒業、同時に国家試験にもパスして、医師免許を取得した。

第四章　二人の師

恩師との邂逅

村上は、金沢医科大学六年生の就職活動中の夏に、栃木県にある自治医科大学の研修医（レジデンシー）募集を知る。早速、村上は自治医科大学を訪ね、そこで生涯の師と仰ぐことになる地域医療学教室の五十嵐正紘教授に出会う。

面接で、村上は五十嵐に「君、どこの出身だね」と聞かれた。村上はどうせ言ってもわからないだろうと思いながら、「北海道の歌登です」と答えた。すると、五十嵐から即座に「ああ、浜頓別《はまとんべつ》の近くだね」という答えが返ってきた。

村上は本州に来てからというもの、歌登といっても誰一人として場所がわかったためしがなかったため、即答されてまず驚いた。歌登という地名は、北海道の人間でさえほとんど知らない。筆者も北海道出身だが、今回の取材をはじめるまで寡聞にして聞いたことがなかった。村上は、五十嵐の即答ぶりで地域のことをよく知っているすごい先生がいるものだとまず思った。

村上は「先生、どうして知っているのですか」と五十嵐に聞くと、以前、道東の厚岸の病院に勤めていたことがあるという。だが、厚岸は釧路の東に位置するのに対し、歌登は最北端である稚内に近く、直線距離で三百キロメートル近くも離れているのだから知っているのが不思議なくらいだ。実は五十嵐は、厚岸で働きはじめる前に二週間かけて北海道を一周していた。それより何より大の地図マニアだったのだ。自宅書斎の戸棚には、北海道各地のたくさんの地図が、びっしりと収納されているほどだ。

村上は、五十嵐に向かって学生時代に考えていた健康づくりや医療と行政、住民が協同して行うまちづくりをしたいと、言葉を費やして話した。

五十嵐は「それは面白いねえ」と答えた。医学部の教授というのは、金沢医科大学での経験上、専門的な病気の知識について述べたり、新しい研究に目を向けがちだと村上は思っていた。ところが、五十嵐はまったく違った。住民の健康づくりだけでなく、まちづくりにも興味を示してくれたのだ。村上は、金沢では自分の考え方に理解を示す人間はまったくいなかったが、五十嵐を目の前にして「いるじゃん」と心の中で歓びの声を上げた。そして、自分の出身地を知っているだけでなく地域医療についての考え方にも共感を示してくれた五十嵐の見識と質朴な話しぶりに惚《ほ》れ込み、「この先生の下で働ければきっと勉強になるし、面白いだろう」と思って、自治医科大学地域医療学教室で研修医として働くことを即決した。

村上が第一印象で抱いた以上に五十嵐がキャパシティの大きい人物であることを知るのは、地域医療学教室の医局に入ってからのことだ。村上は、五十嵐のことを次のように語る。

「私が地域医療のあり方を考えるようになったのは、五十嵐先生の影響がものすごく大きいです。地域

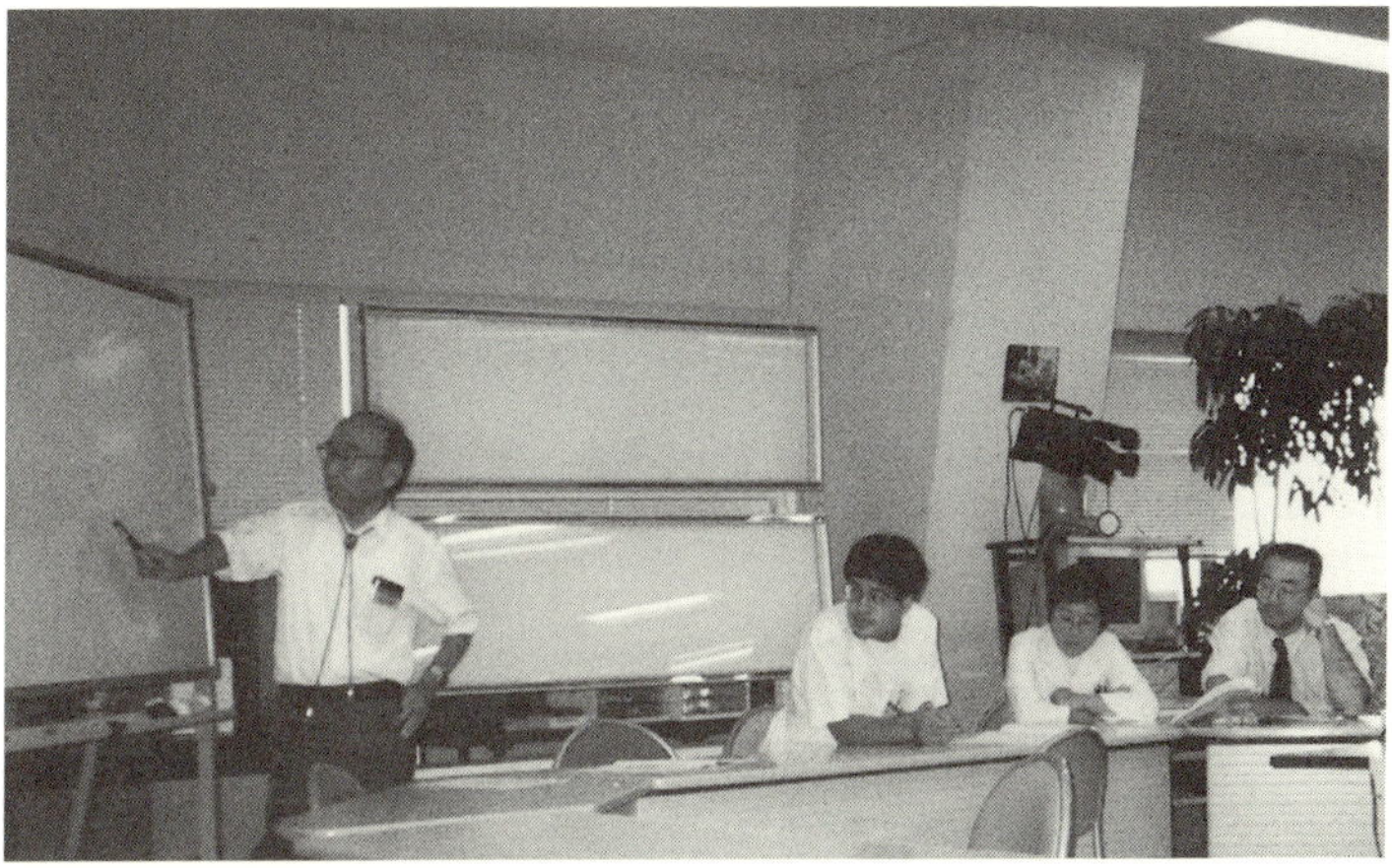

自治医科大学地域医療学教室で講義する五十嵐正紘教授（平成7年頃）

医療に対する考え方もそうですが、人間としてすごい。偉ぶったところが一切なく、私利私欲がないから、みんなついていくのだろうと思います」

権威主義に対しては、ほんの少し匂いをかぎつけただけで本能的といってもいいほど反発する村上だが、木訥《ぼくとつ》とした五十嵐に対しては身近に接すればするほど尊敬し、医療についてはもちろんのこと、哲学や人生観についても傾倒するようになる。

話は村上からそれるが、彼に多大な影響を与えた五十嵐正紘という人物にスポットを当ててみよう。というのも後のことになるが、村上がある講演の後、聴衆の一人が近づいてきて、「あなたの話を聞いて昔、厚岸にいた先生のことを思い出した」と言われたというのだ。「厚岸にいた先生」こそ五十嵐その人だった。このエピソードは、村上の医療に対する考え方が、自治医科大学地域医療学教室での五年の研修期間によって決定づけられたことを示し、そのグランドデザインは五十嵐正紘の生き方や厚岸での十年間にわたる地域医療の実践が下敷きになっていることを示唆しているからだ。

　五十嵐は、昭和十五（一九四〇）年、奈良県で生まれた。内科医で忙しかった父親を目の当たりにした五十嵐は、医者だけにはなりたくない、生化学の研究者になろうと思ったという。しかし、東京大学に進学して教養学部で勉学に励んでいた頃、地元に帰って進行性筋ジストロフィーで亡くなった子どもを身近に見て、医学部に進み小児科医を目指すことを決意する。

　しかし、当時の東大医学部はいろいろな矛盾を抱えていたため、五十嵐たちは勉学よりも学生運動に走り、卒業試験やインターン制度ボイコットなどを強行しようとしていた。もっともその当時の学生運動は〝安田講堂の攻防〟でピークを迎えるときほどには燃えさかっていたわけではなく、試験ボイコットは途中で撤回された。そのため日程が押せ押せになってすし詰め状態で卒業試験を受けた。

　インターン制度については、少し説明が必要だろう。昭和二十三年に制定された「医師法」では、医大卒業後、一年以上の診療および公衆衛生に関する実地修練（インターン）を行ってはじめて医師国家試験受験資格が得られると定められていた。しかし、医師免許をもたず、学生でも医師でもないというあいまいな地位のインターンによる医療行為の法的位置づけ、インターンの経済的問題、実地修練病院の研修指導体制の不備や不十分な助成等の問題点を抱えていたため、昭和四十二年、全国医学生がこの制度に反対してインターン終了後、国家試験をボイコットした。このまま問題を先送りすると医師の育成に支障が出ると判断した政府は、昭和四十三年、医師免許取得後に臨床研修の充実を図る医師臨床研修制度を設けた。五十嵐も、そのしわ寄せで普通は一年で終えるインターンを二年やった後に、医師国家試験を受けて合格する。

当時を振り返って、五十嵐は学生時代に運動に力を入れてまじめに勉強しなかったため、看護師の国家試験の問題集が難しく感じたと言っている。インターンを一年長くやったため、五十嵐は小児科だけでなく、産科や精神科などいろいろな科を回ることができたという。そのためか、五十嵐の最初の論文は、赤ちゃんの誕生と月の満ち欠けに因果関係があるかを調べたものだったが、膨大な資料から両者の関係を示すものは見いだせないという結論になった。

五十嵐は、結婚を機に東京警察病院に小児科医として一年間勤務した後、東大に助手として戻り、昭和四十八年にアメリカ・ニューヨークのアルバート・アインシュタイン医科大学附属研究所に留学する。そこで年間に五、六人しか発症しないような難病「副腎白質ジストロフィー」の研究に取り組み、世界で最初に代謝異常のメカニズムを明らかにし、その治療法について発表した。そうした極度に専門的な研究をしていた五十嵐だが、一緒に研究していた病理学者に自分は医者であると言ったら、「どうして医者がこんな所で試験管を振っているのだ、医者なら患者を治すべきだ、もったいない」と言われたという。この言葉が後に、五十嵐を臨床医の道に歩ませる伏線となった。

三年間の留学を終えた五十嵐は、アメリカ留学を勧めてくれた鴨下重彦教授が自治医科大学に移っていて、「自治医大に来ないか」と強く誘ってくれたため、昭和五十一年二月に同大の講師に就任し、三年後には助教授に昇格した。

昭和四十七年にできた自治医科大学は、へき地医療、地域医療の充実を目的に、自治省（現・総務省）と全国自治会の立案で、四十七都道府県の共同出資と国の補助によって設立された。運営には各都道府県の負担金や寄付金、宝くじの収益金などが充てられているため名目上は私立大学だが、実際は自治省が設置した大学であり、各都道府県の知事が理事を務め、総務省職員が事務局を統括しているなど、国公立大学と私立大学の二つの面を兼ねている。そうした経緯のため、受験・合格システムも他大学とは異なり、各都道府県出身者別に上位何人を合格させるという選抜方式をとっている。

大学で教鞭を執りながら、小児科医として大学病院で診察にあたった五十嵐だが、次第に大学病院にいるよりは地域の臨床現場に行ったほうが自分には向いているのではないかと思うようになる。

それにはいくつかの要因がある。まずは、東大での助手時代、ニューヨークでの留学時代を通じて行っていた研究現場の第一線にいられる年齢は三十歳代前半までであり、四十歳になれば試験管を振ることはできなくなるということだ。何事も現場志向の五十嵐にとっては、ここで臨床に力を入れる方向に転換したほうがいいと思った。

次に、臨床をやる以上、〝ありふれた病気〟についてもっと真剣にやらなければいけないと感じたことだ。大学病院であっても小児科に来る患者でいちばん多いのは風邪で、最もよく聞かれるのは親からの「お風呂に入れていいですか？」という質問だった。きまじめな五十嵐は教科書をひもといてみたが、その解答はどこにも書いていない。分厚い医学文献検索誌を一週間かけて調べてみたが、イギリスの「国立風邪研究所」の研究があるだけで、日本とは入浴の仕方が違うため役に立たなかった。〝ありふれた病気〟ほど多くの人がかかるのに、研究がなされていない、専門家である医師が答えを何ももっていないのは、ある意味で詐欺行為ではないかと五十嵐は思うようになる。しかも、大学病院というのは研究に値する難しい病気は歓迎するが、〝ありふれた病気〟の患者は軽視する傾向がある。五十嵐はこれではいけないと、思うようになった。後に五十嵐が風邪の権威になるのは、こういったことが伏線になっている。

さらには、五十嵐は小児科医の自分が診た患者が、十年後、二十年後にどのように成長するか、いわば一人の人間の保健史を実際につくってみたいと思うようになっていった。それは小児科の医療評価、医療の質を問う意味でも大事だ。それを実践するためには、二十年間一定の場所に腰を落ち着けて住民の成長を見なければならない。それにいちばん適した所は、人口移動の少ない田舎だ。へき地医療に力を注ぐ自治医大で教鞭を執ったのも、何か縁だろうと五十嵐は思いはじめるようになった。

そのことを妻にいうと、「反対してもやるんでしょ？　でも、私は北海道の出身で、関西弁や九州弁をしゃべる所の人情はわからないから、それ以外の所にしてほしい」という答えが返ってきた。五十嵐にとっては場所はどこでも構わないのだから、それなら北海道にしようと、道庁ＯＢの協力を得て公的な医師紹介斡旋機関に、自分を雇わないかと手紙を出した。

五十嵐が地域の病院に行くと知った自治医科大学の教授や同僚たちは、気がふれたのではないかと思ったという。全員反対したが、五十嵐は気にもとめなかった。

五カ所からレスポンスがあったが、いちばん最初に返事があった厚岸町立病院で勤務することにした。厚岸町は、北海道釧路支庁東南部に位置する。昭和二十七年頃は炭鉱があって人口も二万七千人とにぎわっていたが、五十嵐が行った当時は一万六千人前後の町だった。

昭和五十五年、流氷が流れ着く厳寒の二月に五十嵐は厚岸に赴き、四月一日から厚岸町立病院副院長に就任した。翌年に院長となると、五十嵐は釧路の病院と緊密な連携を図った。小さな厚岸町立病院には、脳外科や心臓外科はないので、救急患者を迎えても手術ができない。しかも、厚岸から五十キロも離れた釧路に運ぶには、救急車をどんなに急いで走らせても三、四十分はかかる。道路が凍結した冬の吹雪の日などは、救急搬送も並大抵の苦労ではない。五十嵐は、患者の体力が極度に弱っているケースを考慮に入れて応急処置を施して送り出し、釧路に着くまでの間に受け入れてもらう病院を決める体制を整えた。こうして五十嵐は〝住民の安心〟を確保したのだ。そのために、五十嵐は釧路市内のいろいろな専門医と年に何回か会って懇意となり、いつでもコミュニケーションをとれる体制づくりに努めた。

五十嵐は、地域住民の病気を診察するためには、彼らの生活背景を知らなければならないと思い、家族の病歴はもちろんのこと仕事や食生活、趣味嗜好、はては冷蔵庫の中にどんなものが入っているかということまで調べて知り尽くした。

五十嵐は、院長として医師探しにも奔走した。すると、地方の病院に来てもらうには、給料は二の次、三の次であることがわかった。できるだけ最新の医療機器を入れたり、学会などに出やすくするなど自己研鑽《けんさん》を図りやすくして医師魂を上手にくすぐることが大事なのだ。もちろん、働きやすく感じてもらうために仕事場でのチームワークにも力を入れた。外来がはじまる三十分間の医局でのおしゃべりを大切にすることで、医師同士のコミュニケーションをとるようにした。

医師によっては、その土地土地の魅力に惹かれてやって来るということも、五十嵐は体験した。こんなことがあった。北海道大学医学部の医局から派遣された外科医が、任期終了の二カ月前になって五十嵐のもとにやって来て、「院長、教授に『この医者はとても有能だからあと半年いてもらいたい』と言ってもらえませんか」と頼んだ。その理由を聞くと、彼は天然記念物のオジロワシの写真を撮ることに情熱を燃やしていて、朝三時にはジープで家を出て、写真撮影後朝八時半に病院に来て九時から診察をはじめていたのだ。彼の生きがいは医学研究でも医療でもなくオジロワシの撮影だったが、彼は五十嵐が厚岸で会った外科医のなかで町民にいちばん人望があった。撮影のために少しでも長くとどまるためには、どうすればよいか知っていたのだろう。

五十嵐は、人が来にくい場所で医療をするというのは、使命感といった崇高な動機だけではなく、他の生きがいを満たすことがあったほうがいいと実感したという。村上は五十嵐から厚岸時代のいろいろな経験を聞いたが、このエピソードを五十嵐が村上に話したか、また村上が聞いたかについては、二人とも正確には覚えていないという。しかし、後に村上が夕張に医師を招聘《しょうへい》しようとするとき、お涙頂戴の浪花節では医師は来てくれません、子育てに向いている土地だとか、スキー一級を取るのに最適だという別の目的があったほうがいまの若い医師にとっては来やすいと主張するのは、五十嵐のこの体験が伏線になっているのではないだろうか。

このように五十嵐は〝住民の安心〟を確保することで患者がむやみに都市に流出するのをくい止めると同時に、医師の欠員を防ぐなど病院経営に手腕を発揮し、それまで赤字体質だった病院を改善、赴任当時三億円以上あった累積赤字を十年間で解消した。

しかし同時に、五十嵐は自分の臨床現場での医師としての実力のなさを痛感し、積極的に他の医師と交流を図ろうとする。厚岸に来た翌年、五十嵐は代診医の協力を得て以前から知っていた国立小児病院（現・国立成育医療センター）に一週間勉強させてほしいと依頼した。そして、日本小児皮膚科学会の創始者でアトピー性皮膚炎の予防と治療の権威、山本一哉皮膚科医長の診察を後ろで見学して、衝撃を受ける。山本は、親に向かって話をするのではなく、患者であるゼロ歳児に向かって話をしていたのだ。

当然ながら、子どもにもわかるようにかみ砕いて注意点を話していた。そして、三、四歳児には「えらかったですね、これご褒美です」とカルテを賞状のように手渡したのだ。その一部始終を見て、自分は小児科医なのに子どもに向かってわかるように話をしていない、親に話しているだけで、そのやりとりを見ている子どもは自分がのけ者にされているといった表情をしていたと思い起こした。一週間の研修期間、五十嵐は穴があったら入りたい気分だったと述懐している。以来、五十嵐はたとえゼロ歳児だろうと患者にかみ砕いてわかりやすく話すように心がけるようになった。後に自治医科大学に戻って地域医療学教室の専任教授になっても、患者とのコミュニケーションがいかに大切かをしつこいほど教えたのは、このときの体験がベースになっている。

さらに五十嵐は、学会にも積極的に出席するようにした。というのも、小児科医は厚岸では五十嵐一人で、自分の医療について批判的に見る人間がいない状態でただ安穏としていると自分は易きに流されて没落すると思ったからだ。五十嵐は、一カ月に一度は札幌に出るようにした。小児科地方学会に顔を出しているうち、話を聞いているだけではつまらないので、患者が病院の玄関を入ってから出ていくまで、どこでどのぐらい時間をつぶしたかというタイムスタディなどについて発表するようになる。

村上は後に、自らも積極的に学会に参加すると同時に、瀬棚町国保医科診療所や夕張医療センターの職員に対して、地域で仕事をしているとマンネリ化して自己満足してしまう傾向にあり、それを打破して自分たちの仕事を評価してもらうため、学会の参加を呼びかけるが、それは五十嵐の体験や考え方が基になっている。

五十嵐はそのうち、〝ありふれた病気〟についてもっとまじめに議論するような場所があったほうがいいと思い立ち、日本プライマリ・ケア学会の分科会として「家庭医療学研究会」を昭和六十二年に立ち上げる。さらには、各地の医者と交流して「外来小児科学研究会準備会」「総合診療医学会」の立ち上げにも参加した。そうした学会の立ち上げに尽力したので、会長職や理事長職に就こうと思えばできるのに一切せず、恬淡《てんたん》として後進に道を譲っている。そうした五十嵐の総合医育成についての活動は、自治医科大学の中尾喜久学長の耳に入ることになる。

五十嵐の十の軸

二十年間は厚岸にいようと思っていた五十嵐に転機がきたのは、平成二（一九九〇）年だった。その数年前に、自治医科大学では地域医療学教室をつくったが、助教授と兼任教授しかいなかった。その専任教授として五十嵐に白羽の矢が立った。最初、依頼が来たとき、五十嵐は手紙で丁重に断ったが大学側はあきらめなかった。電話で再度、依頼してきた。それに対しても、自分は小児科医で地域医療の適任者はほかにいると断った。しかし、中尾喜久学長は北海道に出張があったついでに厚岸まで足を延ばし、学長自ら五十嵐を説得したのだった。そうまでされると、さすがに断りきれなくなる。

というのは、五十嵐は東大の医学生時代、中尾教授とは忘れられない因縁があったからだ。五十嵐が学生運動に参加していたことはすでに述べた。当時の学生運動はまだ牧歌的だったため、授業ボイコットを強行していたが、全面ストライキではなく学生一人だけは出席することにしていた。中尾が内科学の臨床講義のとき、偶然五十嵐が出席する順番になっていた。広い階段教室の後ろに医局員が大勢居並ぶなか、いちばん前で一人だけ聴講する五十嵐に向かって、中尾は低く少しかすれた声で講義をしたのだった。中尾はそれが印象的だったのだろう、しっかり覚えていて五十嵐に「君とは二人で授業をしましたね」と懐かしげに言った。中尾学長の親しみの込められた言葉での誠実な依頼を、五十嵐はさすがに断るわけにはいかなかった。五十嵐は意を決して、六月いっぱいで厚岸町立病院を辞去し、平成二年七月二日から自治医科大学地域医療学教室の専任教授に就任した。

五十嵐は、厚岸で自分が体験したさまざまなことを地域医療学教室の授業や研修で取り入れた。入学したばかりの学生には、患者が病院の玄関に入ってから出ていくまで、どこでどのぐらい時間をつぶしたかを観察させた。また、指導医が患者の役割をして学生に診断させ、それをビデオ撮りし、ビデオを見ながら、もっと専門用語をかみ砕いてたとえ話に置き換えてとか、もっと患者に近づいてなど、コミュニケーションスキルを勉強させた。五十嵐は、よく学生や研修医に「君の頭であるコンピュータにどんなに優れた情報処理能力があっても、アウトプットがうまくできなければ、患者は理解してくれず、患者の協力がなければ治療は進まない」と言い聞かせた。

また、〝ありふれた病気〟の専門家を育てるためには、頭が痛いと訴える患者に対して考えをどのように組み立てながら診断をすればよいかという思考法も教えた。脳外科の専門医は、まず専門領域の重い病気か否か、一万人に一人といったまれな病気かどうかを考える。しかし、地域医療を担う総合医は、頭痛においては頻度の多い二日酔いや風邪をまず考え、次に治療をしなければならない病気を頻度の多い順に考え、最後に頻度はまれだが手術、入院を要するような病気かどうかを考えなければならないと、症状におけるアルゴリズム（問題解決法）を教えた。

こうした思考法や技能、態度は、総合医療のための「五十嵐の十の軸」としてまとめられ、徹底的に教え込まれるようになる。これはいまも自治医科大学地域医療学部門の「総合医療の基本概念」として受け継がれている。やや専門的であり、現在とは文言など若干変わっているが、紹介しておこう。

〈総合医療の基本要素〉
学習、研修に当っては、以下10項目の知識、技能、態度を身につける
（類似語：プライマリケア、総合診療、包括医療、全人医療、家庭医療、地域医療）
●総合医療の最も重要な基盤は、
1　近接性　無差別性…患者を選ばない、問題を選ばない
　　　　　精　神　的…良好な医師患者関係
　　　　　時　間　的　…時間外の初期救急を含め
　　　　　経　済　的　…費用効果に基づく行動
2　日常性　日常問題、日常病
　　　　　単純な頻度ではなく、頻度×重要度（重症度、影響度）の大きい順に
●この基盤のもと以下の場で、そのニーズを反映して仕事をする。
3　全　人　生物医学的…視点と並行して
　　　　　心理的
　　　　　社会的

倫理的…視点からも思考と行動ができる
4　家　庭　家庭を一診療単位とした思考と行動ができる
5　地　域　地域を一診療単位とした思考と行動ができる
保健、医療、福祉を統合した地域医療を実践する
●この基盤と場を背景にして、総合医療は次のことを実現する。
6　質の保証　quality of life（いきがい、自己実現）の維持向上を尺度とした医療、保健、福祉の質を保証する思考と行動ができる
7　個別性　個別の事情に応じた思考と行動をする
多くの選択肢を示しつつ、患者の自己決定の支援ができる
8　生態学的接近　多面的、学際的、有機的、総合的な思考と行動ができる
●これらを実現するために、以下の役割と責任が必要である。
9　役　割　患者の道案内役、弁護士役
患者や医療関係者の調整役、聴き役、説明役、連絡役を担う思考と行動ができる
10　責　任　継続性（当面の問題の継続性、生涯にわたる継続性）
責任性（主治医としての）
民主性（患者との対等な関係）を実現する思考と行動ができる

こうした総合医としての基礎や心構えについて、学生や研修医は当初ほとんど理解できなかったとい

うが、地域に出て医療活動に取り組むようになって、実感できるようになり、迷ったとき困ったとき、いつも「五十嵐の十の軸」に立ち戻ると村上は言う。村上たちは研修五年目になると、「十の軸」のうちの一つをテーマに選んで症例報告をしつつ自分の意見を発表した。それに対して五十嵐にたとえば「ぼくが考える近接性はこうだ」と具体例を挙げながら教えられることで、村上たちは少しずつ地域医療のあり方を身につけていった。

しかしそうした講義もさることながら、五十嵐は大学病院から外に出かけて地域の現場で実地訓練をする研修を重視し、すでに奥野正孝助教授が手がけて提携を結んでいた研修指定診療所・病院を充実させ、研修医が学ぶ機会をつくった。後に村上が一年間勤務する藤沢町民病院も、平成四（一九九二）年関連病院として位置づけ、地域医療学教室から医師を送って支援した。研修医たちは、最初の二年は研修指定診療所・病院に行って研修を受け、その後は自分の進路を見すえ、希望の病院で研修するというシステムをつくり上げた。そうした実践教育を重視したためか、地域医療学教室は自治医科大学のなかでもいちばん研修医が集まる教室になっていった。

村上が五十嵐のもとにやって来たのは、地域医療学教室の体制が整った平成五年のことだった。その年の同期の研修医に、東京大学卒の今井康友（現在、東京北社会保険病院に勤務）、京都大学卒の井上陽介（同、湯沢町保健医療センター）、札幌医科大学卒の糸矢宏志（同、留寿都村診療所）、金沢大学卒の大西康史（同、在宅総合ケアセンター）、順天堂大学卒の鶴岡浩樹（同、つるかめ診療所）、自治医科大学卒の手塚憲志（同、自治医科大学胸部外科）、自治医科大学卒の玉田寛（同、ファイザー株式会社メディカルアドバイザー）と、他の大学を卒業して自治医大にやって来た研修医が五人、自治医科大学卒の研修医二人がいた。自由に研修病院を選ぶことができる「新臨床研修制度」がはじまるのは平成十六年のことで、当時、研修医は自分が習った大学病院の医局を選ぶケースが多かったから、これだけ他の大学から集まるのは珍しいことだった。この年、七人の研修医を迎えて、地域医療学教室は活気づいた。村上は、同期の研修医仲間たちについてこう語る。

「彼らは私より六歳から八歳下なんですよね。東大や京大の卒業生は、ほとんどが専門医療に邁進《まいしん》して地域に目を向けないのが普通なのに、彼らは若い頃から地域医療の大切さに気づいていたわけですから、すごい人たちです。だから、いまだにつき合っています。五十嵐先生を囲む会というのを年に一回やっていて、みんなが集まるといま何やっているという話になり、最終的にはまた一緒に仕事をしようという話になります。不思議な縁ですね」

京都大学卒の井上陽介は、昭和四十四年生まれというから、村上より八歳下だ。学生時代テニス三昧で過ごした井上は、六年生になっても専門を決めておらず、NHKの「地域医療を考える」という番組を見て、地域医療が自分には向いているのではと自治医科大学に見学に行った。井上は五十嵐を最初に見たとき、大学の掃除のおじさんがウロウロしているのかと思ったというが、それが教授と知らされて驚いた。奥野助教授が三、四時間話につき合ってくれ、五十嵐教授が一時間以上時間をやりくりしてくれるなど手厚いもてなしに感動した井上は、地域医療学教室に入ることに決めるが、入ってみて自分以外にもこんなに地域医療をやろうという人がいるのにびっくりしたという。村上とは年の差をほとんど感じなかったが、流行の歌だけはジェネレーションの違いを感じたという。

その後、五十嵐は平成十一年、学長が替わったことや六十歳を迎えるにあたって、自分の人生の最後は総合医として地域住民に接して終わりたいと考え、自治医科大学地域医療学教室の教授の職を辞し、東京・練馬区に「五十嵐こどもクリニック」を開院した。この地を選んだのは、学生時代に近くに住んでいたからだという。平成十九年秋、胃がんによる胃摘出手術を受け、その後も心臓病が思わしくないため、自治医科大学の近くの自宅で療養中だったが、平成二十年十一月三日に逝去された。合掌。

五十嵐は厚岸時代にとどまらず、北海道の地域医療の発展に尽力した。北海道で独自の家庭医療を展開しつつあるカレスアライアンス北海道医療センターをつくった葛西龍樹（現・福島県立医大総合診療地域医学教室教授）も、五十嵐の勧めでカナダ・ブリティッシュコロンビア大学で家庭医療学をマスターして北海道に戻り、地域医療を充実させた一人だ。

五十嵐の業績を、五十嵐の尊敬する伊能忠敬にちなんで文字どおり「北海道の地域医療に道を切り拓いた人」と評する人もいるが、村上はそれ以上に評価されてしかるべきだと語った。

へき地医療

村上は平成五（一九九三）年から五十嵐地域医療学教室の研修医として、ジュニアレジデント（前期研修）二年、シニアレジデント三年、計五年にわたる研修プログラムに取り組んだ。五十嵐地域医療学教室では独特の研修医システムをとっていた。最初の二年間は、基本的な診療能力を修得するために自治医科大学病院内のいろいろな診療科を回ると同時に、自分の好きな指定診療所・病院に出向いて地域の現場研修をするのだ。自分のチョイスが自由にできる研修プログラムは、総合医を目指す村上には向いていた。

村上は、五十嵐の教育方針について、第一段階では手取り足取り教え、第二段階では外へ放り出して実践させ、第三段階では後輩を育てることによって勉強させると語っている。

まず第一段階のジュニアレジデントの初期四カ月間、村上は岐阜県久瀬村（現・揖斐川町《いびがわ》）を筆頭に岐阜県春日村（現・揖斐川町）、滋賀県朽木《くつき》村（現・高島市）、群馬県六合《くに》村、新潟県大和町（現・南魚沼市）の診療所や病院を回った。また、自治医科大学からそう遠くない茨城県結城《ゆうき》市の結城病院には週一回、一年間通った。村上は、地域医療の現場研修についてこう語る。

「地域の現場に出かけている間、他の研修医は大学病院でいろんなことを学んでいるかと思うと最初は不安に感じましたが、そんなのは数年も経つと大した差ではなくなる。それよりも、先に現場で見たり聞いたりしておいたほうが、後に呼吸器科とか循環器科を回ったときに、地域の現場で医療をやるためには何が大事かがわかるので励みになりました」

村上が最初に行ったのは、人口二千人ほどの久瀬村の久瀬村診療所だった。診療所長は山田隆司、自治医科大学の三期生で、昭和五十五（一九八〇）年に卒業し、二年の臨床研修後に久瀬村診療所に赴任していた。

村上は、久瀬村で生まれてはじめて採血するとき手が震えるのを、看護師が横で手を押さえてくれたのをいまでも覚えているという。

村上は、ここで地域医療の現場に強く惹かれた。山田が古い家のおばあちゃんを往診するのに同行し、山田が家族に「この年の人がごはんを食べなくなったら、多分ろうそくの火が消えるように息を引き取っていくと思います」と言ったのを聞いて、後で「どうして点滴をして栄養補給をしないのですか」と質問した。山田は地域医療では延命が最優先ではないこと、医療において医師と患者の信頼関係が大事で、その人の生活や価値観、家族関係やそれぞれの思いを理解しないとケアはできないこと、体中に管をつけて延命を図りながら病院のベッドで臨終を迎えるよりも、自宅で家族全員に寄り添われながら死を安らかに迎えることがいかに大切であるか等々を教えた。村上は、地域の医療現場で働くようになってはじめて、このときの山田の言葉の深さとすごさを理解したと後年語っている。

その当時、山田は小学校一年生の次男を診療所の前で交通事故で亡くしたため意気沮喪《そそう》し、十一年間やってきた地域医療を継続するのがいいのかどうか迷いを感じていたという。それが村上たち研修医が二人ずつ四回連続でやってきて、へき地での医療に目を輝かせ、「先生、あのときどうしてああいうふうにしたのですか」などと一生懸命に聞いてきたため、自分がやっていることの意味について改めて気づかされ、地域医療へのスタンスが見えてきたという。山田は八人の研修医を迎え入れることで、元気づけられた。山田は、村上たちの印象をこう語った。

「へき地で働くことをマイナスに感じる自治医大卒の人も多いのに、他大学から来て地域医療をやろうというのですから、変わったやつらなんでしょうね。みんな純粋でした。医者の常識は世間の非常識といわれますが、村上先生は市民感覚をもっていました。患者目線を失っていない」

いま、山田は地域医療振興協会の常務理事、地域医療研究所所長を兼務し、また五十嵐が立ち上げた「日本家庭医療学会」の代表理事を務め、わが国における専門医・高度医療に偏向した医師養成システムを批判しつつ総合医の育成に力を注いでいる。平成十七（二〇〇五）年からは宮城県公立黒川病院の指定管理者となって、病院経営にも力を入れている。平成十九年十一月、岐阜大学地域医療学講座特任教授に就任して、地域医療をやろうとする若者の指導にもあたっている。

その山田は、すでに述べたように村上の夕張行きには大反対し、最初の市民感覚をもっていたという印象に反してスタンドプレーがすぎるのではないかと憂慮し、もっと地域医療振興協会の仲間たちとスクラムを組むようにと苦言を呈している。

話を戻そう。ジュニアレジデントの初期研修で、ゆきぐに大和総合病院（現・新潟県南魚沼市）に研修医全員で検診の手伝いに行ったとき、村上は一冊の本に巡り会う。それは、院長の斎藤芳雄が書いた『死に場所づくり』（教育史料出版会）という本だ。「地域医療・地域福祉のめざすもの」というサブタイトルがついた著書は、村上がやりたいと思っていた医療や高齢化社会における老いについて、斎藤芳雄が医師として生きてきた体験を基にエッセー風に書かれている。村上はむさぼるように読んで、自分の目指す医療をすでに実践している人がここにもいたと勇気づけられた。

ジュニアレジデントが終わろうとする平成七年一月十七日、阪神淡路大震災が起こった。村上はローテートで耳鼻科の研修を受けているときで、すぐに医療派遣団に加わって震災地に赴き巡回診療をした。そこは野戦病院のような様相でトイレもなく、風邪が大流行していたという。

シニアレジデントに入ってからの二年間、村上は静岡県南伊豆町の共立湊病院で研修医として勤務する。ここは大正十二（一九二三）年、湊海軍病院として創設され、プライベートビーチを有する風光明《めい》媚《び》な場所に建つ。村上が赴任したときはまだ国立湊病院だったが、その後、南伊豆地方の六つの市町が協力して開設し、地域医療振興協会が運営する公設民営の病院になる。

村上が共立湊病院で印象に残ったのは、戦地に行ったことのある看護師で胆のうがんの末期患者から聞いた戦中時の話だった。彼女は「医師は上官であり神様のような存在で、廊下などですれ違ったときは頭を深々と下げなければならず、そのため一度も顔を見たことがなかった。最近の先生は優しくなってすごく嬉しい」と言ったのだった。また、そこはもともと結核患者が多い病院だった。結核病棟の看護師は、免疫力がついているという理由でみな年配者が配置され、ベビーフェースの村上はよくしてもらった。村上はその病棟で、二十五人の結核患者を診ていた。結核というのは治療に時間がかかる。そのため、ほとんどの患者は一日の大半を本を読んで過ごす。そうした本が蓄積されて図書館ができていて、村上も随分そこでいろいろな本を読んだという。

病院の日常業務以外に、村上は筋肉がこわばるパーキンソン病患者の集まり「あすなろう会」に出席して、保健師と一緒に彼らを励ましたり、自分たちでできることについて情報を伝えるなどした。こうした活動について、指導医はそんな会に出席する暇があれば、ほかに勉強することがあるだろうという素振りを見せたというが、村上は地域医療をやるには、そういった患者と広く話をすることが大事だと考え、気にせずに参加し続けた。

シニアレジデント三年目、大学の医局に戻った村上は、後輩の面倒を見ながら、あちこちの病院や診療所の代診業務に精を出す。陸の孤島や離島の診療所などに赴く代診業務は、短くて三日間、長くて一週間ほどだが、医師は自分一人で、まったくはじめての患者のカルテを見て、訴える症状に対処しなければならないため、いまの自分の立ち位置がわかって勉強になる。内科も外科も小児科も皮膚科もなんでもこなさなければならないため、専門医には無理で総合医にしか依頼は来ない。

この時期、村上は東京都の神津島《こうづ》や利島《り》に行った。

「ヘリコプターで行きましたが、仕事でなければ、なかなか行けませんよね。工事現場で事故があった救急救命のときは大変でしたが、それがないときは一日三、四人しか患者さんは来ません。あとは釣りをしたり、のんびり本を読んでいました」

この頃、村上はへき地医療の面白さを満喫していた。へき地の医師が学会に出席するためなどの理由で代診業務の話が医局にもたらされるたびに、われ先にと手を挙げて進んで出かけていた。

第二の師

村上が代診業務で行ったなかに、岩手県の南端に位置する藤沢町の藤沢町民病院があった。ここで村上は、地域医療のあり方について考え、実践するうえで決定的となる二人の人物と出会う。その一人が、自治医科大学の二期生で藤沢町民病院院長、第二の師と仰ぐことになる佐藤元美であり、もう一人が藤沢町の町長、佐藤守だ。

シニアレジデントの三年目の年、村上が藤沢町民病院で佐藤元美を指導医として診察していたある日、患者のおばあさんから声を掛けられる。

「あんたお医者さんの卵だろ、院長先生によると私の胸には雑音が聞こえるんだと、胸に聴診器を当てて勉強しなさい」

それを聞いた村上は、なんて素晴らしい患者なのだろうと感動した。そして、このように医師を育て

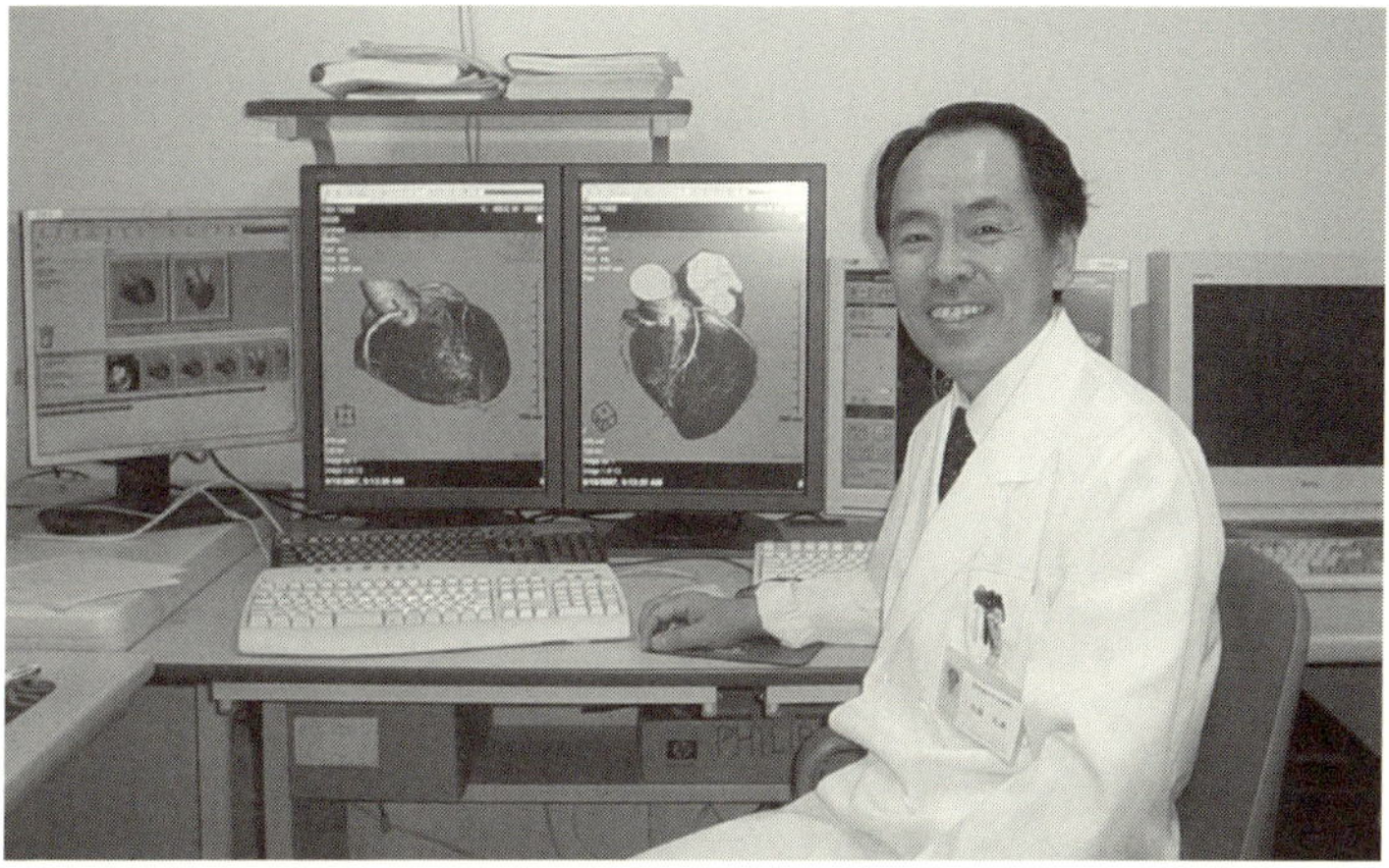
藤沢町民病院　佐藤元美院長

ようとする住民がいる地域で働いてみたいと思った。
しかし、普通のおばあさんは、若い医師に対してどんなに親切心があろうと、そんなことを言うはずがない。そのように住民を仕向けたのは佐藤だった。佐藤は研修医を迎えるにあたって、患者にとってはいつも診てもらっている医師のほうがいいと思うだろうが、それでは若い医師は経験を積むことができない。「若い先生に一回は診てもらってほしい」と患者に頼み込み、研修医には患者に自己紹介して診させてもらうようにと、普段から指導していた。
藤沢町には、先進的な自治システムを学ぼうと年間五千人の視察者が訪れる。そして、医師と住民が一緒になって地域医療を育てている町ぐるみの〝健康と福祉の里〟づくりに一様に驚くといわれているが、このエピソードからもそれは窺い知れる。地域住民に研修医を育てるように頼む佐藤のことを、村上は尊敬のまなざしでこう言う。
「元美先生に、まちづくりのなかに医療があるべきではないかという考え方をしゃべったら、そんなの当然だろと言われました。金沢では、誰も理解してくれなかったことをですよ。地域の住民の医療への参加、健康に対する考え方をきちんとした方向に導くのが上手なんですよ。ぼくにとっては影も踏めないような方で、元美先生にはいまでも頭が上がりません。ぼくは人前でしゃべっても緊張することはないのですが、元美先生の前で講演したときは緊張して、汗がドバーッと出ましたね」

村上は、心に染み入るおばあさんのひと言で藤沢町民病院の佐藤元美の下で一年間働くことに決めるが、〝健康と福祉の里〟づくりに先頭に立って取り組む佐藤守町長との出会いにも大きく影響される。行政によって医療が良くも悪くもなることを、村上は佐藤守から学んだからだ。村上は佐藤町長についてこう言う。

「医療、福祉に対する情熱は人一倍で、自治医大でも講義しています。ぼくも研修医のときに、その講義を聞いて絶対藤沢町で研修してみたいと思いました」

話はまた村上からそれるが、村上が瀬棚町で診療所を立ち上げるときにモデルにしたのが藤沢町の福祉医療だ。村上に大きなサジェスチョンを与えた藤沢町がどのような経緯で〝健康と福祉の里〟づくりに邁進するようになったのか、そしてどのような曲折を経て住民の健康意識を高めるようになっていったのかをみておこう。

藤沢町には、かつて岩手県立病院があった。しかし、医師不足による県立病院の統廃合で昭和四十三(一九六八)年に廃止となり、医師一人の診療所だけになった。以降、藤沢町では医療過疎の状態が続いた。昭和五十四年に町長に初当選した佐藤守は、町役場の組織づくりや、国有林野の活用、「藤沢町農業開発公社」の設立など農政、企業誘致活動と同時に、保健・医療・福祉の一元化を目指した。昭和五十七年には、国保藤沢診療所と特別養護老人ホームを開設したのを機に、昭和五十三年に設置していた保健センターを統合して「福祉医療センター」にするが、これは高齢化社会の到来を予測し、保健・医療・福祉の一元化が町の優先課題になると先を見通した佐藤町長の判断からだった。福祉医療センターができたことによって、住民への保健指導や訪問看護が行われるようになったものの、休診や夜間に医師のいない状態は続いていた。

佐藤守町長は、後に国保藤沢町民病院が開院したときの挨拶でこうスピーチしている。

「藤沢町民で亡くなられた方の死亡診断書を調べてみましたら、藤沢町で生まれていながら藤沢で死んだ人は一割もいなかったのです。これではだめだと思いました。なんとか藤沢の人が藤沢で死ねるようにしなければいけない。それで私は病院を建てる気になったのです」

住民の安心できる〝死に場所づくり〟という悲願を胸に秘め、佐藤町長は平成元（一九八九）年度に医療を核とした福祉・保健連携の「地域福祉医療供給総合サービスシステム構想」を策定、地域包括ケアシステムの中核となる町立病院建設を最優先課題とし、平成三年一月の町長選で「町立病院の建設」を公約に掲げる。これに対して、県側は医療費の増額を避けるべく、計画断念を強く求める。県の反対を押し切り、国保藤沢町民病院の建設にたどり着くまでの経緯は、『希望のケルン』（大久保圭二著、ぎょうせい）に詳細が書かれているので興味のある方はそちらをお読みいただきたいが、県庁との交渉もさることながら、医師の確保も町立病院建設構想の前に大きな壁となって立ちふさがった。県内外の民間病院や大学病院を駆け回って協力を求めたが、いずれも門前払いされ続けていたのだ。

そうこうしているうちに、病院事業対策室主幹が、自治医科大学が地域医療の充実に貢献していることを聞きつけ、自治医科大学に協力を要請する。大学側は住民本位の医療という趣旨には賛意を示すも、全国から派遣要請が来ているため、独自で県出身の卒業生に当たってほしいと、卒業者名簿を見せてくれた。そこで目を付けたのが、隣の千厩町《せんまや》（現・一関町）出身で二期生の佐藤元美医師だった。

佐藤元美はもともとは数学者になりたいと思っていたが、大学受験の際に滑り止めに受けていた自治医科大学に合格し、これもさだめと思って医師の道に進んだ。昭和五十四（一九七九）年に自治医科大学を卒業、研修医をせずにすぐに岩手県立宮古病院に勤務する。当時は研修医は必ずやらなければならない規則はなく、努力目標であり、研修を義務づけられるようになったのは、平成十六（二〇〇四）年の新臨床研修制度からだ。その後、佐藤は昭和六十（一九八五）年、岩手県立久慈病院に内科長として招聘《しょうへい》されて勤めていた。

佐藤町長は、すぐに久慈病院に佐藤元美医師の譲渡を院長に依頼するが言下に断られ、やむなく直談判に踏み切る。平成三（一九九一）年の夏頃から、佐藤町長や助役らが再三再四、佐藤元美医師のもとを訪問して、院長として来てくれるように懇願した。佐藤元美は、江戸時代伊達藩が治めていた県南の出身であり、南部藩の県北とは文化が違うため、いつかは移り住みたいと思ってはいたが、いますぐ院長として経営にあたるのは荷が勝ちすぎている、また医療機器も整わない新設の病院で十分な医療ができるのか迷っていた。

明けて平成四年の正月、佐藤元美が千厩町の実家に帰っていると、お屠蘇《とそ》気分も抜けやらない二日に佐藤町長が訪ねてきた。そして、わが町の医療・福祉政策の原点である知的障害者更生施設を見てくれないか、そうすれば自分が言っていることが口先か、実践の伴ったものかわかる、それで断られるのならあきらめると言って施設の見学に誘った。

昭和五十九（一九八四）年に開所した「ふじの実学園」は健康と福祉の里づくり構想を策定した翌々年にできた施設であり、佐藤元美が一緒に行ってみると、町長のもとに園生たちがいっせいに駆け寄ってきて取り囲んだ。佐藤町長が言うには、「ふじの実学園」設立は最初はみんなから反対されたが、いまでは藤沢町の四十四の自治会長が評議員となって運営していて、それも各自治会の寄付によってまかなわれている町村営の社会福祉法人だという。佐藤元美は、「ふじの実学園」を見聞して藤沢町民病院への招聘を受けることにした。

病院ができてからのことになるが、売店とレストランでは「ふじの実学園」の園生が元気に働く姿が見られることになる。

ナイトスクール

こうして佐藤元美は、平成四（一九九二）年四月、藤沢町民病院が建設に着手する前の国保藤沢診療所長に就任するが、行って驚いたことにはまだ病院開設の最終認可が下りていなかったことだった。佐藤元美は、最終認可申請と医師集めに奔走しながら、診療活動に忙殺される。

佐藤元美が藤沢町に来てさらに驚いたのは、あまりの医療過疎だったことだという。それまで勤めていた久慈も医療に恵まれた地域ではないが、藤沢町では一度も超音波を受けたことがない住民がほとんどだった。内視鏡もそうで、比較的まれな膀胱《ぼうこう》がんが一年間で十例、二百人ほどに行った胃内視鏡検査で五例の胃がんが発見された。普通、人間ドックで胃がん患者が見つかる確率は、千人に一人というから、異例の多さだ。

平成五年七月に国保藤沢町民病院は、常勤勤務医三人、ベッド数五十四床、内科、外科、小児科、整形外科を標榜して開院した。ただ、四つの専門科はあるものの、診療科によって患者を分けるのではなく、医師全員が診察して必要に応じて専門医が治療にあたる総合診療方式を採用した。外来患者は二百人ほどで、そのほとんどが町外から転院してきた住民であり、地域の人々が安心して地元の病院に通えるようにという佐藤守町長の悲願は少しずつだが現実のものとなりつつあった。目が回るような忙しさのなかで、手術も開始し、訪問診療もはじめて地域包括ケアも歩みをはじめた。

しかし、二年目になると反動がきた。住民の検査が一巡してしまうと当然ながら、がんは見つからなくなる。残った病気は、手術などを要しない、糖尿病や高血圧など治療に長くかかり根気のいる生活習慣病になった。症状が大きく変わらない生活習慣病を抱えた患者は、診察などせずに薬だけ出してもらいたいと思う。薬をもらうのに一時間も二時間も待たされて問診だけの診察は、時間の無駄で不合理だという投書が、病院受付に設けた投書箱に山のように届いた。婦人会でも老人会でも病院への非難が相次ぐようになる。

その当時、周りの医療機関では半年に一回顔を出せばあとは無診察投薬をしていた所も多かった。しかし、それでは病院経営は成り立たなくなる。診察をして生活指導をするという質の高い医療をした後に処方箋《せん》を書くことで、はじめて病院経営の基盤となる診療報酬が入ってくるのだ。そのことを診察室でいちいち説明したのでは、診察に時間がかかるし、患者は頭ごなしに医者から怒られたと思うだろうと考えた佐藤は、診察後に住民に説明する「ナイトスクール」という会合を十カ所の公民館で開くことにした。

佐藤元美は、最初、住民が出席してくれるか心配したが、杞憂《きゆう》に終わった。藤沢町では佐藤守町長が助役だった時代から、自治の運営について住民が徹底的に討議する習慣を根づかせていたからだ。そのため、医師が診察を終えた後に、わざわざ話をしに来てくれるのだからと多くの住民が集まった。そこで佐藤は、無診察投薬は医療制度に違反していること、便利さや住民の都合ばかり優先していたら病院経営は成り立たないこと、それを続けると住民の悲願だった病院がまたなくなってしまうこと、二十人いる病院スタッフは国家資格をもっているので、明日からでもよそで働けるが、みなさんがほかの町の病院に行くのは大変じゃあないですか……、と懇切丁寧に話した。

住民の理解は早く、無診察投薬の要求は激減して診察のルールを守るようになり、診察代の未納もなくなり、逆に寄付も増加していった。

こうして住民と一体となって歩むことで、藤沢町民病院は平成十八年には、病院機能評価認定（一般A部門）を受け、また自治体立優良病院総務大臣表彰を受賞した。藤沢町は他の多くの自治体と同じく財政状況が悪化して、目下再建中だが、藤沢町民病院はその収益の一部を町の財政に還元している。多くの自治体が、公立病院に財政援助を行っているのに、藤沢町では逆だ。

佐藤は、「ナイトスクール」で病院経営についてだけでなく、生活習慣病などについても話している。糖尿病や高血圧など生活習慣病は、クルマ社会への移行など社会全体が少しずつ病気を抱えるような生活に変わってきているため増加しているのであり、意志薄弱で駄目な人間がかかるというわけでないこと、患者は炭鉱でのガス噴出をいち早く察知するために鉱内に持ち込まれるカナリヤのような弱い存在だと説いた。そして、生活習慣病にかからないようにするには駐車場でも目的の場所からいちばん遠い所に車を止めて歩くなどの習慣をつけることを説き、歩くことが楽しくなるような寸劇を通して住民の生活指導をしている。これには、平成八年に佐藤がスタンフォード大学で受講した疾病予防のための認知科学のなかの「行動変容セミナー」から得た知識が、大いに寄与している。

佐藤は、「ナイトスクール」を行うと同時に、保健センターを活用した。たとえば、生活習慣を変えたいと思っている人を地区委員にして、率先して住民に生活指導をすることによって自らの生活習慣が変わるように仕向けたり、病院開院と同時に併設された温水プールで水中ウオーキングなどをすすめたり、健康増進外来を設立したりしている。

このようないろいろな角度からもたらされた住民の医療に対する知識と健康意識が、村上を感動させたおばあちゃんの言葉に凝縮されたのだった。

三年のシニアレジデント（後期研修）を終えた村上は、平成十年から藤沢町民病院で勤務する。手取り足取り指導しない五十嵐に比して、村上とあまり年が離れていないせいか、佐藤元美は、血球の異常を検査するために行う骨髄穿刺《こつずいせんし》のやり方や、肺の専門家であることからCT（コンピュータ断層撮影）やX線写真の見方を実地で指導した。村上は毎週のカンファレンス（検討会）でも教えてもらった。

医療だけでなく、「夢は口にし続けなければ実現しないよ」という佐藤元美の言葉は、いまも村上の脳裡に強く残っている。

就職活動

藤沢町民病院で一年間勤務しながら勉強、翌年からは北海道で勤務することを決めていた村上は、猛烈に働いた。入院患者の大半を担当し、外来患者を診て、在宅診療も百五十件受け持った。在宅診療で飛び回って午後十時頃病院に戻ると、必ず佐藤院長が顔を出して「ご苦労さま」と労をねぎらったという。宿直もこなし、寝る時間もないほどの忙しさだったが、まったく苦にならなかったというから、その当時から村上はワーカーホリック（仕事中毒）だったのだろう。

たくさん診た患者のなかで印象に残っているのはどんな人かと聞くと、こんな答えが返ってきた。それはサイバーテロなどをテーマにしてスリラーとハードボイルドとアクションを取り入れた作品群で一躍有名になった人気作家の父親だった。肺がんをわずらってがんセンターで余命三カ月という宣告を受けて転院してきたその患者に、村上は一カ月のうち一週間だけ入院して抗がん剤と痛みの緩和剤を点滴し、あとは家に戻って好きなことをして暮らすという治療計画をワープロで作成して渡した。医学の世界では余命数カ月というのは、これまでのデータから推測した確率であって、患者によってはそれ以上生きる場合もあるし、早く亡くなるケースもある。人間の寿命について、医学はほとんど解明できていないし、正確な予測はできないのだ。

村上は、延命のために体のあちこちに管を挿入してベッドにくくりつけるのではなく、患者のＱＯＬ（生活の質）を下げることなく、かといって治療の可能性をあきらめずに治療を続けようとしたのだ。その治療計画をもらった患者は、この医者は自分を見捨てないで治療をしてくれるのだと安心し、しかも家で好きなことをして暮らしたせいか、一時期は肺がんが消えたという。再発して脳に転移して亡くなったのは前医の宣告から三年後のことで、村上は瀬棚町に転出していたため最期を看取ることはできなかったが、彼の終末期がん治療計画によって家で好きなことをしながら多くの時間を過ごすことができたことに対して、妻からも息子の作家からもいたく感謝されたということだ。

また、医療活動とは直接関係はないが、次のような話も印象的だったという。それは藤沢町に住みついたドライフラワー作家の講演で、地域に花を咲かせるためには土も必要だが、風が吹いて葉っぱを運んできてそれが肥料になって栄養を含んだ土壌にならないと元気な花は咲かないという話だ。地域の医療も同じで、外から来た人と元々いる住民が一緒になって取り組まなければ豊かにならない。村上は、佐藤元美の許可を得て、ときどき講演でこの話を使っている。

村上は藤沢町と夕張を比較してこう語った。夕張という土地柄は、地域の住民がエゴ丸出しでよそ者を受け入れようとせずに冷たいのに対して、藤沢町は二十年も前から国際交流を積極的に進めたり、前述のドライフラワー作家や陶芸家など文化人や芸術家たちを受け入れ〝縄文の炎〟「藤沢野焼祭り」を開催するなど、他の土地から来た人に対して寛容で、ホスピタリティに富む。そのような藤沢町の土地柄だからこそ、住民に自治意識が育ち、地域医療が充実するのに対して、夕張では自治という意識は稀薄で住民は依存心が強く、何かというと市役所にやってもらうのが当然という丸投げ発想だというのだ。

村上は、佐藤の住民に対する健康意識の高め方をどん欲に吸収しようとした。「ナイトスクール」にも顔を出し、住民とのコミュニケーションのとり方を学んだ。佐藤がスタンフォード大学で学んだ行動変容のための言語、準言語、非言語領域についても勉強した。生活習慣を変えるためには、生活習慣を分析してここが問題だと指摘するのではなく、患者の生活と行動背景を徹底的に追究し、すでにとっている行動のなかに萌芽を見いだし、患者自らに解決のためのストーリーを考えさせるという手法だ。

また、アメリカの病院で使われている病気を説明するパンフレットを借りて読み、イラストが多用されていてわかりやすいのに感心した。そして自らテクニカルターム（専門用語）を使わないで説明する工夫もし、自治医科大学の患者とのコミュニケーション研修にさらに磨きをかけた。たとえば、心不全については、こんな具合だ。

「あなたの車のエンジンは弱っています。平地を走っているうちは大丈夫ですが、坂道になるとトントントンという音がします。エンジンが一定に回らないのが不整脈です。だから薬を使って、坂道でも上れるように荷物を減らします。だけど、なるべく平地を歩くようにしましょう。それに坂道でもちゃんとエンジンが回るようにするためには、普段から心臓に余計な負担のかからないようにしなければなりません。それにはしょっぱいものを食べるのを減らすような生活習慣を身につけると、少しずつ坂道でもエンジンがスムーズに回るようになりますよ」

村上の講演もわかりやすい。たとえ話を入れながら説明するテクニックは、学生時代に接客業のアルバイトをした経験をベースに、自治医科大学でのコミュニケーションスキル、藤沢町での勉強の賜物なのだろう。村上の印象について、佐藤元美はこう答えた。

「情に厚く、正義感の強い人でしたね。一年後には北海道で働きたいとはっきり言っていました。そのためか、よくいえば一時もおろそかにしない、やや切迫した感じがありました。看護師やヘルパーさんの意見をよく聞き、連携をとるように心がけていました。退院後の在宅医療では、訪問看護師や訪問理学療法士、ホームヘルパーさんの意見が重要になってきますが、夕方に外来待合室にそれぞれの関係者が集まって情報交換を行う三分間ミーティングは、村上先生の発案ではじまったもので、いまも続いています」

こうした多忙な医療活動や自己学習をしながら、村上は夏休みなどを利用して北海道の道東、道北を歩き回って就職活動をした。最初に電話したのは、自身の生まれ故郷の歌登だった。村上が町役場に、「ぼく、北海道で仕事したいのです。歌登は故郷ですから給料安くても働きます」と電話をしたところ、「いま、お医者さんいますから」ととりつく島もなく電話は切られた。後に村上は、稚内保健所主催の講演に呼ばれたときに、電話の応対者に出会っている。彼は、それでなくても医師不足なのに、医師自ら売り込んでくるなんてそんなバカな話があるわけない、ひやかしだと思ったと言って丁重に謝り、歌登時代の父親が写っている写真をくれた。後日、村上がそれを父親に渡すと、いたく感動したという。

村上は、弟子屈《てしかが》や穂別を見学して、役場の担当者や病院の医師に会い、いま行っている藤沢町での仕事を下敷きにして、こんな地域医療を考えていると話したが、返ってくる答えは「できればいいね」といった冷めたものだった。村上のやろうとしていた医療は、現実とはあまりにもかけ離れていたのだ。

そうこうしているうちに、村上が働く場所を探しているという噂が、瀬棚町（現・せたな町）の地域包括ケアのアドバイザーとして町と契約していた医療コンサルタント会社オイレスの社長の耳に入った。彼は村上のもとを訪れ、瀬棚町の平田泰雄町長も藤沢町における医療に近い考えをもっていることを告げ、診療所をつくる予定なので働いてみる気はないかと誘った。

その後、平田町長自らが、藤沢町の村上のもとを訪れた。平田は、藤沢町の自治について書かれた『希望のケルン』に線を引き、破れるほど何度も読んでいた。そして、「環境を生かして、地域の特性を大事にして、高齢者が元気に働けるようにしたい」と、村上に町政の方針について述べた。

「十年以上前から環境問題に取り組み、地域包括ケアという言葉が知られる以前に、そのことを考えていた、そういった点で北海道では稀有《けう》の政治家でした」

村上は平田のことをこう語り、彼の考え方を支持、意気投合して、平成十一（一九九九）年から瀬棚町に行くことに決めた。

行政の勉強

就職先が決まって、村上は行政の勉強に重きを置くようになった。佐藤元美も積極的に、行政とのつき合い方を教えるようになった。

藤沢町は、首長の考え方がしっかりした自治体だ。病院が完成し、自治医科大学の五十嵐教授が中尾学長と開院式に行ったとき、病院の立派さに驚くと同時にすぐ近くに建つ役場の建物の古さにびっくりしたといって、こう語った。

「役場は木造で歩くとギシギシいうんです。町長さんは、役場の建物なんて古くたってそんなに支障はありませんんよ、建て直すのは最後でいいって……」

町民病院は平成二十（二〇〇八）年七月に開院十五周年を迎えたが、財政再建に取り組む役場はいまも昭和三十四（一九五九）年に建てられたときのままだ。

佐藤守町長は、病院ができたばかりで医師が忙殺されていたとき、夜間に来院した軽い症状の住民に対して「病院の先生方は寝ないで次の日も診察するんだ、くだらないことで病院にかかるな」と怒鳴りつけたという。町長にしてみれば、ようやく来てもらった医師に倒れられたら……という思いがあり、町全体の利益を考えての行動だろうが、それを実践する人は少ない。佐藤守のような首長の下でなら、医師は心意気に感じて寝ないでも働くと、村上は言う。それは医師だけでなく、職員もそうなのだろう。村上が藤沢町民病院で勤務していた頃に介護保険制度が決まったが、それを住民にわかりやすく伝えるために保健福祉課や総務課はもとより、水道課や建設課など各課の課長クラス全員が勉強していたという。

村上は、佐藤守について、いまも尊敬の念をこめて言う。

「とにかく、先を見通す力があってビジョンをもった町長ですね。佐藤町長は、将来、高齢化社会が来ることを見越して、まず何をやったかというと知的障害者の施設をつくったんです。町民みんな偏見が強く、頭がおかしいのが来るといって大反対でした。それを押し切り、次に何をやったかというと、幼稚園児、小中学生に施設に見学に行かせた。すると今度は障害者を見せ物にするのかといってみんな反対しました。しかし、町長は高齢化ということは障害をもつことだ、障害と共に生きるというのが高齢者なのだから、医療や福祉は早いときから理解させたほうがいいといってそれを押し通しました。いまから三十年も前に、ノーマライゼーションを教育のなかに組み込もうとしたのです、すごいでしょ」

村上がここで挙げた知的障害者の施設こそ、佐藤元美が藤沢町に来ることを決断した「ふじの実学園」だ。藤沢町では早くから福祉と医療を一括して福祉医療センターを設置していたが、平成十七(二〇〇五)

年には、町民病院、老健ふじさわ、訪問看護ステーション、特別養護老人ホーム光栄荘、デイサービスセンター、グループホームやまばと、居宅介護支援事業所の七事業を地方公営企業法全部適用にして佐藤元美が管理者に就任している。

後に村上が仕えることになる平田泰雄が、藤沢町の自治と佐藤町長の施政について書いた『希望のケルン』を破れるほど読んだことはすでに述べたが、平田は同じ自治体の首長として佐藤守のことを「すごい町長だよなぁ。おれもああなりたいけど、なれないだろうな」と漏らしたという。

しかし、平田が憧れるほどの町長も人間だ。十五年来、藤沢町の福祉・医療全般を担ってきた佐藤元美は、佐藤町長のことをひと言で「哲人政治家」と評しながらも、仕えにくい面があったことを否定しない。昭和五十四（一九七九）年から七期、二十八年間にわたって住民の暮らしを思い続け、全国のファンから支持を受けていることを評価しつつ、理想を実現するためには、人や金が必要だということをあまり深く考慮しなかったという。佐藤元美はこんな逸話を話してくれた。

「ほかの町でお医者さんが足りなくなったと聞くと、佐藤町長は面倒みてやってくれというんですよ。頼まれれば、嫌とはいえないのですね。二人きりになったときは厳しい意見も言いました。自治医科大学に声をかけれれば、医師が右から左にすぐ来てくれると思ったら大間違いですと、よく釘を刺しました」

そういった内情まで知らない村上は、町を支えて活気づけていくには高齢者を大切にしなければならないという佐藤守、佐藤元美の考え方を高く評価する。藤沢町では、腰痛や膝《ひざ》の痛みに悩むお年寄りがプールで一生懸命にウオーキングしていた。それについて村上はこう語る。

「整形外科の世界では、腰痛とか膝の痛みに最も有効な治療法がプールでの歩行というのは常識です。

これだと浮力があるからあまり加重がかからないで筋力をつけられます。筋力がつくと、骨盤の歪みが矯正されるし、膝の負担も少なくなります。藤沢町では市民プールを夜に開放して、インストラクターを雇い、バスで高齢者を送迎しました。元美先生と守町長が一緒になってやったのです。一年ぐらいやったら、整形外科の外来が半分に減りました」

元気になった高齢者は、畑仕事などに精を出すようになる。医療費は減り、税収は増え、しかもインストラクターや送迎バス運転手などの雇用につながる。

佐藤守と佐藤元美が二人三脚で、高齢者を元気にしてまた働くようにさせるやり方をつぶさに見て、村上はこれが高齢者を資源としたまちづくりなのだと感じた。そして、これから赴任する瀬棚町でのモデルにしようと思った。

第五章　試行錯誤

瀬棚町へ

平成十一（一九九九）年四月、村上智彦医師は平田泰雄町長からの招請で、瀬棚町（現・せたな町）の福祉施設「老人と母と子の家」を改装した仮診療所で働きはじめる。

瀬棚町は北海道南西部の檜山支庁北部に位置する日本海に面した町で、函館までは約百二十キロ、札幌までは約二百キロの距離で車で四時間かかる辺鄙《へんぴ》な地域だ。人口は二千八百人ほどで、多くは漁業と農業、酪農を営む。村上が着任する前、楢崎医院という札幌に自宅がある医師の経営する病院があったが、平成八年に診療所に規模を縮小して入院用ベッドを廃止、土日は医師が札幌に帰っていたため、夜間、休日の救急患者は隣町の北檜山や今金の診療所まで行かなければならなかった。

診療所建設の議論は、平成五年頃からはじまり、平成七年に福祉と環境を公約に掲げた平田が町長に初当選をすると拍車がかかった。そして、北海道庁の反対を押し切って、ようやく平成十一年に仮診療所を設けるところまでこぎ着け、翌年には瀬棚町国保医科診療所の建物ができる運びになっていた。

村上は、診療所の建設にあたっては自分なりの考えがあった。しかし、大きな病院があるから住民は安心なのではなく、病気にかからないほうがずっと大事だという平田の保健、医療に対する考えには同意見だったので、話は比較的スムーズにいった。村上の出した要望は、自分の給料は他の地域の医者より低くて構わないので、看護師や薬剤師などスタッフを充実させてほしいこと、あまり病院らしい建物にしないこと、所長室はつくらずスタッフみんなが集まれる広い医局のような部屋をつくってほしいことなどだった。そして、箱モノであるハードよりも、ソフト面の充実を強く要請した。つまり、建物ができてしまえば後は医者にすべて丸投げするのではなく、町長や役場の職員、議員もそれぞれ医療を自分たちの問題として一緒に考えていってほしいと頼んだ。村上は、診療所が出来上がるまで、議員や行政職員と何度も会い、また住民に対する説明会を開くなど、多くの人たちと接点をもった。

それでも、村上が最初に仮診療所で瀬棚町の住民に接したときは、なんて気性が荒いのだろうとびっくりしたという。

「コノヤロー、早く注射を打て」

「駄目です、医療費の無駄です」

そんなやりとりが、はじめの頃は毎日続いた。それまで、ものわかりがよくおだやかな気質の藤沢町住民を診ていたのでそのギャップに驚いたが、村上は函館に住んでいた頃、漁師の気性の荒さは知っていたからカルチャーショックは感じなかったという。逆に、こういった口の悪い人間のほうが、いったん気心が知れるとことん信頼してくれ、味方になってくれることを体験でわかっていた。子どもの頃、北海道を転々とした村上ならではだろう。

平田泰雄は「環境と有機農業と健康医療・福祉」をテーマに掲げてまちづくりに邁進《まいしん》していた。平田に二度会ったという佐藤元美は、町の福祉医療について細かいところまで計画していて、「政治的にファイトマン」だと思ったという。平田の実行力は、平成十二年に地域新エネルギービジョンの「洋上風車建設事業化調査」委員会を開催し、四年後の平成十六年四月に日本で最初の海洋上発電所「風海鳥」の稼働にこぎ着けて新エネルギー大賞財団会長賞を受賞したり、平成十七年には、有機性廃棄物などを総合的に活用して持続的に発展可能な社会を目指す「バイオマスタウン構想」に応募して五つの市町村のうちの一つに選ばれて補助金が交付されたりしたことからもわかる。有機農法では、居酒屋チェーンの「ワタミ」と組んで安心安全な農産物を供給するなどもしていた。

平田は、住民が高齢化しても働きやすいように漁業の養殖をはじめたり、有機農法の規格を考えたり、環境と福祉医療を結びつけて考えたりするなど、先進的な町政を行っていた。いまでこそ環境問題が世界的な規模で議論されて、高齢化社会についても毎日のようにマスコミが取り上げているが、平田が始動したのは十数年前のことである。平田は村上に「環境を生かして、高齢者が元気に働ける地域づくりにしたい」と常々話していたという。

こうした瀬棚町の環境を大切にしたまちづくりに惹かれる若者もいた。北海道大学農学部を出た須藤義もその一人だった。東京都出身の須藤は、農業経済学科で環境問題に深くかかわって有機農産物の生産と流通を研究して卒業した後、河川や湿原の管理を勉強するために森林科学科に学士入学、農学部の二つの学科を卒業したという変わり種だ。彼は知り合いの紹介で平田町長と出会い、健康をキーワードにして医療福祉と環境を一体にして取り組む町政に共鳴する。

平成八年に瀬棚町役場に就職した須藤は、一村一品運動の一環で特産品づくりの仕事に励んでいた。村上が診療所長として来ることになったとき、村上の考える医療を瀬棚町の住民に伝えるための講演会が開かれ、平田から役場の職員は全員聞くように命じられて、須藤も参加した。「みなさんの協力がなければ、よい医療はできません」と語りかける村上の言葉を聞いた須藤は、最初「変なことを言う医師だな」と思ったという。その当時、子どもが生まれた直後だった須藤は医師との接触はそれほどなく、医療とは医師が一方的に提供するもので、住民の協力など関係ないという既成観念を、村上がいう丸投げ発想をもっていたからだ。須藤はその後、子どもを含めて家族ぐるみで村上の患者になって、そのときの言葉を理解するようになるが、それは後になってのことだ。

仮診療所は福祉施設を急場しのぎで改造したものだったため、診察室のすぐ隣で子どもが遊んでいたり、カラオケ大会が開かれていたりするといったのどかな面もあり、村上はそんな雰囲気を楽しんでいた。収納スペースなどないため、看護師が段ボールで手づくりして間に合わせ、手狭なスペースにそれほど多くはない医療機器が無造作に置かれていた。仮診療所は看護師四人でスタートした。後に看護師長になる高丸佳子は、当時の仮診療所を振り返ってこう言う。

「医療機器がそろわない状態で治療をしていたので大変でしたけれど、いろいろ知恵を絞ってやっていました」

瀬棚町は海辺のため海難事故が多かったという。海でおぼれた患者が二人同時にやって来て人工呼吸をしなければならなかったときなどは、野戦病院のようだったという。そんなとき、自治医科大学での研修医時代に代替診療に多く携わった村上の経験が生かされた。瀬棚町の住民は「診察はいいから、薬だけよこせ」「点滴だけ打ってくれ」と相変わらず無茶な注文をくり返していた。村上は、学会で知り合った、瀬棚町の隣町の今金町出身の薬剤師、古田精一によくメールで相談した。

古田は、東北薬科大学を昭和五十七（一九八二）年卒業、薬剤師の国家試験にパスし、さらに大学院修士課程で薬理学を専攻して修了。その後獨協医科大学病院の薬剤部、医学情報センターに勤務し、調剤薬局チェーンの教育担当課長をしていたとき、村上と出会った。そのときの村上についての印象を聞くと、「熱い人でした」と答え、自分と同じタイプだと感じたという。

村上は、古田に瀬棚町国保医科診療所に勤務するよう働きかけた。古田は村上の誘いに応じて、平成十二（二〇〇〇）年四月から仮診療所で働きはじめる。当時のことを古田は次のように振り返った。

「診察室での先生と患者さんのやりとりが、廊下まで聞こえてきて、待っているたくさんの患者さんに筒抜けでした。住民と医師が信頼し合っている、一人ひとりの顔が見える医療でしたね。交通事故で患者さんが運び込まれた緊急時などは、医師や看護師だけでなく、ぼくも手伝うなど職域を超えてやっていました」

仮診療所時代、村上は一日、五十から六十人ほどの外来患者を診ていたが、時間を縫うようにして往診にも行っていた。

村上は平成十二年四月、平田町長のはからいで、フィンランドの視察に一週間出かけた。村上がフィンランドの首都ヘルシンキやサンタランドと呼ばれて親しまれているロバニエミやラップランド地方を回って感心したことは、戦傷者のための病院がたくさんあることだった。そしてそうした病院は、どこも高齢者を大切にしていた。つまり、国のために尽力した国民に対して手厚く報いるという考え方に、村上はシンパシーを感じ、日本もこうでなければならないと思った。また、診療所とリハビリ施設が整ったリゾートホテルのような所に、勤労者は誰でも年間三十日間泊まり込みで検査を受けることができ、今後現れそうな症状に対応するための予防的リハビリのメニューが組まれ、運動療法ができることにも感心した。こうして国民みんなが年をとっても元気で働いてくれれば、国としては十分もとがとれるという発想にも共感を覚えた。福祉には大きく分けて、税金は高いが国が丸ごと面倒をみる北欧型と、個々人の自己責任を主とするアメリカ型、そして個人と国が折半する大陸型の三つがあり、日本の現状は大陸型だが、日本の福祉医療のとるべき姿は北欧型が向いているように村上には思えた。

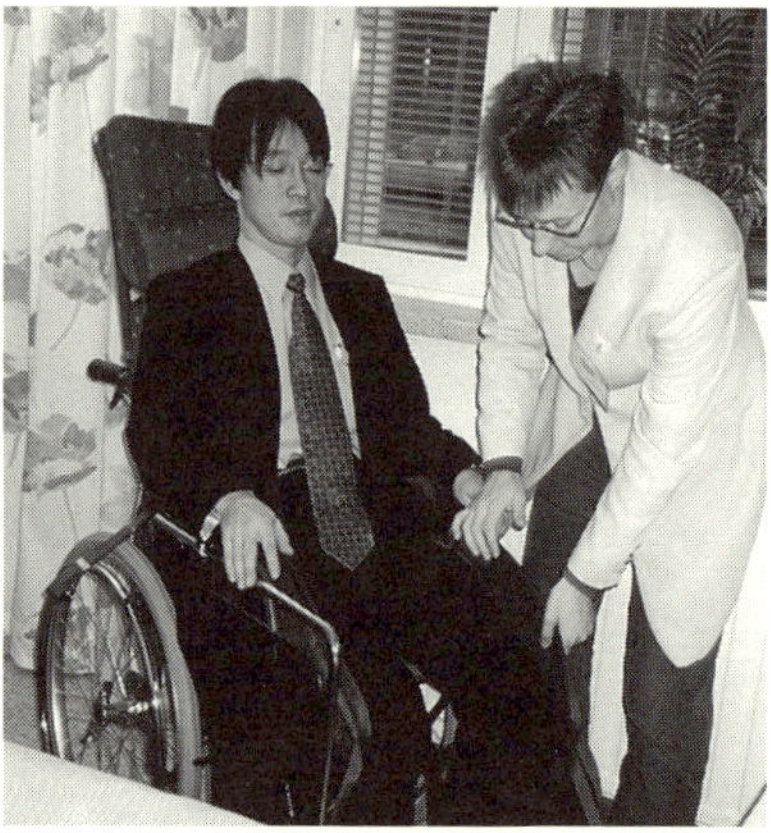

フィンランドのリハビリテーション病院で
患者役の村上（平成12年4月）

村上は帰国後、完成を間近に控えた瀬棚町の診療所の体制づくりに力を注ぎはじめる。診療所の職員の採用についても行政任せにはせずに、村上が直接かかわった。

忙しさが生んだ予防医療

平成十二（二〇〇〇）年六月、入院ベッド数十六床の荻野吟子記念瀬棚町国保医科診療所がオープンした。荻野吟子というのは、医師免許を取得した日本最初の女性で、明治二十七（一八九四）年に理想郷建設の夢を追って瀬棚町に来て、医師としてまた教育者として女性の地位向上のために活躍した瀬棚町にゆかりの人物で、渡辺淳一が『花埋み』（新潮社）でその生涯を描いている。

診療所の医師は所長である村上一人、看護師九人、薬剤師一人、診療放射線技師一人という体制でのスタートだった。診療所とは組織が異なるが、役場の職員として保健福祉課保健推進係には保健師が三人いて、地域住民のケアにあたっていた。その後、五人まで増員されている。

村上は最初から、チーム医療を目指した。それも、医師が頂点に君臨するピラミッド組織ではなく、それぞれの職制がプロとして考え行動し、合議して決めていくフラットでネットワーク型のチーム医療だ。医師からの指示を待つだけでは、プロ意識は生まれない。それぞれ自分たちが自分たちの判断で決めることで、仕事へのやりがいや責任感が生まれてくる。そうした着想は、村上が札幌の薬剤師時代、医者の横暴さに辟易《へきえき》とした苦い体験を反面教師にしている。

最初、看護師たちは「自分で考えなさい」と言われて戸惑った。ましてや、看護師長まで自分たちが多数決で決めるなど、それまで考えられないことだった。看護師長に選ばれた高丸は、東京で働いていたときの上司から「医療において医師と看護師は職制が違うだけ、医師は看護師がいないと仕事ができないのだから」と教えられていたため、村上の言葉にそれほど違和感をもつことなく受け入れることができたが、他の看護師は違った。

仮診療所時代からの看護師・西村裕子は、普通の病院は病棟なら病棟、外来なら外来と決められていてそこを専門に受け持てばよかったが、瀬棚診療所では病棟も外来もどちらもこなすようにと村上に指導されたので苦労したという。「とくに一人当直のときは、電話待機をしなければならず、ずっと緊張しっぱなしで大変でした。でも勉強になりました」と西村は付け加えた。

村上が最終的に目指そうとしていたのは、外来の診察室を訪れる患者だけを診るのではなく、地域の住民の健康にも心を配る地域包括ケアだったが、オープンしたての頃は、それどころではなかった。わが町にできた診療所ということで次から次と患者が押し寄せ、猛烈に忙しい状態が続いた。時間外に救急車で運ばれてきた急患は、一年間で百四十件もあり、外来は一日平均百人、いちばん多いときにはなんと百六十三人もいたという。

村上は恩師五十嵐の教えを引き継ぎ、患者の生活背景を知らなければ、きちんとした診断は下せないという考えをもっている。とくに地域医療を行う以上は、患者のそのときの病状だけを診ていたのでは「木を見て森を見ず」になってしまう。つまり、その人の生活の仕方や仕事、両親がどんな病気にかかっていたかなどを知ることで、患者の症状の訴えだけでない病気が見つかることもある。当然、一人にかける診察時間は十分や二十分は当たり前となり、ほかの患者は長く待たされることになる。

外来での待ち時間が長いという苦情が殺到し、なんとかしなければとスタッフ一同が知恵を出し合った。医療機関とは思えないカラフルな待合室にテレビや本を充実させて快適に過ごしてもらうようにするなど、よいと思うことはなんでも試みた。効果がなければ、改めればよいのだ。待ち時間を有効に使おうと診察前に看護師の判断で検査をすませ、診察時には結果が出ているようにした。これは待ち時間を減らすのに効果的だった。このやり方は、すでに述べたように夕張にも引き継がれている。

診療所が出来立ての頃、外来に来て心不全で意識をなくして倒れた患者がいた。村上は救急車を呼んで看護師と一緒に乗り込み、循環器医がいる隣町の今金町国保病院に患者を運び、酸素吸入や投薬、気道に管を通すなど応急処置をして、医療機器の整った函館の病院まで二時間かけて送り届けた。こうした処置により患者は一命をとりとめた。後で知ったことだが、この患者は町の有力議員で、彼はそれまで村上の言うことを疑いをもって聞いていたというが、命を救われたことで、以後、すっかり村上ファンになり、いろいろな面で応援してくれるようになった。

診療所開設当初は、がん患者が多い日で二、三人も見つかった。村上は、外来の合間を見つけて胃カメラを使い、昼休みには大腸内視鏡の検査をしていたため、昼食をとる時間もないほどだった。

忙しい原因はそれだけでなく、これに入院病棟の診察、在宅訪問診療が加わる。医師一人体制では寝る暇もない状態が続いたが、村上は藤沢町時代の忙しさから比べれば楽なものですと当時を振り返った。

村上は町のイベントにも参加した。瀬棚町では毎年八月に瀬棚漁《いさ》り火まつりが開催され、花火が打ち上げられる。薬剤師の古田には、オープンした年の夏、忘れられない思い出がある。祭りの会場で挨拶してから帰ってきた村上と古田は、入院患者が花火を楽しめるようにと二階の病棟のすべてのベッドを窓際に寄せた。眼前に花火が広がる診療所の二階は特等席だ。見つめる患者たちのなかに八十歳を過ぎた末期がん患者がいて、見舞いに来ていた奥さんと二人で手をつないで花火に見入っていた。古田はその姿を後ろから見て胸にジーンと来るものがあった。若いカップルが手を握り合っているのはほのぼのと感じられるが、わずかな時間しか残されていない老夫婦のその姿を見ると、万感胸に迫るものがあったからだ。古田が感じ入っていると、村上はその患者のもとに歩いて行き話しかけたのだった。古田は二人だけにしてやればいいのにと、村上の無粋さに歯ぎしりすると同時に、誰にでもどんなときにでも気さくに声をかけるのは村上らしいとも思った。

村上の忙しさは、医療だけでなく、役場職員としての雑用、診療所長としての病院経営の勉強にも原因があった。村上は、減価償却という言葉をこのときはじめて知ったという。

村上はこの忙殺されるような仕事量をなんとかしなければならないと考えた。といっても医療スタッフを大幅に増やすわけにはいかないとすれば、患者を減らすしかない。病人に来るなと言うわけにはいかない以上、住民を病気にかからないようにするしかない。つまり、予防医療だ。

村上はこうしてインフルエンザの予防接種はもとより、昭和六十三（一九八八）年にアメリカから導入された当時から佐藤元美が接種していた肺炎球菌ワクチンを実施することにした。

ただし、どちらも保険が利かず、前者は一回につき二千五百円、後者は五千五百円と負担が大きい。そのため、それぞれ千五百円と二千円ずつ公費助成をして高齢者が受けやすくするようにしてほしいと平田町長に進言し、議会に自ら出席して説明した。

肺炎で亡くなる人は昔からみれば減っているとはいえ、高齢者がインフルエンザにかかると肺炎球菌が体内に進入して肺炎を併発することが多い。高齢者を襲う肺炎のいちばんの原因は肺炎球菌による感染であり、肺炎の三分の一はこれが原因だ。肺炎は高齢者に限れば死因の第一位であり、肺炎にかかって救急車で運ばれてくるケースも多かった。肺炎の医療費は平均で一人二十五万円、高齢者は五十万円ぐらいかかる。百人に一人でも防げれば、財政的にプラスになり、大きな視野で見れば町の医療費もかなり削減できるはずだと説いた。平田町長のバックアップもあって、こうして全国ではじめて公費助成による肺炎球菌ワクチンの投与が瀬棚町で導入されることになり、平成十三（二〇〇一）年度から十六年度まで累計四百九十九人が接種、人口比でみると六十五歳以上の六二パーセントに達した。この助成は全国の自治体に知れ渡る。ちなみに、最近の医学論文によると「肺炎球菌ワクチンを接種すると心筋梗塞《こうそく》の予防になった」という。

インフルエンザの公費助成は全年齢層にわたって実施した。このインフルエンザワクチンも、接種していると脳梗塞が予防されたという研究も最近報告されているから、二つの予防接種は、予防医学には強力な味方だといえよう。

さらに村上は、平成十四年度には胃がんの原因とされるヘリコバクターピロリの検査、十五年度には前立腺がん検査、十六年度には七十歳の誕生日の「古稀《こき》検診」などにも着手した。

瀬棚町はもともと老人医療費の高い町で、村上は着任して最初に驚いたほどだ。平成元年から四年にかけて、一人当たりの老人医療費は全国ワースト一位というありがたくない記録をつくっていた。つまり、高齢者はそれだけ検査漬け、薬漬けだったのだ。村上は、北海道新聞に連載していた「こちら生活部」の平成十五年七月十六日のコラムに「むやみに薬のまないで」と題して次のような一文を書いている。

――私が瀬棚の診療所に赴任したばかりのころ、八十歳のあるおばあちゃんが外来を受診しました。「病院に通うのが大変なので、近くにできたこの診療所に替えたい」ということでした。

私が「ところで、どんな病気で、どこの病院にかかっているの?」と尋ねると、「心臓と腰が悪くて…」との返事。のんでいる薬を見せてもらうと、なんと十四種類もあってびっくりしました。聞けば、それ以外にも毎月エックス線と血液検査をして、毎日のように点滴と注射をするほか「リハビリ」と称してはりを打ってもらい、ついでに友人に勧められた健康食品を飲んでいるというのです。病院も三カ所に通っていました。

それでも毎回通院しているわけではなく、薬だけもらうことも多いのです。元気そうな方で、毎日畑に出ているとのこと。大量の薬も、よくよく見れば、同じ種類の胃薬が違う病院から出されていました。「これ全部のんでいるのですか？」と聞くと、「全部のむと具合が悪くなるので適当に選んでいる」というのです。

このような方は、この地域では特殊ではありません。実はたくさんいるということが後で分かりました。とくにお年寄りの中には、たくさん検査をし、たくさん薬をもらうことで「手厚い医療を受けている」と信じている人が少なくないのです。「北海道の医療というのはこれが普通なのか」と思い、ずいぶん驚きがっかりしました。

このおばあちゃんの身長は一五〇センチ足らずで、体重は四〇キロほど。単純に考えて、小学生ぐらいの体格です。高齢で内臓機能も低下してきているのに、十四人分の薬をのんでいるわけですから、よく病気にならないものです。

その後、おばあちゃんは一通りの検査をして、薬を徐々に減らし、腰痛を軽減するためのリハビリを始めました。最初はご本人も薬が減ることに抵抗しましたが、減らしたことで体調が良くなり、納得していったようです。注射も最初は希望していましたが、「何年も注射して治りましたか？　何年も続けて通っているということは、注射では治らないということですよね？」と説得してすべてやめました。今どき風邪や腰痛が注射一発で治るなんて信じている人などいないと思っていた私は、北海道の現実を知りました。

今では彼女の腰痛も随分良くなり、薬は三種類しかのんでいません。以前にも増して元気で畑に出かけて、真っ黒い顔で通院してくださっています。

住民たちは、おなかが痛ければ消化器科医に、腰が痛ければ整形外科医に、頭が痛ければ脳外科医に行くという〝ドクターショッピング〟をくり返していた。しかも、それぞれの医師が薬を独自に出していたため、胃壁を荒らさないための胃薬は重複しており、多い人では全部で十数種にも及んでいた。患者はそのなかから適当に選んでのんでいたのだという。

このおばあちゃんに限らず、日本人の医療観の中心には、漢方の流れからか、薬がメインとして位置している。医者は昔「薬師」と呼ばれ、薬を使うことが仕事だった。その伝統で、病気になれば医者に薬を処方してもらうこと、もらった薬はいわれたとおりに何種類でものみ続ける習慣がいまだに根強い。しかし、その薬が病状によく効く患者もいれば、まったく効果がなく、副作用ばかり目立つケースもある。医療に絶対はなく、多くは確率であり、医師はその症状に効く確率が高い薬を処方するというのが現実だが、人によっては効果の確率が低い薬がよい場合だってある。そして、患者はいろいろな症状を訴え、医師はそれらの症状を抑える薬を処方するため、薬の種類が多くなりがちだが、多剤投与が有効というデータも証拠もない。むしろ副作用のほうが心配になる。医学が進歩したといわれているが、多くは高度医療の世界であり、ありふれた病気や慢性疾患において特効薬はないのだ。

村上は、患者にできるだけ薬を減らすように話し、病気と薬についての説明をした。薬を減らすことができたのは、薬剤師の古田が患者へ懇切丁寧に説明した成果も大きかった。

また、長期入院を減らす手だても考えた。そのために高齢者が家庭で暮らせるように筋力などを回復するリハビリテーションを行い、作業療法で生活をスムーズにできるように訓練した。そして退院後のフォローは訪問診療を実施したが、こちらは、もともと入院ベッドがなかった地域だったため、最初から歓迎されて根づいていった。

外来や病棟、在宅医療で忙殺されるなかでも、村上は寸暇を惜しんで、後述する「健康講話会」を開いた。そこで病気にかかる以前の健康づくりの大切さについて住民に直接語りかけた。

こうした投薬の削減と予防医療や在宅医療への尽力は、徐々にだが功を奏しはじめ、全国ワースト一位だった平成三年度の一人当たりの老人医療費百四十三万円は、平成十四年度には約半分の七十二万円まで抑制することに成功した。こうした村上の地域医療への取り組みは、マスコミに注目されるようになり、医療費削減の決め手と全国の自治体関係者が知ることとなった。とくに肺炎球菌ワクチンの公費助成の取り組みはマスコミで大きく取り上げられ、医療従事者の間でさえ知名度の低かったワクチンの国内普及に大きく貢献した。いまでは百九十七の自治体が公費助成を導入している。

入院患者に対してはリハビリを一生懸命やるように指導してできるだけ早く退院させ、住み慣れたわが家で療養するようにした。出来高払い制の保険制度では、患者を早く退院させると病院は儲からないように思われる人もいるかもしれないが、回転率が上がったため経営状態はよくなったという。ちなみに、平成十八年、厚生労働省は長期入院に対して診療報酬を大幅に削減するように改定した。

このように書くと、村上に先見の明があり最初から予防医療に着目して実施し、薬の量もすぐに減らせたと思われるかもしれないが、実際はそれほど単純なものではなく、試行錯誤の連続だったという。村上は、その当時をこう振り返る。

「いま予防医療と偉そうにいっていますが、それは後づけで名前をつけたものですね。あまりにも現状がひどく、忙しすぎたからなんとかしなければ……、とにかく寝る時間を確保したいという思いのほうが、その頃は強かったですね」

地域へ溶け込む努力

先に述べたように、漁師町である瀬棚の住民は気性が荒く、「コノヤロー、早く薬をよこせ」と医師に向かって言うほどだった。それに対して、村上は「医療費の無駄だ」と反発していたのだから、すぐに良好な関係になるはずがない。それでも、村上は地域に溶け込もうと懸命に努力をし、住民とフレンドリーな関係を結ぼうと努めた。瀬棚町の人口が何人で、町花はハマナスで、木はイタヤカエデ、鳥はカモメ……と、瀬棚のことは住民よりも詳しいというほど知識や情報を仕入れた。住民と打ち解け親しくなるために、休日に漁師のおじさんに頼んで釣りを習ったり、看護師の母親にそば打ちを教わったりした。そば打ちは、最初はなかなかうまくいかず、看護師の母親が受診に来たとき「師匠、そば粉と水の配合がうまくいかないのですが……」と聞いては、仕事を終えた夜の十時過ぎ、へとへとで帰ってから自宅のキッチンで復習をはじめた。そんな時間からはじめるのだから、打ち上がってゆで上がるのは深夜の一時、二時になる。村上は、ゆで上がると眠っている妻の由佳子を起こして試食させる。一つのことをはじめると夢中になる村上は、毎日それを続けたというから、試食させられるほうはたまったものでない。それを職員やスタッフに話すと「バカじゃない」「それは拷問だ」と、口々に言われる始末だった。

そうした努力によって、村上の「住民第一に」「患者第一に」という考えが、徐々に地域の人々に理解されるようになっていった。村上は地域医療のメリットを最大限に生かして、顔が見える診療を心がけた。たとえば、風邪をひいて咳《せき》が止まらないと訴える患者の症状の裏に潜んでいる生活習慣や仕事歴を聞き出そうと努力をした。昔、季節労働でトンネル工事をやっていた人間は粉塵《ふんじん》を吸っているため肺気腫になる可能性が高く、そちらの検査もした。検査というのは診療報酬を得るためにただやみくもにやればいいのではなく、生活歴に根ざしたリスクに応じてすべきだと、村上は主張する。親ががんにかかって死んだ人は、一部の遺伝するがんを除けば同じような生活習慣をしているため、それだけがんにかかるリスクが高くなるのは医学においては常識だ。

村上は、内科もやれば小児科も整形外科も心療内科も診ることはすでに述べた。子どもが外来に受診に来たとき、村上はまず白衣を脱ぐことからはじめる。幼い子どもは診療所に連れて来られただけで緊張している。そこに白衣を着た医者が現れると怖がって泣き出すことがあるからだ。そして、のどが腫《は》れていないか口の中を見るへらを「これアイスキャンデーのぼっこ（棒）ね。これで口の中を見させてくれるかな」と言い、使い終わったら「えらかったね、ごほうびに、ぼっこ上げるね」と、子どもに北海道弁で語りかける。こうした子どもへの気づかいは、恩師の五十嵐譲りだ。小児患者に対する親しみのあるコミュニケーションや、母親に対する丁寧な生活指導で、当初は子どもがちょっと熱を出したといっては夜間でも診療所に連れて来ていた母親たちも次第に変わっていき、多少の熱なら家の冷蔵庫に常備するように指導されていたアンヒバ座薬で様子を見るようになった。母親たちが、村上の言葉を信頼しはじめたのだ。

村上の地道な医療活動は、口コミで知れ渡るようになり、瀬棚町だけでなく、遠くの町からも子どもを診てもらいたいという母親たちがやって来るようになった。そのため、瀬棚診療所の外来患者の二五パーセントは九歳以下の子どもたちだったという。

「住民のためになることなら、首を横に振らない」とスタッフに言い続けた村上の考え方は、診療所の経営にも貢献するようになった。平成十四年の瀬棚町の広報誌には「診療所の運営に必要な費用の町からの繰り入れも、医師などの努力によって当初計画よりも下回っています」と書かれている。村上はこう言った。

「住民のためになることをやれば、診療報酬の改定など医療制度が後からついてきます。入院患者をできるだけ早く完治して、入院日数を減らすこともそうです。厚生労働省は医療費削減のため、薬漬け医療を制限するようになったり、社会的入院を減らそうとしたりしていますから……。そういった先読みのノウハウは佐藤元美先生から学びました」

筆者が村上に「厚生労働省の回し者みたいですね」と冗談めかして言うと、「ええ、医者仲間からそう言われています」と真顔で答えた。

村上は、平成十九年七月二十二日放映のＴＢＳ系列「情熱大陸」でとり上げられている。そのなかで、予防医療をやることにより「患者さんが健康になって減ったら、病院は儲からなくなるのでは？」というディレクターの素朴な質問に、こう答えている。

「予防医療をやったからといって、患者さんは減りませんし、病院の経営は成り立ちます。虫歯の予防をしたからといって、歯医者さんが成り立たなくなるかというとそんなことはないですよね。いまの試算によれば高齢化率のスピードが速いため、医療がパンクして保険制度がつぶれる可能性だってあります」

もっとも、村上が予防医療の必要性を主張するのは、厚生労働省が強引にやろうとしている医療費削減のためだけでは決してない。高齢者だからといって何もしないのではなく、元気になって働いてもらうことで日々の生きがいを感じて生活の質を高い状態のまま維持してもらおうという住民本位の考え方だ。

とくに瀬棚町のように第一次産業が主である地域では、元気であれば高齢者でもそれなりに仕事はできる。それによって町は活気づき、税収も増える。ただ単に寝たきりで寿命が長いだけよりも、日常生活を元気に送れる「健康寿命」を延ばしたほうがいいではないか、厚生労働省の「健康日本21」がすすめるＰＰＫ「ピンピンコロリ」のほうが本人のためにも家族のためにも、そして地域にとってもいいのではないかというわけだ。

村上が考える医療福祉のあり方は、国がやろうとしている歳出削減優先の「小さな福祉国家」ではなく、税の負担は高いが国が全部面倒をみる北欧型であることはすでに述べたとおりだ。

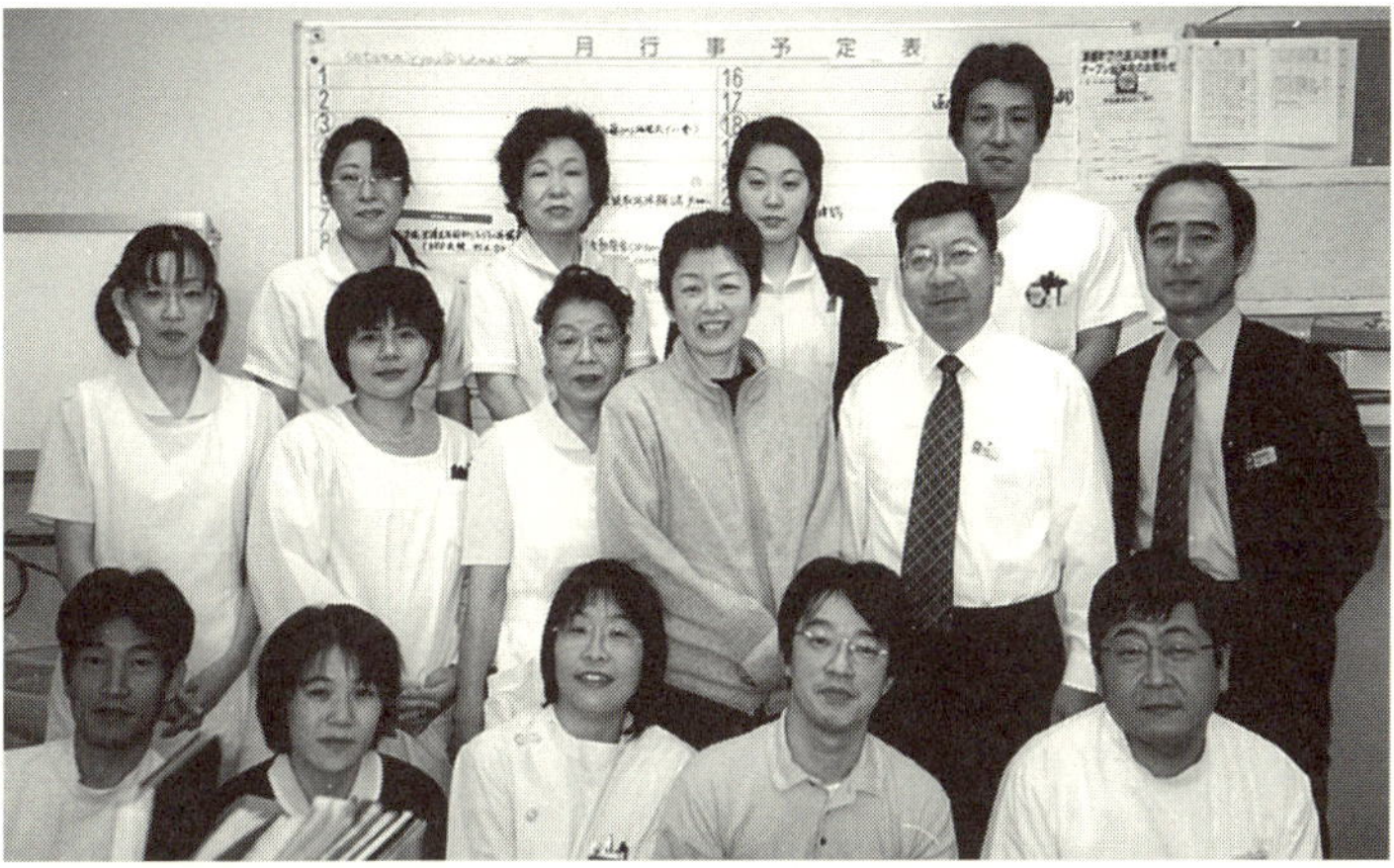

瀬棚国保医療診療所のスタッフと（村上は前列右から2人目。平成12年）

プロ意識

瀬棚町民と良好な関係をつくろうとする村上の努力は、次第に実を結び、住民から信頼を寄せられるようになっていった。前述の須藤義は、村上とは同じ役場の職員としてまちづくりを共に進めているという連帯感が強かったというが、患者としてのかかわりのウエイトのほうが大きくなった。子どもがアトピーになり、札幌のアレルギー専門病院に連れて行ったところ、医師から「毎月、瀬棚からは来られないでしょ。地域のお医者さんと情報をやりとりして、何か問題があれば受診しに来るようにできればいいのですが、専門医に診てもらうことを嫌う先生もいるので、内緒で受診したほうがよい場合も……」と言われた。専門医に診てもらったことを村上に告げると、「そんなの当然だよ、普段はぼくが診るから何の心配もないよ」と村上は言った。いわゆる「かかりつけ医」として引き受け、何か問題があったときには専門医に情報を渡して診てもらうシステムだ。

子どもを通じて村上との結びつきが強くなった須藤は、

職場の人間関係から自身も体調を崩してしまう。平成十四（二〇〇二）年のことだ。心療内科も診る村上は、須藤を問診した結果、いまのままでは深刻な事態になりかねないと判断し、すぐに休むように命じる。そして、当該疾患の権威に紹介状を書いて受診させ、瀬棚に帰ってくると同時に診療所に入院させた。医療上、仕事をさせてはいけないと役場の上司に告げ、須藤がやっている仕事を他の職員で回るような体制が出来上がるまで三カ月間休ませたのだった。村上の適切な処置によって、須藤は職場に復帰できるまで回復した。

須藤のように家族ぐるみで診てもらう住民が増えたため、村上の忙しさは相変わらずで、休みがない日が続いた。村上は患者を減らすために考えられるあらゆる手を打ったが、それは即効性のあるものではなく、急には減らなかった。診療所ができて二年目の平成十四年十月の外来患者診療状況（訪問・往診も含む）のデータが手元にある。これを見ると、外来患者がいちばん多い日は百五十五人、日曜日も一人か二人は予防接種など訪問診療があって、月合計数は二千三百二十一件、十六床の入院患者の延べ人数は三百一人という数字だ。これを村上は一人で診察し治療する日々を四年間こなした。村上は、毎日三、四時間の睡眠時間で寸暇を惜しんで地域医療に専念したのであり、瀬棚町の〝赤ひげ〟を地でいっていたのだ。

それでも、村上は北海道大学医学部や札幌医科大学の医局に頭を下げて、医師派遣を頼むことだけはしたくなかったという。それは北海道の医大への進学を拒んで、金沢医科大学を選んだ村上の意地だったのだろう。

村上が学会に出席するため代診業務を頼んだ自治医科大学の研修医時代の仲間、井上陽介は「あんた、こんなことやっていたら死ぬでぇ」と言った。瀬棚診療所ができた平成十二年、井上が自治医科大学に戻っていたときだ。そのときの印象を井上に聞くと、こんな答えが返ってきた。

「瀬棚はスタッフがよく働く診療所だと感じました。ただ、村上先生はじめ喫煙者が多く、スタッフルームが煙たかったのはいただけませんでした」

村上は自治医科大学の研修医時代から、奥野助教授（当時）と二人で片身の狭い思いをしながら、隔離された場所で喫煙していたという。それを禁煙させたのは自治医科大学の後輩の吉岡和晃だった。

吉岡は、村上の講演を聞いて瀬棚町国保医科診療所で研修したいとやって来たが、あまりの忙しさに驚いた。そして、「村上さん、このままでは死んでしまう」と言って、自治医科大学の医局が決めた他地域の医療機関に行くという既定人事を振り切って自らの意思で村上を手伝うことに決め、平成十五年四月に瀬棚町に赴任することになった。そして二年後、診療所の仕切りをすべて吉岡に任せたところ、吉岡は施設内禁煙に踏み切った。これに対して村上は苦笑しながらこう言った。

「吉岡のやつ、よりによって全面禁煙にしやがって……。でも、任すといったのはぼくですし、それでタバコをやめられたのだからいいんですがね」

平成十五年の瀬棚町役場組織機構図（四月一日）を見ると、医科診療所には所長の村上を筆頭に、副所長として吉岡和晃の名が加わり、仮診療所から数えると四年目にしてようやく医師二人体制になっている。看護師は十人、臨時の看護助手四人、薬剤師、放射線技師、理学療法士、作業療法士各一人となっている（ほかに歯科診療所があり、保健師も加わる）。

医師が二人体制になって予約制を取り入れるが、村上のファンは多く、相変わらず予約時間の枠には収まり切れず、患者が待合所にあふれていた。

村上は、医療体制が整えば整うほど、チーム医療をさらに徹底するようにした。朝礼の朝八時半に保健師を含めたスタッフ全員が集まり、住民や患者の情報を交換する。コメディカル（医師を除いた医療従事者）がそれぞれプロとして考え行動するフラットでネットワーク型のチーム医療を目指す村上にとって、医師も看護師も検査技師も保健師も関係ない。住民の健康を前にすれば、職制など大したことではないのだ。村上が「住民のためになることには首を横に振らない」と常々口にしていることはすでに述べたが、ニコチンパッチの公費助成を提案したのは保健師だった。瀬棚の住民はヘビースモーカーが多く、それが健康に悪影響を与えているというのが提案理由だ。愛煙家の村上だったが、喜んで書類に押印した。役場というのは、前例があれば、次からは助成案も難なく通る。こうして肺炎球菌ワクチンに続いて、ニコチンパッチも予防医療の施策の柱の一つになった。

村上は地域医療で住民の健康を守るために保健師の存在を重視し、住民の健康を守るための主役は医師ではなく保健師であるべきとさえ言い切る。メールマガジン「夕張希望の杜の毎日」第四十三号（平成二十年十月十日）では保健師の存在が重要だと思う理由として、

(1) 保健師は行政と医療の両方の知識や経験を有する
(2) 医療機関にかかっていない住民にも積極的にかかわる事ができる
(3) 医師が「病気を探す人」であるのに対して「住民を健康にする人」である
(4) 予防や高齢者のケアに対して社会資源を使える立場にある
(5) 来るのを待つのではなく、こちらから出かけていける立場にある

と、五項目を挙げ、瀬棚町で実践してきた地域包括ケアも、人口二千七百人に対して保健師が五人いたからこそできたと付け加えている。もちろん、保健師という資格は看護師がさらに勉強して取得する職業であることを熟知している村上は、彼女らのプロとしてのプライドをくすぐったからであろう。

それまで保健師という人たちがどんな仕事をやっているのか、役場職員の誰一人として注目していなかったが、「急に光が当たるようになり、町に必要な存在として認識されるようになった」と須藤は証言している。

村上はコメディカルにプロ意識をもってもらうため、外来は外来の人たちが、病棟は病棟を受け持つ人たちがシステムを決めることにした。村上が出した注文は、診療所施設や自分たちのためになることは一切考えず、利用者、患者のためになることを第一義に考えることだった。村上が看護師に対して声を荒げて叱ったのは、札幌から三時間かけて面会に来た家族に「面会時間外ですから」と帰したときだけだった。看護師は「もし、面会させて何かあったら……」と判断したのだが、その家族の方を見て感染症にかかっているか否かのジャッジを下すのがプロだろうと、村上は教え諭した。

看護師が村上の提唱するプロ意識に戸惑ったことはすでに述べたが、それ以上に驚愕したのは診療放射線技師の伊藤和男だった。放射線技師というのは、自分で判断することは法律で許されていないからだった。

伊藤は、平成十二年の三月まで洞爺《とうや》湖の有珠《うす》山の麓にあった病院で勤務していた。しかし、三月三十一日の有珠山噴火で病院の建物が壊れて、二百人いた職員を十八人の診療所に縮小することになって解雇される。次の勤務先を探したところ、瀬棚町診療所での募集を知る。勤めはじめたときは洞爺でしばらくやっていた仮設診療所と似た雰囲気だったが、六月に新築の診療所に移った。伊藤は村上から、みんながプロ意識をもつように言われて、「へーッ、こんなことを言う医者がいるんだ」と内心驚いた。伊藤はその間の事情をこう説明した。

「ぼくたちの世界では、お医者さんは神様、看護師が人間で、その他大勢は奴隷のような存在です。そして、奴隷風情がものを言うのはタブーとされていましたから」

医療機関をつくる際の最低の必要人数に、検査技師は入っていない。小さな診療所なら、医者が片手間に放射線撮影をすることだってある。放射線技師というのは、医師の指示ではじめて仕事をする職業なのだ。しかし、実際の現場では、伊藤はエックス線写真を見て骨が折れていることがわかり、当直の内科医にそれを指摘したこともあった。すると、その医師は鼻をへし折られたと感じたのか、「技師風情が何を言うか」と怒鳴ったという。

伊藤は常々、そうしたことに対して疑問に感じてはいたが口には出さなかった。それが、村上は検査技師を認めてくれるだけでなく、自分でジャッジして意見を言うことを要求し、権限をもたせてくれたのだから驚いた。伊藤はそれに対して感動すると同時に、医療に対する考え方を根本から改めた。責任感をもつとともに、自分の専門についてさらに勉強するようになった。そして、自分の存在価値をさらに高めるため、会議をコーディネートするなど、いろいろなことに手を出すようになった。

村上は、このようにスタッフが責任感をもって働いてくれることを計算して、それぞれプロ意識をもつように言ったのだろうが、これはコメディカルのプライドをくすぐり、士気を高めた。伊藤は平成十六年には、将来の電子カルテ導入に向けて医療情報技師の資格を取得し、また「伊藤さん、うちもホームページ欲しいね」という村上のひと言で、独学で瀬棚診療所のウェブサイトを立ち上げた。伊藤は、二歳年上の村上にすっかり惚れ込み、自ら「村上教《きょう》の信者です」と公言してはばからないほどになっていった。

薬剤師の古田精一は、最初からプロ意識を発揮した。瀬棚診療所は、オープン当初から薬は院外処方だったが、古田は院内薬剤師として医薬分業を徹底し、本来の薬剤師の仕事である医師の「ミスのチェック」をはじめた。薬のことは薬剤師がリーダーシップを発揮するため、薬の処方箋《せん》をカルテと一緒に渡してもらうシステムにした。これは、患者に薬を手渡す際に生活指導まで徹底して行うためだ。古田は黙ってカルテを見るだけでなく、自分の意見をどんどん書き込んだ。毎日、医局で医師や看護師たちと患者や住民について情報を交わしているが、遺漏することも考えて、カルテを通じて薬の処方についての会話をするようにしたのだ。

古田は、患者に薬を渡すとき、薬局から出て待合室で待っている患者のもとに出向き、眼鏡の奥の細い目を一層細めて、薬ののみ方や保管の仕方を説明する。これは生活上の注意点などをアドバイスするために、一人ひとり直接手渡すようにしているのだ。というのも、高齢者の場合などは、しつこいぐらい丁寧に説明しないと薬をのみ忘れたり、朝食後にのむのを夕食後に一遍にのんでしまったりすることがある。なかには、薬が入っているプラスチックごとのみ込んで、食道や胃壁を傷つけるケースも皆無とは言い切れないからだ。

古田は赤ちゃんにのませる場合、どうすれば吐き出さずにのませることができるかといった細かいアドバイスもする。アイスクリームの銘柄を書いている紙を示しながら、この薬はどれに混ぜればいちばんいいかといった指導までする。また、旅行先などで糖尿病の人が低血糖症になって気を失ったときはできるだけ早くブドウ糖をとらなければならないが、自動販売機で売られているドリンクのどれを選べばいちばん効くかといった情報まで提供するというからプロとして徹底している。

それだけではない。在宅までやっていて、七十歳過ぎの終末がん患者のもとには、痛みを和らげるために一日二回通ったこともある。こうした医療行為は診療報酬の点数には加算されない。しかし、苦しんでいる患者のもとに行くのは、医療従事者なら当然だと古田は言う。ある日、その患者に何かしてもらいたいことがあるかと聞くと、風呂に入りたいと言う。古田は役場の福祉課の職員と相談して、看護師、保健師など総勢五人で診療所の風呂に連れて行き入浴させた。さっぱりした患者は、すごくいい顔をしていたので写真に撮った。その患者が亡くなったのは、風呂に入れた数日後だった。古田は痛みの緩和剤を引き上げるためと、写真を遺族に差し上げるために悔やみを言いに行くと、遺族はこう言った。「じいちゃんの最期の言葉は、古田先生と交わした『父ちゃんどうだ』という問いに『大丈夫だ』と応えたものでした。それから、目を閉じて亡くなりました。ありがとうございました」

予防医療の最終目標

村上は医師が二人になったことで、これまで十分にできなかったことに取り組むようになる。自己研《けん》鑽《さん》のための勉強の勧めもその一つだ。村上自ら学会に積極的に参加して、最新の知識を得るだけでなく、発表する。これは村上に限らず、他の医師やコメディカルにも学会などへの参加を後押しした。資格取得に対しても応援した。古田は、瀬棚での勤務をこなしながら金曜日から日曜日を利用して東北薬科大学に通い、平成十五（二〇〇三）年に博士号の学位を取得する。前述の高丸佳子は瀬棚町にはヘビースモーカーが多く、肺をわずらう住民が多かったため二年越しで呼吸療法認定士の資格をとっている。平成十七年、吉岡医師は全国国保地域医療学会で「ニコチンパッチの公費助成の試み（瀬棚町のタバコ健康被害対策）」と題した論文を発表し、優秀研究の五題のうちの一つに選ばれて表彰された。

村上は往診の要請にも応えると同時に、「かかりつけ医」として利用している住民には、夜間休日を含めた二十四時間三百六十五日の救急対応をすることにした。そして、これまでやってきた予防医療に一層の力を注ぐことにして、「健康講話会」を通じて地域住民の健康に対する意識を変え、健康づくりの教育を充実した。この「健康講話会」というのは、医師が病院で患者が来るのをただ待つのではなく、病気予防の大切さを住民に直接話すという点で佐藤元美が藤沢町ではじめた「ナイトスクール」に似ているが、村上は夜だけに限定していない。住民が都合がついてある程度の人数が集まることができ、村上の時間のやりくりができれば、いつでも出かけて話をする。セッティングをするのは、住民と身近に接する保健師で、テーマは集まる人によって変わる。若い母親が多いときは「幼い子どもをもつ母親の心得」であったり、「正しい食生活」であったり、高齢者の場合は「病気にならない方法」であったりする。

村上の話は、たとえ話がわかりやすい。病気や体の部位を身近なものにたとえて話すテクニックについてはすでに書いたが、高齢の女性ばかりの「健康講話会」ではこんな風だ。

「みなさん、日本の女性の平均寿命っていくつかわかりますか。はい、そこの母さん、八十五歳……、あっよくご存じですね。近いです。だいたい八十六歳ぐらい。世界でいちばんの長寿国です。でも、食べすぎて太っちゃうと病気になりやすいから長生きできない。太りすぎないようにしてちゃんと健診を受けると、九十三歳ぐらいまでは生きられます。

太りすぎると糖尿病になったり、血圧が高くなったりして、血管がボロボロになって、脳卒中や心筋梗塞《こうそく》にかかりやすいため長生きできません。

それだけではありませんよ。女性はだんだん年をとってくると、骨粗鬆症《そしょう》になりやすくなります。骨が弱ってくるのです。膝《ひざ》も腰もみんなそうです。家にたとえれば、柱が弱ってくるんです。そういった状態で体重が増えるというのは、屋根に雪の重みがどんどんかかってきちゃうのと同じです。

柱である骨は、いったん弱ってくると取り替えられません。みなさん弱ったら柱を治そうとしますね。整形外科に行って人工なんじゃらを入れる手術をすすめられますが、そんな大変なことをすることはありません。柱は治せませんが、その分、壁を補強すればいいんです。壁にあたるのが筋肉です。これは鍛えられます。八十歳過ぎると筋肉トレーニングなんかやっても無駄だと、みなさん思っているでしょ。でも、筑波大学の研究で、八十五歳でも筋肉がつくことがわかっています。ですから、運動が大切なのです。日頃、運動をする習慣があれば多少食べすぎても太りませんしね」

こう言って二リットル入りのペットボトルをみんなに実際に持ってもらい、「重いでしょ。体重が二キロ増えるというのは、これだけの重みが脂肪や肉として体のいろんなところについちゃうんです。だから、足腰に負担がかかるんです」と駄目押しをして、「母さん、膝が痛いからといって、あまりゆっくり歩いていると犬に噛《か》まれちゃうからね」といって笑いを誘う。童顔の村上が、北海道弁で具体的なたとえ話を持ち出しながら最新の医学知識を交えて語りかけると、聞いているだけで、太らないように食べすぎに注意し、運動しようという気にさせられる。

「医師の仕事というと、みなさん病院に来た患者を診察して治療するだけと思われているかもしれませんが、本来は違うんです。医師法の第一条には『医師は、医療及び保健指導を掌ることによつて公衆衛生の向上及び増進に寄与し、もつて国民の健康な生活を確保するものとする』と書かれているんです」

これは村上が口癖のように使う台詞《せりふ》だ。そのため、先の「情熱大陸」では村上のことを〝ミスター医師法第一条〟とネーミングしたほどだ。医師は、病院の中で患者が来るのを待っているよりも、住民に積極的に働きかけて健康に対する意識を高めてもらうことが重要だと、村上は考える。

「健康講話会」は、年間三十回にも及んだことさえある、住民へのこうした直接の働きかけもあって、瀬棚町の健康への意識は次第に高まっていった。村上の目指す目標は、平成十五年の「広報　せたな」六月号によれば次のようなものだ。

・高齢者が毎日意味の無い注射や点滴に通い、医療費が高騰してそれを若い人たちが負担するという時代遅れのスタイルではなくて、元気な高齢者が多くて若い人たちも健康についての知識が豊富でどこへ行っても恥ずかしい思いをしない。
・病人が少なくて医療費（税金）が安くて、瀬棚に住むと元気で長生きができる。
・高齢になっても元気で生きがいを持って仕事ができる。
・自分の健康を医者任せにするのではなくて自分で守っていく知識や方法を住民自身が持っている。

平成十六年に町役場の人事異動で診療所の事務を引き受けることになった越中幸一は、ただ「薬を出して」という住民を叱る村上を目の当たりにして「こういう医療があるんだと、衝撃的でした」と語り、こうつけ加えた。

「気さくな先生で、患者が納得いくまで話してくれました。ですから、信頼できると町の人たちの評判はよかったです」

医師不足で困っている市町村が増える一方にもかかわらず、村上の人望は厚く、先進的な予防医療を学ぼうと吉岡医師が自らの意思でやってきたのに続いて、平成十七年には冨山宗徳が一年間の研修医として勤務することになった。

この年、村上は町の消防署にいる救急室のスタッフに、地域住民に救命救急処置の講習会をやってもらった。三千万円かけて高規格の救急車を購入するより、救命救急処置の講習を受けた人が一家に一人いるほうが、いざというときの救命につながる確率が高いという考えからだ。

こうした村上の地域における予防医療の試みは着々と実を結び、順調にいくと村上の最終目標も達成しそうだった。

村上は瀬棚町の医療を十年計画で考えていたといい、最終的には老人介護保健施設を診療所に併設させるとともに、医療費の公費助成という先進的な地域医療をやり遂げるつもりだったという。それは住民それぞれにポイントを与えるようにして、健診を受けた人は何点、予防接種を受けている人は何点、肥満度を表す指標のＢＭＩ［ボディ・マス・インデックス。体重（kg）÷身長（m）の二乗］が標準範囲内の人は何点というふうに点数化し、健康推進委員会をつくって五十点になったら表彰し、外来での負担を半分助成しようというアイデアだ。つまり、普段から健診を受け、健康に気を遣って予防接種をし、肥満にもなっていない人は重篤な病気にかかりにくく、せいぜいかかっても風邪ぐらいだから公費助成をしても安くすむ。リスクが少ない人は負担金額が軽くなるように商品化されている保険と同じ考え方だ。村上が最初からこうしたプランをもっていたわけではないことは、これまで見てきたことからも明らかだ。診察・治療、保健指導などでの住民との闘いを通して考え出したのだろう。村上は、『村上スキーム　地域医療再生の方程式』（エイチエス）の中で、次のように語っている。

「社会保険というのは、だらしない人もまじめな人も同じ負担です。そこには、いわゆる悪しき平等があって、ぼくはそれは間違っていると思っていたので、差をつけようと思ったのです」

町が奨励して健康づくりに励み、自治体としてそれを条例化すれば、町全体の医療費の削減につながる。村上の試算では、人口三千人の町でそれを実現しようとすれば、三十万円ぐらいの予算ですむという、医療費の公費助成は究極の地域医療行政の形だと主張する。

厚生労働省も医療費削減だ、そのためには予防医療が大切と説く。そして、メタボリックシンドロームに対する特定健診、特定保健指導の受診率、実施率に応じて公的医療保険の運営者へのペナルティを与えるといった安易な設計主義的政策をとる前に、各自治体をつかさどる総務省と協力して、こうしたきめ細かで具体的な知恵を絞り出す努力をすべきではないだろうか。

究極の地域医療の夢を、残りの三年間でやろうと考えていた村上だったが、しかし、それはあまりにもあっけない幕切れとなってしまう。

第六章　二度目の挫折

平成の大合併

平成十七（二〇〇五）年九月、瀬棚町（人口二千五百八十七人：十月の国勢調査速報値）、北檜山町（五千七百七十五人）、大成町（二千三百八十六人）は合併して「せたな町」となる。「平成の大合併」へ、最後の最後に駆け込んだ格好だった。

この行政の変化が、村上が十年計画の残り三年でやろうとしていた「地域医療の夢」を木っ端みじんに打ち砕いた。それどころか、これまで瀬棚で試行錯誤をくり返しながら築き上げてきた地域医療まで瓦解させる。瀬棚町で仮診療所を立ち上げてから七年目のことだった。

平成十一年に小泉内閣がはじめた「平成の大合併」は、国と地方の税財政を見直す「三位一体」改革という名目のもと、期限付き合併特例法の合併特例債による財政支援というアメと、地方交付税の削減というムチによって強引に推し進められ、町は千九百九十四（平成七年四月）から八百十二（平成二十年四月）と半減するなど日本地図を大きく塗り替えた（市町村全体としては三千二百三十四から千七百八十八に減った）。市町村の廃置分合は、明治期の市町村制施行による明治二十二（一八八九）年と戦後の昭和二十八（一九五三）年から昭和三十六年にかけて行われた「昭和の大合併」があったが、それらは学校の運営に必要な行政規模の設計など地方自治に対する理念と目的があった。しかし、今回の合併はただ財政問題解消を目指したアメとムチによる施策だったため、財政難に苦しむ多くの市町村はこれに飛びつかざるを得なかった。

瀬棚町、北檜山町、大成町、今金町の合併は平成十五（二〇〇三）年から議論されはじめたが、今金町が脱落して、平成十六年四月に檜山北部三町合併協議会が設置された。檜山北部三町の合併も、合併特例債が平成十七年三月末までに手続きを終えた場合に限るとされていたために「まず合併ありき」で、自治のあるべき姿や地域の活性化の方策、福祉医療のあり方といった議論は合併してから追い追い協議するとして、過疎債の減少や合併特例債の増加の比較などといった財政問題の討議や新しい町名の論議を優先させた。長年、三つの町が別の行政機関として独自の道を歩んできた以上、細部を突き詰めていけば合併話が瓦解しかねない、とにかく小異を捨てて財政問題の解消という大同につこうとしたのだった。

合併協議における住民アンケートでは、新町の重要施策として「保健・医療対策の充実」を挙げた人が六七パーセントと最も多く、「医療」は最大の課題だった。旧三町の合併協議会・新町建設計画検討小委員会では、一万人ほどの町に公的医療機関が三つ、民間病院が二つというのは多すぎるので、どれか一つを基幹病院にして整形外科医の専門医を置き、残りはサテライトとして衛星的な役割にしていくことにしたらどうかが協議された。ただ、新町の中央部となる北檜山国保病院は、入院用ベッドが九十九床あって本来なら七人の医師が必要とされるが、現状では三人の医師しか確保できず経営状態は悪く、建物の老朽化が進んでいた。その改築にかかる費用は十七億円と試算されていて、財政難の折すぐにとりかかれる状態ではなかった。大成国保病院は三十二床のベッドがあるが医師は一人、木造モルタル造りの建物は使用の限界にきていた。そのため、村上は北檜山国保病院も大成国保病院もベッドを減らし、瀬棚町と同じ診療所規模に縮小したほうがいいと具申し、その方向で検討されていた。一方、民間病院に整形外科の専門医を置き、手術室の拡充などを図り基幹病院とするのが最善という意見も出された。とにかく病院の役割分担で合理化を進めつつも、瀬棚町の先進的な予防医療の取り組みについては、新しい町全体で引き継いでいく方向が決定されていた。村上は、こうした地域医療のあり方についての議論に対してこう述べる。

「ベッドがいくつあろうと医者が何人いようと、安心という点では意味があるかもしれませんが、中身の議論のほうが大事だと思います。どんな優秀な医者を確保してどのような医療を目指すのか、どこまでのレベルの救急医療を確保するのかといった枠組みと内実がまず先です。そうした議論がなくてただ大きい病院があればいいというのは、財政的に無駄だと思います。経費を考えれば、数が少なくても医者の質が高いほうがいいのですから……」

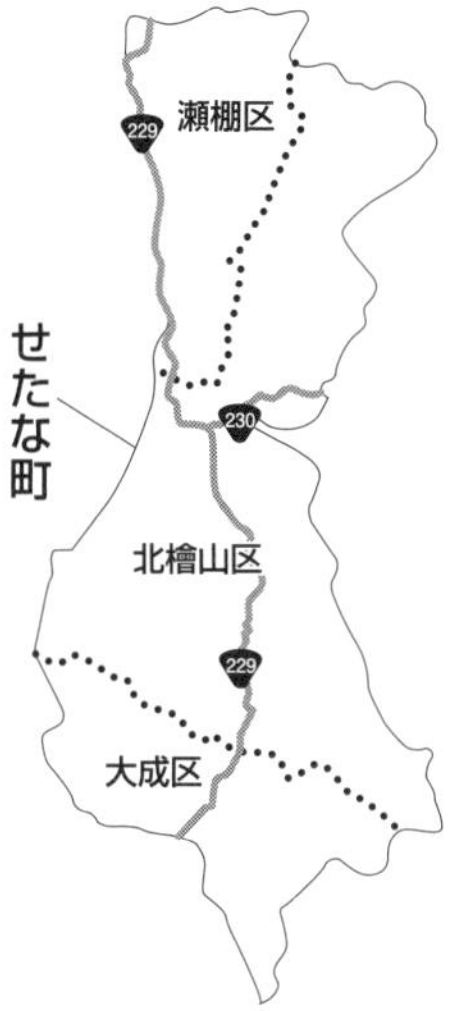

合併後のせたな町

　しかし、こうした討議も平成十七年に三町が合併し、町長選が行われるまでの話だった。十月二日に行われたせたな町の新町長選には、合併協議会長を務め医療問題も含めて議論をリードしてきた旧北檜山町長と北檜山国保病院を基幹病院にすることを公約に掲げた旧北檜山前町議で養豚会社社長の二人が出馬した。旧瀬棚町長の平田泰雄は、立候補を表明しなかった。平田不出馬の理由は、地盤となる旧瀬棚町の人口が少ないうえに、立候補したらそこから対立候補を出すと脅されたとも、自ら立候補することによって合併してできる新しい町に遺恨を残すことを恐れたとも噂されたが、真偽は定かではない。

村上は、平田が立候補しないと聞いたとき、「あんたバッカじゃない」と言ってこう続けた。

「あなたがやっていることは北海道の自治体のモデルになりつつあるんですよ。どうして自分がやってきたことに自信をもたないの。北檜山や大成の住民だって投票してくれるかもしれないじゃあない」

村上は、平田が首長にならないなら、この地域の医療は早晩駄目になるだろうと予感したという。

開票の結果、五十四歳と若く、「しがらみのない新町政を」と訴えた旧北檜山前町議が四千二百十七票と旧北檜山町長をわずか三百二十五票差で抑えて当選した。新町の青写真づくりに参加しなかった人物が新町長になったことで、公約どおり三町で人口が最も多くて旧北檜山地区の古いが大きな病院を地域の基幹病院とすることに決定、一床につき六十万円の地方交付税が出るため、ベッドの数もそのままにすることになった。それまで行われてきた医療に対する協議は白紙に戻され、旧瀬棚町で取り組んできた予防医療に対する対応も一変、すべて新年度からの医療対策協議会に委ねられることになった。

合併による弊害も、次第に顕在化した。人口が二千七百人前後の町だったら、顔と顔が見える医療が可能だったが、一気に四倍にふくれ上がると難しくなる。それに、これまで何かというとマスコミで持ち上げられてきた〝瀬棚方式〟に対する旧北檜山町や旧大成町の住民の反発が表面化した。町の財政が苦しいのに、瀬棚地区だけが予防医療で税金を使うのは不公平だというのだ。

すでに述べたように、住民の健康意識を高める〝瀬棚方式〟では五人の保健師が住民とのつなぎ役を果たしてきた。予防接種でも住民が集まりやすい午後七時頃に実施したり、夜でも「健康講話会」を開いたりするなどのマネジメントをしていたが、旧北檜山や旧大成の保健師はそんなことは労働強化につながる、それに予防医療が効果的か否かは科学的に証明されていないなどと反対しはじめた。ちなみに旧北檜山の保健師は、旧瀬棚の倍の人口に対して一人少ない四人、同じぐらいの人口規模の旧大成町は二人で、数からして地域住民へ予防医療を行うことや健康意識を育む活動をすることは難しい。それに、住民の健康を前にして、医師も看護師も保健師も差はないという村上が長い時間かけて教え込んできた考えは、新たな保健師にすぐに伝わるはずもなく、混乱を招いた。

心が折れる

村上の心を疲弊させたのは新たな住民や保健師だけではない。村上は、役場では課長職だ。そのため新しい町としてスタートした課長会議にも出席しなければならない。しかし、そこで議論されたのは、新しい町として整備中だったからかもしれないが、役場の下駄箱の数が二十個から三十個にしか増えていない……といった、愚にもつかないものだった。村上の目には、そうした議論は税金の無駄遣いとしか映らなかった。高齢者をどうするのか、十年後の医療のビジョンはどうあるべきかという話ならわかるが、現実はあまりにもお粗末な内容だった。少なくとも、旧瀬棚町時代は環境を守るための有機農法や風力発電のことが真剣に議論され、国や北海道庁から予算を獲得するためにどうすればいいか、まじめに話し合われていた。

新しい町になって、村上は議会にも出席した。しかし、議員の勉強不足は目を覆うばかりで、議論の内容のあまりの幼稚さに、村上は辟易《へきえき》した。一度などは、議員の医療に対する知識の低さを露呈する質問に唖然《あぜん》とした。

村上が最終的に辞意を固めたのは、町長に対して提出した意見書をめぐる対立だが、その前に新たに就任した事務長との軋轢《あつれき》という伏線がある。

瀬棚町国保医科診療所は、平成十七（二〇〇五）年四月から一年間の予定で愛知医科大学卒業後研修医となって五年目の冨山宗徳を受け入れ、三人体制になっていた。研修医といっても五年目ともなると、指導医にいちいち判断を求める時期はとうに終わって一人で外来もやれば当直もこなしていた。幼児の診断にも工夫をこらして、幼児の胸に当てた聴診器をお母さんに聞かせて、聞こえてくる音によってどういう状態なのかをわかりやすく説明するなどしていた。こうした研修医を迎えることによって、次からも研修医が来るようになり、地域医療は充実していく。村上は、きっぱりとこう言う。

「現場の医療は現場でなければ育てられません。地域の医者は、大学病院の研修だけで育てることは無理です。実際に地域に来て行政と対応しながら、いろいろな病気を診て住民に語りかけることを通して経験を積まなければ育っていかないのです」

村上自身そうやって育てられてきたため、地域の病院や診療所が研修医を迎え入れて育てることは自分たちの使命であり、地域に次々と医者が来てくれるようにするために必要だと考えている。そのため、冨山宗徳とは別に、七月から医学部を卒業して二年目の研修医二人が一カ月交代で瀬棚に来て、地域の現場で奮闘していた。

これは前年からスタートした「新臨床研修制度」と関係する。少し脇道にそれるが、研修医制度についてふれておこう。それまでの研修医制度は、臨床研修が「努力義務」であったため研修医の処遇が、労働力としてなのか、医療技術習得途上の者としてなのかがあいまいだった。教えるほうもボランティアの意識がぬぐえずに雑用を押しつけるといったケースも少なからずあったという。大学病院における専門分野に偏った狭い範囲での研修や、教授を頂点にした「医局講座制」の徒弟制度ともいえる年功序列の弊害は、以前から指摘されていた。なかでも労働面や給与面での処遇は問題が多く、国立大学病院の研修医には月額十五万円前後の給与が保障されていたが、私立大学病院では大半が労働者として扱われず、数万円の手当が出るだけで、社会保険にも加入できなかった。そのため、多くの研修医は生活費を夜間や休日の当直といったアルバイトに依存せざるを得ず、激務と薄給による過労死や医療事故が前々から懸念されていた。そうした状況下で平成十年、関西医科大学附属病院の研修医が過労死するという事件が起き、遺族が労働基準監督署に告訴したことで広く知られることになった。亡くなった研修医の給与は月額六万円、労働時間は、週四十時間という法定時間を大きく超え、週百時間にも達する労働を続けていたという。これを契機に、研修医制度改革の機運が盛り上がった。

「新臨床研修制度」では、医学部を卒業して国家試験に受かった者は、卒後臨床研修が必修となり、より実践的に勉強できて腕を磨くことができる病院を自分で選んで研修できることになった。そのため、大学病院の医局に研修医が残らなくなり、医師不足に陥った大学病院は地方自治体病院に派遣していた医師をいっせいに引き揚げたため、多くの自治体病院の医師が不足するという事態を引き起こした。

それまでは「卒業後二年以上、大学の医学部や大学附属病院、もしくは厚生労働大臣が指定する病院で指導医の下、実際に患者を診療する臨床研修を行うこと」が推奨されていたため、ほとんどの卒業生は大学に残って各診療科に入局し、病棟で研修をするのが普通だった。これは専門性の高い医師を育てるのには都合がいいが、自治医科大学の研修システムのようにプライマリケア（初期診療）に必要な幅広い知識や技術を身につける機会はない。これが地方で働く医師が少なくなる要因の一つになっていた。

新たな研修システムでは、初年次に内科、外科、救急部門を十二カ月以上（内科のみ六カ月以上）研修し、二年次に小児科、産婦人科、精神科および地域保健・医療を各一カ月以上研修することになった。こうした研修システムによって、研修医は激務の小児科や産婦人科を目の当たりにして避けるようになり、医療訴訟が少なくて勤務の楽な形成外科に向かう医師が増えたという負の面も指摘されているが、「地域保健・医療」の研修のために若い医師が短期間ながら村上のもとにも来るようになった。そうした若い医師に、地域医療の面白さや、やりがいを少しでも理解してもらい、地域医療を担ってもらいたいと考える村上は、積極的に受け入れようとしていた。

しかし、これら新研修医の受け入れが行政と対立する火種になった。旧北檜山町で総務課長だった新事務長は、研修医のことをインターンと言い、その面倒をみることは小さな町立病院の経営のうえで負担になっているというのだ。それを聞いた村上は、即座に「バッカじゃない」と言った。元来、歯に衣を着せずにものを言う村上だが、インターンという制度は大昔に廃止されているため、つい口に出た。すでに述べたように村上の恩師である五十嵐たちがインターン制度に対して反対運動をくり広げたことによって、昭和四十三（一九六八）年「医師臨床研修制度」に改められた。村上は、その事務長を心の中で軽蔑罵倒した。研修医を「インターン＝見習い医師＝お荷物で病院の負担」といった図式的認識しか持ち合わせていない事務長に、村上は愛想を尽かした。研修医というのは国家試験をパスした立派な医師であると説明しながら、「こんな人とは話もしたくない、一緒に仕事をしたくない」と、村上は思ったという。

村上はいま、全国各地で年に何度となく講演をするが、そこで医師が病院を辞めていく最大の理由は、地域の住民や役所の人間が医療のことを勉強せずに、すべて病院任せ医師任せで丸投げするからで、一緒に医療をよくしようと努力すれば、医師はそれを意気に感じて残るものだと言って、兵庫県丹波市にある県立柏原《かいばら》病院のケースを話す。

平成十九（二〇〇七）年、県が設置した「丹波地域医療確保対策圏域会議」の方針にしたがって柏原赤十字病院が三月で産科を廃止し、三人の医師で担っていた柏原赤十字病院の分娩は、県立柏原病院が担うことになった。しかし県立柏原病院の産婦人科医は三人のまま増員されずに負担は激増、そのしわ寄せは小児科に波及し、出産後の新生児ケアは小児科医が行うことになるが、こちらも医師は増員されず二人のままだった。さらに四月の院長人事で、小児科医の一人が病院長になったため、たった一人の医師が現場の激務をこなさなければならなくなり、疲弊しきった小児科医はこのままでは医療事故を起こしかねないと退職しようとする。こうした産科・小児科の医療危機を知った丹波市の住民たちは、署名活動を展開し、「柏原病院の小児科を守る会」をつくり、県知事に小児科の医師招聘《しょうへい》を求めると同時に、署名用紙に「コンビニを利用するように軽々しく（柏原病院で）受診することは慎む」こと、それによって医師の過重労働を少しでも減らすようにアピールした。また「こどもを守ろう　お医者さんを守ろう」というメッセージを掲げたチラシと幟《のぼり》をつくって、地域住民に訴えかけた。こうした会員の熱心な活動に対して、小児科医は自分がそこまで必要とされているのだと意気に感じて退職を撤回、住民の地域医療への高いモラルは医療界に漏れ伝わって新たに小児科医が一人増えた。

村上は、この「柏原病院の小児科を守る会」のケースを話してから、「医師というのは、やりがいがその地域や施設にあるかどうかを重視します。そして、自分が地域のみんなから必要とされているというメッセージが伝えられると、医師は単純なものでその心意気に動かされて一生懸命働くんです。ただ病気になったから医師任せというのでは、医師はその激務を重労働としか感じることができません。だから、いくらたくさんお金を積まれても心が折れて辞めていくのです」と聴衆に語りかける。

こうした村上の言動からもわかるように、医療の常識も知らず勉強しようともせず、ただ赤字減らしだけしか頭にない事務長とは、一緒に仕事をやりたくないと村上が思うのは当然だった。しかし、人間関係というものは一方的なものではない。村上が毛嫌いすればするほど、事務長も村上のことをよく思わなくなる。こうした反目は、町長に提出した村上の意見書に反映されたし、この分野に精通していない町長の医療行政は、けっして医療に詳しいとはいえない事務長の考え方に影響された。

やや話が前後するが、村上が辞表を提出した後、NHK「ETV特集　ある地域医療の挫折　北海道せたな町」の米原尚志ディレクターは「研修という名目で、比較的安く一人前の先生を雇うことができる手段なのではないか」とせたな町長に鋭く質問した。それに対して、町長はテレビに向かって、一瞬考えてからこう答えている。

「研修医の受け入れはどこかがやらなければなりませんが、それは大学病院や大きな自治体がやるべきで、財政難に苦しむわが町にはふさわしくない。（瀬棚町診療所には）二つしか診察室はないんですよ。現実的には二人の先生しか診ていないんです。ですから、二人の先生が地域医療に専念してもらえれば、（研修医は）いらないということになりますね」

これが町長の独自の考えなのか、事務長の受け売りなのかは知る由もないが、この言葉を聞いた吉岡医師はテレビで「全然お話にならない、われわれの仕事を何もわかっていない」と吐き捨てるように言った。そして、医師は外来の診察室だけで仕事をしているのではなく、入院患者だって診るし往診だって予防医療だってある、救急も来るし検査だってある……と、つけ加えた。それだけではない。宿直もこなさなければならないし、夜間救急もある。また、診療報酬を受け取るために医師がやらなければならない事務や、他の医療機関へ紹介状を書くといった見えない仕事もかなりある。そういった医師の水面下の膨大な仕事を、事務方が理解せずに支援しなければ、やる気をなくすのは当然だろう。

また、研修医の冨山宗徳は「ぼくのように後期研修医が一年間受け入れてもらえることで、また数年現場を経験した研修医が次も来るといった循環する環境ができます。そうすることによって、その地域から医師不足が解消できるんです」と言った。

「医者の分際で……」

新町長が、合併協議会で検討課題にしていたことを白紙に戻したことに不信感を感じていた村上だったが、半月もすると旧瀬棚町で取り組んでいた予防医療の予算も大幅に削減される方針だという情報が耳に入ってきた。合併後の新町の財政はきわめて厳しい状況にあり、一般会計総額九十四億円に対し、借金にあたる町の地方債残高は同会計だけで百五十四億円にも上り、職員給料も平均六・六パーセント減らさなければならないという。

村上は、平成十八年度の予算編成前の十一月、新町長に、旧瀬棚町でやってきた医療の成果と問題点、将来を見通した新町の医療体制づくりについての意見書を提出して、予防医療費削減方針に異議を申し立てる。

医療の中身についてはまったくふれず、ただ数字上だけのつじつま合わせ的な医療費削減は、村上にとって看過できなかった。村上には、七年間かけて小さな診療所を充実させ、無駄な検査や投薬を抑え、予防医療によって町の医療費を減らしてきたという自負がある。医師一人のときは思うようにできなかった二十四時間診療も三人体制になったことで可能になり、役場とも連携しながら高齢者の在宅医療を進め、日本一高かった老人医療費を半減させた。そうした地域医療の実践は、先進例として全国的に注目され、視察や研修医の派遣が相次いでいた。

新時代の地域医療モデルの構築に情熱を燃やし、予防医療の充実を図ることが高齢者の医療費負担削減につながるとの強い思いで活動を続けてきた村上にとって、新町長の方針は到底承伏しかねるものだった。

意見書は、村上がこれまで旧瀬棚町で実践してきた地域医療と今後のビジョンについて詳しく記したもので、Ａ４で五十一ページという大部のものだった。そこには、旧北檜山町や旧大成町の公立病院の老朽化と赤字体質、医師が確保できていない現状を指摘し、医療の中身を充実し予防医療、在宅医療を積極的に行って老人医療費を削減すべきこと、また医師や医療従事者の継続的な確保を図るためにも研修医を積極的に迎え入れるべきこと、さらには医療についてまったく理解しようともしない事務長人事についても記されていた。そして、この意見書が受け入れられないのだったら、北海道の地域医療をよくしようとして集まった自分たちは無駄な時間を過ごしたくないので、せたな町を去るしかないことも付け加えた。村上は町長自身の考えを聞かせてほしいといって意見書を手渡した。

新町長は意見書について、NHK「ETV特集」でこう答えている。「予防医療などについても書かれていましたが、意見書を提出したいちばんの要因は、役場の人事ですから、町長選を含めた政治的なことに問題があったのだろう」と、人事問題だけに焦点を当て、地域医療のあり方やビジョンについてはふれず、すべて政治レベルにすり替えて答えた。それに対して村上はこう言った。

「それこそ縦割り行政の弊害ではないでしょうか。私は、医師や医療従事者、事務方などが一緒になって協力して医療をやりたいと思ってるだけです。それは人事問題にからむわけですから、政治的ととられないこともないのでしょうね」

村上は、朝礼が終わったあとのブリーフィングで、自分の思ったことを包み隠さず話す。と同時に、集まったスタッフ全員が上下の隔てなく平等の立場で自分の意見を言うことを求める。村上が、新町の医療体制づくりについての意見書を提出する前後から、議論は真剣味を帯びてきた。行政と対立してまでやっても無駄だという村上の意見にくみする者、否ここで医療を放り出すのは無責任すぎる、町の人たちの健康は誰が守るのかと主張する者が激しく対立して、議論は白熱した。それまで病院内を自由に撮影してきたＮＨＫ「ＥＴＶ特集」のカメラも、遠慮させられたことが一度ならずあったという。

年が明けて平成十八（二〇〇六）年一月十八日、村上は予防医療の継続や研修医の継続など具体的な条件を上げて新町長と協議した。それらに対する新町長の答えは、財政上「ノー」だった。

村上の意見書に対する新町長の答えは、新しい町の医療について深い考えがあっての反論や財政的に突き詰めて出した結論ではなく、「医者の分際で行政に意見するとは何事か」というものだった。二十年ほど前、聞いたような台詞《せりふ》だ。以前は、「薬剤師の分際で……」と医者に言われたのだったが、今度は「医者の分際で……」だった。そして、新町長は村上に対してこう言ったという。

「医者など星の数ほどいるのだから、嫌だったら辞めればいい。医療の充実は立派な建物を建てればいいのであって、それさえできれば医者などいくらでも集まるだろう」

権力を笠に着て威張り散らす人間に対してむしずが走り、真っ向から立ち向かわないではいられない村上は、事務長に言ったときと同じ台詞をくり返した。

「バッカじゃあないの」

「お前、わしを侮辱している！」

「いいえ、軽蔑しているんです。恥ずかしいと思いませんか」

村上の言葉の裏には、いくら立派な病院を建てても医師は集まらないという現状認識と、首長がその現状をあまりにも知らなさすぎるという不勉強に対する情けなさがあったのだが、口をついて出てきたのは売り言葉に買い言葉だった。ここまで感情的になってしまえば、村上としては既定路線どおりに辞表を提出せざるを得ない。村上は、診療所のスタッフにこう言った。

「不本意な医療ならできない、地域医療は行政のバックアップが不可欠、それをまったく理解しようともしない町長の下ではやれない」

こうして、一月三十日、村上は辞表を提出し、三月いっぱいでせたな町を去ることにした。

村上はその間の経緯や退職を決意するに至る心情について、診療所のホームページに掲載した。それを見た自治医科大学の研修医時代の仲間だった井上陽介からすぐに電話があった。また、宮城県公立黒川病院の管理者、山田隆司も事情を知り、井上と連絡を取り合って二人で村上のもとに駆けつけた。はじめて瀬棚診療所を視察した山田は、スタッフたちが一緒に医療をつくり上げようとしている意識の高さに驚き、ここまでよくやったと村上を褒めると同時に「落ち込むな」と励ました。以前に二度来たことのある井上は、診療所でタバコが吸われなくなっていることに驚き、吉岡のお陰だと思うと同時に、研修医の冨山が成長したのを目の当たりにして感心したという。

井上は、自分がセンター長をしている新潟県の湯沢町保健医療センターに来て、一年間休みながら仕事をしたらどうかと、村上を誘った。井上は、村上が辞めるまで二カ月しかないなかで次の勤務先を探すのは不可能だろうし、優秀な人材が無為に遊ぶのは損失になる、当分の間、湯沢に避難して英気を養えばいいと思ったという。もちろん、山田も賛同した。湯沢町保健医療センターは町立だが、山田が常務理事を務める地域医療振興協会が運営する管理受託施設だ。二人は、村上の身の振り方を世話をしたのだった。

診療所のスタッフの前では気丈に振る舞っていたが、内心相当落ち込んでいた村上は、親身になって身の振り方まで気にしてくれる二人の言葉に、胸に熱いものがこみ上げてくるのを感じていた。

村上は行政と対立していたとき、何人かに相談したが、医療関係者以外は「七年もやったのだから、もう少し頑張ったほうがいい」という意見だったのに対し、地域医療の関係者や指導してくれた人に事情を話すと、「それだったら辞めたほうがいい」とアドバイスしてくれたという。

佐藤元美はメールで「行政が駄目なら辞めたほうがいい。辞めて藤沢においで」と言ってきた。佐藤の申し出はありがたかったが、村上は丁重にお断りした。

村上が辞めるという噂はすぐに北海道の他の自治体に知れ渡り、士幌《しほろ》町や池田町の町長から「来てくれないか」という打診があり、その後も〝湯沢詣で〟があったという。しかし、村上が今回のトラブルで身に染みてわかったことは、地域の医療を進めるときに「公」の力は絶対必要であり、「公設公営」が理想だが、自分が公務員である限り首長が変われば逆らうことはできずに挫折する、首長に左右されることなく理想に向かって思うとおりの地域医療を続けていくとしたら「公設民営」でやるしかないというものだった。

就職先の誘いは、自治体だけではなかった。以前自治医科大学にいて札幌医科大学に移っていた総合診療科の前沢教授からも北海道大学で地域医療の講座をやりたいといっているので准教授で来ないかという誘いがあったが、これはすぐに断った。

「大学病院にいたくないから地域で医療をやっているんじゃあないですか。現場で仕事をするのが生きがいだというのは先生がいちばんわかっているじゃあないですか」

村上は、井上陽介の誘いにしたがって、一年間、湯沢町保健医療センターで「公設民営」の勉強をしながら機会を伺うことにした。

せたな町を去る

村上の辞意を知った旧瀬棚町の住民は、大騒ぎになった。村上が七年間かけて培った住民への信頼は絶大で、それまで安心して子育てができると思っていた若い母親たちがまず中心になって立ち上がった。一月下旬に村上の留任を求める約千八百人の署名を集めたが、その一方で瀬棚診療所のホームページには旧北檜山、旧大成住民のアンチ村上派住民からの誹謗《ひぼう》中傷の書き込みも後を絶たなかった。

村上はそれについて「顔が見えないのをいいことに、あることないこと悪口雑言を書き込まれました。自分はどこの誰かを明らかにせず口先だけで悪口を言う、自由のはき違えですよね。子どもですよ」と吐き捨てるように言った。そして、海堂尊著『ジェネラル・ルージュの伝説』（宝島社）の中のこんな一節をそらんじて披瀝してくれた。

「行動には危険がつきまとう。行動しない口舌の輩がよってたかって行動をする人間を批判する。いつからこの国はそんな腰抜けばかりになってしまったのだ？」

この本は、『極北クレイマー』の執筆のために取材に来た海堂尊から贈られたもので、救急救命医のエース、速水晃一が、出席させられた「倫理問題委員会」での席上でつぶやいた台詞だ。村上はこの台詞に当時の思いと同時に、夕張に来てからの反対派住民からの数々の中傷に対する思いを重ね合わせていたのだろう。

辞意は村上だけにとどまらなかった。瀬棚診療所のコメディカルの多くも、村上と行動を共にするように辞表を提出した。十人いた看護師の半数が辞めることを決めた。そのうちの一人で看護師長の高丸佳子は、義理の両親がいる札幌に引っ越し、特養老人ホームで働くことにした。また西村裕子はスタッフ同士の意見が対立して、心が一つになれないいまの診療所で仕事を続けるのはつらいと思った。それに七年間ずっと忙しく働いてきたので、どこかほかの病院を探そうかと思っているときに、村上から一緒に湯沢に行かないかと誘われた。西村は、村上の誘いに一度は断った。しかし、次の勤務先も決まっておらず、温泉町という違った環境で一、二年勉強するのもいいかと、二度目の誘いに応じて村上と共に湯沢に行くことにした。

放射線技師の伊藤和男は、湯沢町保健医療センターにちょうど放射線技師の欠員があるというので、西村と事務の杉山育子と一緒に村上と行動を共にすることにした。

薬剤師の古田精一も辞表を提出して四月から日本薬科大学の准教授に転身することに決めた。

吉岡和晃医師も新町長のやり方に納得ができず二月三日には辞表を提出、研修医の冨山宗徳医師は予定どおり三月いっぱいでほかに移るため、瀬棚診療所から医師が一人もいなくなることになった。

医療崩壊という深刻な事態を前にして旧瀬棚町の有志は「せたなの医療を考える会」をつくって、二月十九日に一回目の集会を開いた。参加した百七十人の住民たちは、「これから誰に診てもらえばいいのか」といっせいに不安を口にし、村上たち医師を慰留するための活動方針について話し合った。こうした「想像以上に住民の不安の声の高まり」を受け、吉岡の心は揺れ動き、二十二日に診療所にしばらく残る決意を固めた。吉岡と二カ月間一緒に働いたことのある井上陽介は、「自分の患者を大事にして、患者のためならなんでもできる医師だ」と吉岡を評す。吉岡は住民の不安を放っておくことはできなかったのだろう。

「せたなの医療を考える会」は、さらに村上の慰留と地域医療の充実を求めて署名運動を展開し、わずか一日で旧瀬棚町人口の一・七倍に当たる四千六百七十五人の署名を集め、二月二十三日に新町長に提出した。

泥沼化する事態の収拾を図ろうとした新町長は、三月三日に町議会の定例会で一連の問題を報告、十日には合併後初の「瀬棚区地域懇談会」を開催、保健福祉行政に対する意見交換を行った。新町長は、出席した住民二百人の前で、冒頭「ご迷惑をかけ、おわびします」と陳謝し、医科診療所所長退任に伴う経過、四月からの医科診療所体制について、「せたなの医療を考える会」からの署名および質問書について、経過説明と報告をした。

住民からは「夜間に腹痛を起こした場合、車がない人はタクシーで行けというのか」「夜間に子どもを診てもらう場合は車で一時間もかかる八雲町まで走らなければならない。死活問題です」といった不安の声や、「予防医療は大事で、北檜山区や大成区を瀬棚に並ぶように引き上げていくべきだ。予算がないというのなら千五百円だったのを千円にさせてほしいと頼むべきじゃあないですか」「私たちから医師を奪い、村上先生ばかり悪者にしないでください」といった批判意見が相次ぎ、「村上先生と町長とでどちらがぼくらの健康を考えているかといえば村上先生です。その先生がこの町の医療を提案したのです」と村上の慰留を求める発言が続出、会は予定を二時間も超過した。

話はその後のことになるが、こうした住民の意見をまったく無視することのできない町長と町議会は、当初の予想よりも削減幅は多少緩和させて十八年度のせたな町の予防医療を次のように決定した。インフルエンザ予防接種の補助対象を十五歳以下と六十五歳以上に限定し、六十五歳以上は自己負担が千円、十五歳以下は公費助成分が千円となった。つまりこれまで公費助成がなかった大成、北檜山区の町民にとってはプラスになるが、旧瀬棚町民にとっては従来の全住民対象からは大きく後退した。一方、肺炎球菌ワクチン接種は全町で導入されることになったが、助成金は一律千円で、旧瀬棚町の住民にとっては自己負担が三千五百円から四千五百円と、千円の負担増になった。「平成の大合併」のスローガンは「サービスはより高く、負担はより低く」だったが、旧瀬棚町の住民にとっては、サービス低下につながるものになった。財政難を解消するためにはじまった小泉構造改革による「平成の大合併」はこうした混乱を、全国各地に引き起こしたのだった。

また、新町長は行政サービスの平準化という〝錦の御旗〟のもと旧北檜山町の半分の人口にもかかわらず医師が同数いた旧瀬棚町の診療所を縮小する方針を打ち出し、さらに今後研修医の受け入れはしないと決定した。

「懇談会」の最後に吉岡が発言を求められ、こう述べた。

「村上先生がすすめる地域医療の勉強に来ました。みなさんの不安をそのままにできないため、九月まで半年間残る予定にしましたが、町がどのような医療をするのかしっかり確認して、保健医療の充実がよい方向に進むのなら、さらに一年、二年と長く働きたい」

こうした合併によって起きた旧瀬棚町の混乱について、毎日新聞（三月二十八日付朝刊）は「せたな町医療問題　瀬棚診療所所長の辞職　消えた『予防医療の先進地』」という記事で、事態の経緯を説明したあと、次のように住民の声を取り上げている。

「旧瀬棚町の住民にとって村上医師への信頼は絶大だ。同町内の主婦、加賀谷恵さん（27）は『こんないい先生に巡り合えたのに、残念でならない。財政難を医療に持ち込まないで』と訴える。

加賀谷恵さんの義父は03年3月、肝臓がんで52歳で亡くなった。転院を繰り返していた義父は『自分のまちで死にたい』と希望し、最期の1週間、村上医師が瀬棚診療所に受け入れた。車椅子の義父は診療所の窓から日本海をながめ、『ああ、海だ。瀬棚に帰って来られて良かった』と話したという。

恵さんには2人の子供があり、小児科のベテランでもある村上医師を頼ってきた。『安心して子育てが出来る環境だった。予防医療がどれほど大切か、いかに診療所が重要だったかを分かってほしい。子育てをしている私たちにとって死活問題』と、悲痛な思いを口にする」

旧瀬棚町のこうした住民の声も虚しく、村上の診察は三月二十四日を最後にして終わった。村上は、できるだけいつもどおり診察するように努めたが、患者は平静ではいられなかった。二回ほど脳梗塞《こうそく》をわずらって村上も苦労したという女性患者に対して、「少し暖かくなったから外に出るようにしようね。それが大事だからね」と語りかける。それにうなずきつつ女性患者は「先生、いなくなってしまうんだもの。来年には帰ってきてくださいい」とすがりつく。村上は困惑した表情を浮かべながら、「元気でいることが大事だからね」と諭す。

患者のなかには、村上に生活のこまごましたことや心配事の相談をしてきた者もいる。NHK「ETV特集」では、そうした人々がいかに村上医師を頼りにしていたか、集会での住民の意見や最後の診察日での涙ながらの心情の吐露を映し出すことで、村上が七年間続けてきた地域医療の実際、そしてあるべき姿を描き出した。

村上は、「ETV特集」の最後のほうで老人医療費が下がったことに対する質問に「医療費が下がることより、住民がいかに安心して暮らせるかということをいつも考えていました。当たり前といえば当たり前なのですが、当たり前のことをやるというのはなかなか大変でした」と答えた。

村上はせたな町を去るに当たって、行政との対立についてはさらりとふれながら住民に対してこれからも地域の医療を自分たちの問題として受け止めてほしいというメッセージを記した。

〈地域医療　住民の手で〉　村上智彦

すでにご存じの方もいらっしゃるかと思いますが、七年間お世話になったせたな町を、三月末で離れることになりました。

昨年の町の合併により、これまでの予防医療や健康づくりを続けていくことが難しくなったことがおもな理由です。でも、同じような例は、道内のほかの自治体でも見られると思います。

道内の多くの地域では、少子高齢化や過疎化が進んでいます。自治体の枠組みが変わっても、安定して医療、保健、福祉を継続できる仕組みや環境をつくるのは容易ではありませんが、地域医療の新たな担い手を育てていくためにも、こうした環境は必要だと思います。

医師不足や自治体の財政難など、地域医療が抱える課題は単純ではありません。ただ、忘れてはいけないのは「地域医療は地域住民が自分たちで解決していく問題である」ということです。住民が医療や保健福祉などを含めた町づくりに積極的に参加、協力し、町の将来について真剣に考える姿勢がなければ、良い地域医療は根付かないと感じます。

せたな町での七年間は試行錯誤の毎日でしたが、多くのヒントもくれましたし、経験という財産を与えてくれました。私自身も北海道のへき地出身者として、今後もこのような地域医療の課題に現場で取り組んでいきたいと思っています。

北国の春は遅い。三月三十一日はみぞれの降る寒い日だったが、それにもかかわらず旧瀬棚町の住民たちは、村上にひと言別れの挨拶を言うために診療所に続々と集まっていた。持ち物の片づけは前日までにすべて終えていた村上は、医局で吉岡や診療所職員の越中と最後の世間話を終え、革のスタジアムジャンパーをラフに着こなして、廊下で待ち受けていた職員スタッフに声をかけた。そして、玄関の近くに待ち受けていた住民に世間話をするかのように一人ひとり挨拶をしていった。幼い子どもたちが、村上にいくつもの花束を手渡した。

診療所の前には、職員スタッフたちが手でアーチをつくって村上を送った。照れくさそうにアーチをくぐった村上は、足早に診療所を、そしてせたな町を去って行った。

四十五歳の誕生日を迎えて、十八日しか経っていなかった。

第七章　絶望の中の光

湯沢町での閑暇な日々

平成十八（二〇〇六）年四月から、村上はせたな町から行動を共にした三人と一緒に新潟県南魚沼郡の湯沢町保健医療センターで勤めはじめた。

北海道の荒々しい大自然に慣れ親しんでいた村上は、湯沢町には素朴でしっとりとした人情味を感じた。湯沢町の人口は九千人足らずだが、川端康成の『雪国』で知られるように昔から温泉と山菜採り、冬はスキーと観光でにぎわう町で、観光シーズンには人口が一気に増える。

勤務先の医療センターは、湯沢町の繁華街の反対側で駅からそれほど遠くない町のほぼ中央部にある。ここには以前、国保診療所があったが、救急も受け入れられるようにと、平成十四年八月、病院と健康増進施設と福祉センターを一体化させた立派な建物に生まれ変わった。医療センターは地域医療診療部（内科）、外科、小児科、整形外科、眼科、歯科の六科目があり、入院ベッド数は九十床とかなりの規模で、二十四時間三百六十五日患者を受け入れている。観光客が増えるシーズンは救急診療が多いが、オフシーズンになると医師たちは地域住民のかかりつけ医として外来、往診、健康増進の指導にあたる。すでに述べたように建物施設は町立、運営は地域医療振興協会があたる「公設民営」だ。

ここで勤めながら一年間、英気を養うことにした村上だが、それまであまりにも多忙だったため心の中にぽっかりと穴が空いたようだ。一年後には北海道に戻って地域医療を再開することを前提としていたため、ここでは週に三度しか外来の担当を割り振られなかった。昔の研修医仲間でセンター長、井上陽介の「少し暇を覚えなさい」という配慮に従った村上は、空いた時間にこれまで読んできたものとは違ういろいろな本に接して知識を蓄積していった。しかし、医師になってからの十数年間でいちばん暇な日々になかなかなじめなかった。

湯沢町での感想を村上に聞くと、第一声「つまらなかった」と言った後、こう付け足した。

「湯沢町というのは、日本で二番目に医療費が安い地域なんです。建物も立派で健康増進の施設も併設されていて、公設民営として申し分なく順調でした。地域の住民は三十歳から毎年健診を受けるほど健康に対する意識が高いんです。だから、ぼくが新たにやることは何もありませんでした。ただただ、住民の方々に教えられることしかありませんでしたね。それにあそこはいかにも井上のカラーですよ」

〝井上カラー〟とはと尋ねると、スポーツマンらしく明るく元気な施設といった感じだという。村上は暇を持て余していたため、いろいろな所に講演に行ったり、自治医科大学の後期レジデント時代のように代診業務に精を出したり、東海村などに出向いて最新医療施設などを見学、勉強した。

村上は、せたな町から一緒に湯沢に行った伊藤、西村、杉山たちと、月に一回食事を共にしながら情報交換や世間話をした。最初は、湯沢町保健医療センターでの仕事のことや、一年後に北海道のどこで地域医療活動を再開するかといった話が主だった。

夕張市が財政破綻《はたん》したというニュースが飛び込んできたのは、湯沢の町に慣れはじめ、町を取り囲む山々の緑が一段と色濃くなった三カ月目の六月二十日のことだった。

夕張の財政破綻を知った伊藤は「夕張は駄目だよね」と言い、他の二人も「うん、あまり行きたくないね」と口にした。その時点で、破綻した街というのは大変だろうと思った村上だが、同時に夕張市立総合病院の話が自分のもとにもたらされるのではないかと予感めいたものを感じていたことはすでに述べたとおりだ。しかし、この時点では口にしなかった。「でもせたな町と違って、自治体が一回つぶれたということは行政の力は弱くなっているのだろうから、地域医療を進めるにはやりやすい面があるのかも」とも思った。そして、破綻した自治体だからこそ「改善」ではなく「改革」ができるのではないかと思ったという。

伊藤は夕張の印象についてこう語った。

「ぼくは子どもを連れて夕張に何度か遊びに行ったことがあったのですが、あまりよい印象は受けませんでした」

伊藤が子どもを連れて行き、また村上が学生時代に恋人と一緒に行った夕張は、すでに〝炭鉱から観光へ〟と産業の転換を図った後だ。そこには、かつて北の〝炭都〟といわれた栄華の面影はなく、山田洋次監督の名作『幸福の黄色いハンカチ』のロケ地に使われた炭住（石炭住宅）街が往事をしのばせる残骸のように残っていた。

村上や伊藤が見た風景は、夕張川が流れる谷間を石勝線夕張支線が縫うように走り、谷がつくり出し

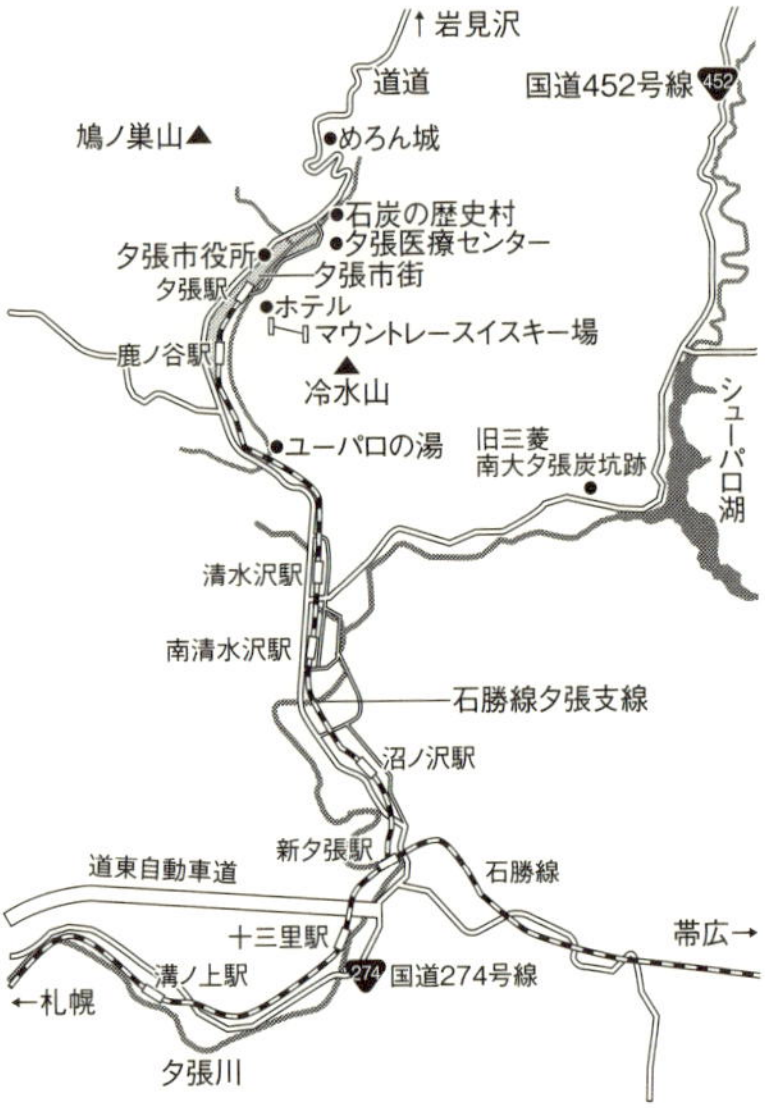

夕張市中心部

た急坂に雛壇のように並んで建つ古びた炭住と、それとは対照的な立派なスキー場と近代的なホテル、「石炭の歴史村」と称した一群のレジャーランド施設だった。狭い谷間に散在する奇妙な不均衡は、かつての栄光の残骸とその後のバブルに浮かれたリゾート開発の痕跡だった。それらは、いまも夕張に変わらなくある。

では、奇妙なアンバランスが混在する夕張市とは、どのような歴史をたどってきたのだろうか。村上が夕張の医療センターを引き受けた後、自治体の財政が破綻したにもかかわらず過去のプライドを引きずっている行政と、それと表裏一体をなす権利意識の高い住民との狭間で苦労する要因を知るためにも、夕張の歴史をざっと見ておこう。

バブルに踊った中田市政

夕張は、明治の初めにアメリカ人により石炭の鉱脈が発見され、明治二十二（一八八九）年には北海道炭礦鉄道会社（後の北海道炭礦汽船株式会社、通称北炭）による夕張採炭所が開かれた。以降、北炭が三井財閥の傘下に入り、もう一方の三菱財閥も参入し競って〝産業革命の動力源〟を採掘するようになる。こうして、北海道は対ロシアへの防衛基地と同時にエネルギー供給基地として国策地の色合いを強めていった。もともと北海道は、明治政府が屯田兵などを使って率先して開発を行ってきたため、議会の設置など自治制度の創設は本州より十数年遅い。戦後も北海道開発庁（現・国土交通省）を通じて公共事業費がつぎ込まれたり、各自治体に潤沢な交付金が投入されたりするなど、国による経営色が強い土地柄だ。北海道に公立病院が多いのはそのためでもある。

石炭は、「黒いダイヤ」と呼ばれて財閥企業に莫大な富を生み出した。第一次世界大戦で、重量に対して燃費効率のよい新エネルギー、石油の登場で大型戦艦や潜水艦、飛行機、戦車といった近代兵器が開発され、戦争規模は一変する。しかし、石油は軍事に優先され続け、平和利用のエネルギーとして石油が石炭に取って代わるのは一九六〇年代半ばに入ってからになる。

戦後の復興にとって石炭は貴重なエネルギー源として尊重され、良質な「黒いダイヤ」の産出地である夕張は、ピーク時の昭和三十五（一九六〇）年には北炭の夕張鉱業所、平和鉱業所、三菱の大夕張鉱業所などを中心に炭鉱二十四山、従業員数一万六千二百七人となり、さらに北炭機械工業（鉱山・産業機械製造）、北炭化成工業所（コークス・化成品製造）といった関連産業の隆盛もあって、人口は十一万六千九百八人を抱える〝炭都〟となった。夜のとばりが降りると夕張の街の明かりは、遠く札幌からも見えたというほどのにぎわいをみせた。

「黒いダイヤ」を掘り出す鉱山労働者は、死と隣り合わせという危険への代償として企業から下にも置かぬ扱いを受け、家賃や暖房費はもとより、光熱費、水道代といった公共サービス、はては医療費もすべて無料とされた。すでに述べたように、当時の娯楽の王様だった映画も、無料で観ることができたと

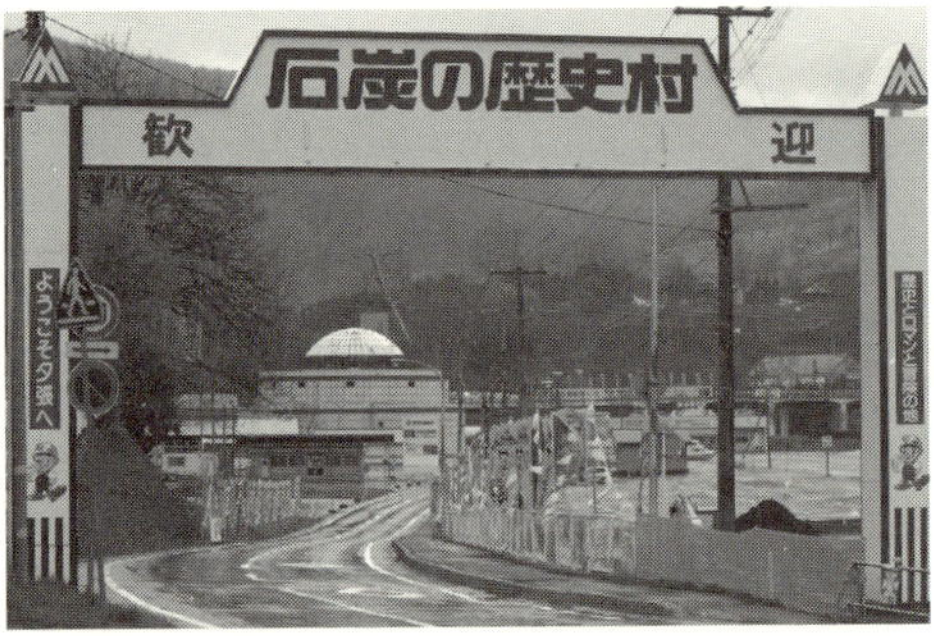

石炭の歴史村（写真提供：時事通信社）

いう。このような、何事につけ会社が面倒をみるのが当たり前という住民の〝権利意識〟は、いったん身についてしまうとそこから抜け出すことは難しく、石炭産業が衰退してからも変わることはなかった。

しかし、一九六〇年代半ばを過ぎると、石炭から石油へのエネルギー革命が進行し、海外炭との競争や相次ぐ炭鉱事故、政府の石炭政策の転換による生産規制、その後の鉄鋼不況による需要の低迷などで、夕張市に暗雲がたち込めはじめる。そして昭和四十八年には大夕張鉱業所が閉鎖。それ以降閉山が相次ぎ、昭和五十六年には市内屈指の北炭夕張新鉱でガス突出事故が発生し、北炭夕張炭鉱株式会社が倒産する。その後、政府と北炭夕張炭鉱管財人と労組の絶望的ともいえる交渉は石炭産業の衰退を決定づけるが、その課程で夕張市民は国に対して被害者意識を抱くようになる。政府の合理化政策の前に炭鉱経営は悪化し、国内の炭鉱は次々と閉山し、最後まで残っていた三菱石炭鉱業南大夕張炭鉱も平成二（一九九〇）年には閉山する。このように石炭産業の戦後史を眺めると鉱山会社は、エネルギー革命と、それを受け入れた政府の国策転換によって潰されたという見方もできなくはない。

炭鉱の閉鎖によって人口が二万四千人に減ってしまった夕張市は、北炭が打ち捨てていった炭住や土地を買い取るなど、閉山処理対策として五百八十三億円という莫大な費用を使わざるを得なかった。後に夕張に行って村上を驚かせる、市民が抱く〝権利意識〟と〝被害者意識〟が奇妙に併存する背景には、こうした歴史がからんでいる。

産業転換期である昭和五十四（一九七九）年に夕張市長の座に就いたのが、中田鉄治だ。中田は二十四年間の長きにわたり市政をリードするが、「炭鉱から観光に」という語呂のいいキャッチフレーズで産業の路線転換を図り、夕張メロン産業の育成や折からのテーマパークブームに乗って第三セクターによる「石炭の歴史村」を開館するなど、「黒いダイヤ」の遺産を観光の目玉にすえてレジャーランド化していった。当時、市の全職員は「観光職員」でなければならないと、市長から口うるさく言われていたという。

中田の目論見は、当初は順調に滑り出した。昭和五十五年に「石炭の歴史村」、三年後に遊園地がオープンすると、「石炭の歴史村」だけで五十万人以上の客を集め、その後十年以上にわたって五十万人以上の集客があった。

中田は、市の第三セクターが営業していたマウントレースイスキー場を、約二十億円で松下興産に売り渡すことで、さらにリゾート開発に拍車をかけようとした。それを側面から支援するように、昭和六十三年、通産省（現・経済産業省）は炭鉱閉山や生産縮小で厳しい状況に置かれている産炭地域活性化のために国際リゾート施設の建設などを柱とする総合支援策に乗り出すことを明らかにした。この支援策には政府のＮＴＴ株売却により得られる資金を無利子で事業資金に回すことも考えられていた。ターゲットにはもちろん夕張市も入っていて、松下興産が夕張のスキー場を買収したのはこの年だ。巷はどこも狂ったように好況に浮かれてまさにバブルの絶頂期だった。スキー場を買収した松下興産はその後ホテルを併設（一九九一年七階建て百十八室）、投資金額は合計で約百三十億円といわれている。ちなみに、松下興産は松下電器産業（現・パナソニック）の創業者、松下幸之助が生み出した松下家の財産管理会社だったが、松下幸之助の孫娘と結婚した関根恒雄が社長に就任した昭和五十八年頃からリゾート開発に力を入れるようになる。もともと日本の発展は工業立国、貿易立国より観光立国によって行われるべきだという持論をもっていた松下幸之助に、中田鉄治は夕張進出を手紙で懇願し、「夕張ワールドリゾート」構想を訴えたという。

リゾート開発を推進した中田は、幼いときに映画を見すぎて目を悪くしたというほどの映画好きで、竹下内閣のばらまき政策といわれた「ふるさと創生」資金の一億円を使って「国際映画祭」を企画する。炭鉱がなくなって何もない夕張に誰も来るはずがないと関係者はみな反対したが、案に相違して中田は驚くほど映画人脈を有していて、平成二（一九九〇）年に行われた第一回目の映画祭では一万人近くの観客を動員するなど成果を収めた。それ以来、夕張と映画は切っても切れない関係になった。

バブルがはじけても、観光関連は踏ん張っていて、一九九〇年代後半になっても二百万人の観光客を集めていた。しかし、頂点から奈落の底へと転げ落ちた景気は、その後もち直すことなく、レジャー施設から次第に客足は遠のいていった。観覧車やジェットコースターは一人も客を乗せずに空の状態で運転しなければならない日が続くようになった。第三セクターによるリゾート開発でつくられたレジャー施設の経営は悪化し、出資者である夕張市の財政の足を引っ張るようになっていく。中田にとって頼みの綱だった松下興産は、バブル崩壊後事業を縮小、夕張市のスキー場とゴルフ場事業からの撤退を市に申し出る。これに対して、中田は引退声明を出す直前の平成十四年、松下興産からのスキー場とホテルを二十六億円で買い受けることを決断する。松下興産は夕張のリゾート開発に百三十億円かけたというから、二十六億円という値が高いのか安いのか、議論が分かれるところであろう。

しかし、夕張からそう遠くなく、全国的に知られて人気を博したトマムリゾートは、総合デベロッパー関兵精麦株式会社などが中心となって八百億円もの大金を投じたが、バブル崩壊後、加森観光が占冠村《しむかっぷ》へ五億円を寄付し、その金で村が資産を買い取り、加森観光に十五年間マネジメント運営を委託して立て直した。そのことを考えると、夕張市がスキー場とホテルを安く買ったといえないことは明らかだし、同じ財政難に苦しむ自治体でありながらアイデアや交渉力が夕張にはなかったということができよう。このマウントレースイスキー場とホテルの買収は、夕張市の財政悪化の決定打になった。

こうした財政上の数字は、夕張市が行った「ヤミ起債」をはじめとする粉飾決算でほとんど気づかれなかったが、財政難は雪だるま式にふくれ上がっていった。そして、夕張市はついに破産して国の管理を受ける「財政再建団体」になる。

北海道庁が調査した「夕張市の財政運営に関する調査（中間報告）」によれば、夕張市の債務状況は次のようになっている。

短期借入残高	二百八十八億円
長期借入残高	二百六十一億円
債務負担行為	八十二・六億円
計	六百三十二億円

その内訳を見ると、観光関連の債務は公営事業会計分が百四十二億円、第三セクター分が二十五億円、合計約百六十七億円だ。第三セクターとは、「㈱石炭の歴史観光村」「夕張観光開発㈱」などで、後者が

ホテルマウントレースイ、マウントレースイスキー場などを所有していた。

前佐賀市長の木下敏之は『なぜ、改革は必ず失敗するのか』（WAVE出版）で夕張市の財政破綻について、たしかに観光関連の債務は大きいが、もっと構造的な問題があったと指摘する。観光以外の分野の債務は合計四百六十四億円と三倍に近く、その内訳を見ると多い順に一般会計分二百七十億円、住宅管理事業五十三億円、病院関連事業三十一億円、上水道事業関連二十四億円、下水道関連事業二十二億円となっている。つまり、市は財政が悪化し、人口も急減してきたにもかかわらず、市職員の数を削減することも、各種行政サービスを廃止縮小することもせずに放置してきたことが赤字を増大させたのだ。夕張市役所の職員は平成十八年時点で四百六人、一般行政職は百八十八人もいたが、これは同じ規模の自治体の職員数（人口千人当たりの一般行政職員数の全国平均は七・八二人で、夕張市の人口一万二千人を全国平均に当てはめると一般行政職員は九十三人となる）の倍以上だと、木下は解説する。

公務員の一人当たりの人件費は年間七百万円から八百万円になるので、全国平均よりも九十五人も多い夕張市では、年間六・六億円から七・六億円も多い計算になる。夕張市は十年以上前に行政改革をしなければならなかったのだ。そうしておけば、一般会計の赤字額は少なくとも七十億円前後は減っていたことになる。そして改革を断行したとすれば、住民は住宅管理や上下水道、病院などのサービスを本来は受けることができなかったわけで、そのサービスを受け続けたということは住民もぬるま湯に漬かってきたのであり、間接的だが財政破綻の一因を負っている、つまりは住民たちがかわいそうという単純なことではないと木下は書いている。そして、こうしたことはすべての自治体、さらには日本政府における国家公務員についても当てはまるという。

政権交代で一躍注目された国の予算における事業仕分けだが、夕張の財政破綻を反省材料とするなら肝心の人員削減に切り込まない限り借金は増え続け、最後は税金を投入するしかなくなるといえよう。

木下の指摘は、村上が常々言っていることと一致する。村上はメールマガジン「夕張希望の杜の毎日」第百四号（平成二十一年十二月十一日）で木下の著書を紹介しつつ、さらに踏み込んで六百三十二億円の債務が破綻して夕張市再生計画が策定された途端に解消すべき赤字額が三百五十三億円と、二百七十九億円も少なくなっていることにふれ、「これは税金で穴埋めされたことを意味しています」と書いている。

雪に埋もれた市立総合病院

村上も伊藤も、夕張市が〝炭都〟として栄えていた頃や「炭鉱から観光へ」と産業の転換を図り、それが失敗に終わって財政再建団体になるまでの内情や、後で味わう奇妙な〝権利意識〟と〝被害者意識〟などについてはほとんど知らなかった。が、漏れ伝わる財政事情についての噂などは聞いていて、現地にも行っていた。だから、「夕張は駄目だよね」という言葉になったのだろう。

しかし、夏を過ぎた頃から、村上は夕張に対する見方を変えはじめる。そして九月二十三日、村上が伊関と面談した直後、村上から伊藤にメールが届いた。そこには、「夕張に行く」とあった。伊藤は急遽、西村と杉山にその旨を伝えた。

湯沢に戻った村上に伊藤は「何をしに夕張に行くの？」と聞いた。そして、「夕張を再建しに行くのではないよね、先生が瀬棚でできなかったまちづくりと地域医療をやるために行くんだよね」と確認をとった。財政破綻したから行政の権限は弱くなっているので、「民」の力が発揮しやすいだろうという話も出た。伊藤は湯沢に連れてきた子どもの学校のこともあってどうするか悩んだが、「村上教」の信者としての気持ちのほうが勝っていたため、翌年の三月から夕張に行くことを決めた。

看護師の西村裕子は、村上の夕張行きへの誘いに対して「今回は一緒に行きません」ときっぱりと断った。かといって、湯沢町に一人残るつもりもなく、北海道に帰ってどこか勤務できる病院を探そうと、しばし考えあぐねていた。村上から「一年間手伝ってもらえないか」というメールが届いたのは、そんなタイミングだった。それでも、西村は返事をためらった。しかし、村上にそこまでいわれて自分に手伝うべきことがあるというのなら、もう一回挑戦してみてもいいかと、夕張行きを承諾したのだった。

十一月後半、長隆《おさ》と打ち合わせした村上から伊藤に電話が入った。十一月中に、医療法人の事前申請をしなければならないが、それにあたって理事を三人決める必要があるので、とりあえず三月に最終登記するまで理事を引き受けてくれないかという申し出だった。伊藤は期限付きのような中途半端なことはしたくないと自分の気持ちを伝えたところ、村上は「わかった」と言い、ふたを開けてみると「医療法人財団　夕張希望の杜」の常務理事という肩書きになっていた。

湯沢町での仕事の後始末をした村上は、平成十八（二〇〇六）年十二月二十一日、単身湯沢を後にして新潟港からフェリーに乗り、北海道へ向かった。十二月二十四日の日曜日、雪が降りしきるなかを村上は車で夕張入りして真っ先に夕張市立総合病院の中を見て回った。ひと気がなく寒々とした病院内ははたから見ると絶望の果てに置き忘れられた建物のようだった。それでも、翌二十五日から応援医師として村上が診察をはじめたことは、次々と医師が去って一時期は地域の医療が崩壊してしまうのかと不安視された住民にとって、深い雪に埋もれてたたずむ夕張市立総合病院に一筋の光が差したように感じられたであろう。

年が明けて平成十九年一月一日、村上は夕張市立総合病院の内科医長に就任して、勤務をはじめる。村上にとって、四月から指定管理者として公設民営で経営する方針は決まっており、一月からの勤務医としての診察は夕張の住民をできるだけ知るためのものだった。

患者と接して村上が驚いたのは、旧瀬棚町でもそうだったが、薬の多さだった。夕張市民にとって、医者が治療するというのは薬を出すことだと思い込んでいたからだ。以前から夕張市立総合病院で薬剤師として勤務していた池元洋平は、気性の荒い鉱山労働者の患者からしょっちゅう「四の五の言っとらんで早く薬、出さんかい」と怒鳴られたという。

村上が最初の数カ月間で診た患者のうち薬がいちばん多かったのは、二十種類だった。村上は薬を減らすために、たとえば尿酸値の高い患者には、水分を多くとるように言い、一日お茶を五杯飲むことをすすめる。生活習慣病の患者は、薬をのんでいれば検査数値が抑えられるため生活を変えなくていいと思いこみ、悪習慣をそのまま放置してしまうためだ。

村上は一人で毎日百五十人の外来患者を診ながら、四月から開設する診療所の準備にとりかかった。まず、医療法人の設立をしなければ、指定管理者になって市立病院を引き継ぐことはできない。

十一月に長が率いる「シス研」のスタッフが事前審査の書類を出したことはすでに述べたが、十二月に入ると某夕張市議会議員と懇意にしている道議会議員によって妨害工作がはじめられた。道議会において「これまで道庁は開業医としての経営実績を求めて、それがないと医療法人を認可してこなかった、村上医師は経営実績がないので認めるべきではない」と主張したのだ。これに対しては、長が水面下で総務省と北海道庁に揺さぶりをかけたことで、道の保健福祉部長は「住民の医療が確保されるよう弾力的な運用を図る」と答え、今後は「開業医としての経営実績」を必ずしも問わないとの方針を明らかにした。妨害工作はさらに続いたが、長はこうした医療法人設立に対する嫌がらせに対して、いくら妨害しても法人設立には一向に影響しないが、さらに何かするようならマスコミにその事実を公表すると通告し、いったんは沈静化した。

長のスタッフの協力を得て事前審査の書類に修正を加え、翌年一月初めに北海道庁に村上を代表とする医療法人の設立を本申請、道庁は十日に受理した。法人設立の認可が下りたのは二月二十七日、認可証が交付されたのは三月一日で、四月の診療所オープンまで一カ月しかなかった。医療法人は南清水沢診療所を拠点に三月二十二日に登記したが、これで一件落着というわけではなかった。

医療法人設立の申請を道庁が受理した後の一月十九日、市議会財政再建調査特別委員会で某市議会議員が「南清水沢診療所は年間二千万円の黒字になっており、立花康人医師は地域住民の信頼が高く、単独運営が可能」と指摘した。後藤健二市長は、その議員の意見に沿って病院に付属する南清水沢診療所を市立総合病院本体から切り離したうえで、四月からは同診療所に勤務する立花康人に運営を委ねる方針を固めた。そのため、村上の医療法人は四月から拠点を失うことになり、厚生労働省の指導のもと北海道庁は早く拠点を決めるように何度か迫った。そのたびに、歯科を拠点にしようかなどという議論が持ち上がったが、そうするためには入口を別にしなければならないといった、はたから見ればどうでもいい無駄なやりとりをくり返した末、特例で認めるということで決着したのは七月に入ってからだった。

「希望の杜」というネーミング

医療法人財団を申請するにあたって名前を「夕張希望の杜」にしたのには、次のようなエピソードがある。話は本筋からややそれ、かなり前にさかのぼることになるが、財政破綻の元凶である中田鉄治もからむのでざっと紹介しておこう。

中田鉄治は平成十五（二〇〇三）年四月まで市長を続け、その年の九月に死去するが、彼がまだ健在の頃、国際映画祭を開催している夕張をロケ地に映画を撮ってもらいたいと東映に懇願した。それが実現したのが、吉永小百合主演作『北の零年』だった。ロケ地は夕張・鹿島地区などで、平成十五年の十一月から四十日間かけて撮影が行われた。夕張市ではロケ受け入れ実行委員会をつくり協力、すべてゼロからのオープンセットが十三棟つくられた。完成後、平成十七年二月の第十六回ゆうばりファンタスティック国際映画祭で特別上映される。そこに出席した吉永小百合は、「夕張は私のふるさとになりました。今後は町の宣伝部長になりたい」と語り、ロケ地の鹿島地区が平成二十五年にシューパロダムの拡張工事とともに沈むことになるため、できればみなさんの目の届くところに移して、思い出していただければと語った。夕張市民も保存を要請したため、吉永は国際映画祭の三日前に表敬訪問して高橋はるみ知事に、ロケセットを夕張に残してもらえないかと懇願した。

そのとき、長隆はフランスに出張中だったが、報道を見て吉永サイドに連絡をとり、財政難の北海道知事の一存で年間三百三十万円の維持管理費がかかるロケセットの移住を決められるわけがない、総務省に話してみましょうと約束した。長の側面支援が功を奏したのか、夕張の財政破綻がまだ明るみに出ておらず観光地の目玉になると受け取られたためか、平成十七年九月に映画で使った「殿の屋敷」や「志乃の家」等ロケセットの一部を「石炭歴史の村」の一角に移住し、『北の零年』希望の杜』と命名し、NPO法人夕張応援団「ゆうばり希望の杜」が管理、一般公開し、夕張の観光の目玉にすることになった。

長は医療法人のネーミングについて話し合った際、明治政府から棄民されて一度は絶望に陥った人々が、幾多の苦難を乗り越えながら北海道の地で希望をつかもうとした映画『北の零年』のストーリーと、財政破綻によって絶望の縁にまでに陥れられた夕張市民を救うために公設民営で病院再建をしようとするプロジェクトを重ね合わせ、『北の零年』希望の杜』の後半の名前「希望の杜」を使わせてもらって「夕張希望の杜」というネーミングはどうかと提案したのだった。

それにしても夕張市の財政破綻の引き金を引いた中田鉄治が映画のロケ地にしてくれるように懇願して実現し、それが回り回って赤字で破産した病院を引き継ぐ医療法人の名前になるというのだから、考えれてみれば皮肉な話だ。

夕張の医療をめぐる報道

医療法人の認可もさることながら、公設民営にあたる指定管理者の決定はさらに大幅に遅れた。総務省から指導権を付与された経営診断アドバイザーにより指定管理者を全国から公募することを平成十八

（二〇〇六）年九月段階で決められていた以上、十二月に村上が医療関係者や市長など行政関係者を中心とする市民に対して自分の地域医療についての考え方を説明した時点で、夕張市は一般住民への公設民営についての説明会等を実施して公募すればよかった。しかし、病院をダウンサイジングして診療所にし、さらには人工透析を中止するといった村上たちの方針に対する住民への負い目からか、市側は公募作業をすぐには進めなかった。平成十九年一月十七日にようやく募集をはじめる方針を示したが、反対派の議員から南清水谷診療所の扱いや透析入院患者の転院などについて説明会を行うことを要求されると、日程をずらしてでも従わざるを得なかった。

反対派は、一月後半に行われた住民説明会で住民の不安感をあおった。住民たちは国と市がつくった再建案の過酷さに打ちのめされていたため、「常時診てもらえる病院として残してほしい」「人工透析は生死にかかわる、ぜひ取りやめないでほしい」「四月から公設民営にするというのは誰がいつ決めたのか？　議会で説明したか」といった被害者意識を全面に押し出した意見が相次いだ。市側としては、そのような住民の意見や不安を無視して、指定管理者の公募を強引に進めるわけにもいかず、説明会を何度も開催した。

こうした被害者意識をさらにあおって日程を遅らせたのが、マスコミの論調だった。一部の住民の不安に迎合するマスコミは、夕張の医療を悲話として全国に報道した。その論調の代表的なものが、ＴＢＳ特番「みのもんたの激ズバッ！　ほっとけないＳＰ」（平成十九年一月二十四日午後六時五十五分放送）だった。番組は、政治家、公務員による税金、年金の無駄遣いを検証しつつ非難するというもので、みのもんたが二十年ぶりに現場でリポートして注目された。みのは財政破綻した夕張市を訪れ、市民の状況について一月十七日、報告会見を行った。みのは「人工透析が必要な人が三十人もいるのに病院もなくなる。死ぬだけじゃないか。夕張は、政治に裏切られた悲劇そのもの」と怒りをあらわにした。そして、十二万人いた市民が十分の一になった雪深い街にショックを受けたと言い、八十歳を超えて一人で住む市民の姿に「涙が出た」と、お涙頂戴ストーリーとして紹介した。便乗したマスコミ、とくにスポーツ紙は格好の材料として記事にし、三月いっぱいでなくなる夕張市立総合病院の破綻をいっせいに取り上げた。こうした論調も、夕張市の指定管理者公募を遅らせた一因になった。

この一連の報道に噛《か》みついたのが、前年十二月に大幅なダウンサイジングを示唆していた夕張市立総合病院経営アドバイザーの長隆だった。報道の内容は、志の高い医師が赴任してくれ、順調な病院改革を行おうとしているのに不当な判断を国民に与えかねないとＴＢＳに対して次のような抗議文を送った。

（透析の中止を指導した理由）

1　透析専門医がいままでもいませんでしたし、今後も採用できる見込みがありません。

みのもんたさんは透析が何とかならないのかと詰め寄っていますが、医師招聘せよといっていることになります。全力で努力していますが透析医に限らず小児科など専門医がいないことを以って夕張の改革不十分と視聴者に伝える報道姿勢は誤っています。透析中止を指導した私にまったく取材していません。遺憾です。

2　透析患者さんにほとんど迷惑はお掛けしません。三十分でいける日赤栗山病院が最近透析部門を増設して十分対応してくれます。

3　夕張市は通院の補助は出せませんが指定管理者は患者さんの交通費にいままで以上の負担はお掛けしません。
4　透析患者さんに病院はいま親切に相談に乗っています。切捨てなどありえません。三十九キロと長い市の全域から通院に最も合理的な病院が紹介されます。
5　これで改革か？　誰も責任を取っていないというみのもんたさんの発言への反論。
公設民営で二〇〇六年度十億円の赤字は二〇〇七年度からゼロになります。逆に黒字で税金納付します。病院職員は全員、公務員の地位がなくなります。

本来過疎地に交付される税金投入が投入されておらず、病院現場に責任はないにもかかわらず全員異議なく公務員の地位を捨てていただくのです。

みのさんの市当局・議会・道庁の責任追及の姿勢は高く評価しますが、病院の真摯な取り組みがＴＢＳの報道によって国民に誤解されることがないよう強く要望してまいりました。

報道に当たっては　患者さんの意見を聞いてくださる事は重要です。しかし私は、報告書を八月二十九日全市民に公開し意見募集いたしました。今日まで批判はゼロです。住民の意思を無視して指導はしていません。　改革で最重要なことは一万二千人の外来診療を三人の医師に守っていただくことです。

透析に関しては、事実と異なるイメージを与えかねない報道や論調が多く見受けられます。透析医療を継続しない事は事実ですが、入院透析の患者さんは全て引受け病院が決まっていますので、「あとは知らない」、「追い出す」ということではありません。

通院透析の患者さんも、二十七人の患者さんに対し、恵庭は全員OK、岩見沢も全員OK、栗山十人、千歳四人は受け入れ可能です。恵庭と千歳は自宅（もしくはその近く）への送迎つきです。（岩見沢と栗山は送迎なしです）。

受け入れ先と通院方法は示しているはずですが、報道ではなぜか正確に伝えられていないような気がしてならないのですが。

これに対して、TBSは一月三十日放映の「みのもんたの朝ズバッ！」で夕張市立総合病院の透析に関して、病院側の方針「交通費の補助などにより、これまで以上の負担はかけない」「通院時間の増加は最小限にとどめる」とし、透析患者の受け入れ先をフリップで紹介し、局として今後の支援を約した。その後もこの手の報道は続いたが、実情はかなり違った。夕張には市立総合病院を含めて五つの医療機関があり、近くの町にも病院があった。市立総合病院は、夜間のコンビニ受診と介護を必要とする高齢者の入院先として機能していたのであり、なくなったからといって住民の命に影響することはない。

それでもマスコミは同じパターンで番組をつくり続けた。同年の五月十三日放映のNHKスペシャル「夕張　破綻（たん）が住民を直撃する」に対しても、長は虚偽の風説の流布、信用毀損《きそん》の手段などで放送法に触れると厳重抗議した。しかし、視聴者にとって後のことは知り得ぬ話であり、夕張市民にとっても無縁のことだった。

ともあれ、住民の不安に対する説明会のくり返しに追われて、指定管理者の公募の日程はどんどん遅れ、二月七日公募、十三日締めきりという日程にまでずれ込んでしまった。この一カ月近い指定管理者選定作業の遅れは、医療センターの経営に後々まで妨げとなる。

みのもんたが夕張市民についての報告会見を行った六日後の一月二十三日、北海道新聞の一面に「『希望の杜』を野村支援」という活字が踊った。野村ホールディングス（ＨＤ）の百パーセント子会社「野村ヘルスケア・サポート＆アドバイザリー」が債券を発行して資金調達をしようというのだ。これは四月から地域医療確保を目的とした社会医療法人制度がはじまることを受け、長の主導で「夕張希望の杜」が認定第一号を目指そうとしたもので、これに認定されれば有料老人ホームや介護用品の院外販売といった収益事業をすることが可能となり、野村ホールディングスは高齢化社会が進むなか、ビジネスチャンスは拡大すると判断して、支援しようとしたものだった。一月二十一日、夕張市で開かれた「希望の杜」の記者会見に同席した全国自治体病院協議会の小山田恵会長は、「病院の健全経営には理想の形」と新制度への期待を述べた。

村上は、長の顔を立てて社会医療法人の認定を目指すことに賛同したが、それよりも診療所を立ち上げて軌道に乗せることで頭がいっぱいで、将来の収益事業のことを考える余裕などまったくなかった。

こうした夕張医療センターをめぐるさまざまな報道の経緯をまとめ、村上を側面から応援するかのように「健康は破綻させない」という見出しで、「『行く、夕張へ』医師が即断」という読売新聞の記事が出たのは、一月二十八日だった。これは、前年十一月二十五日の住民説明会の様子からはじまって、村上の経歴、「空いた場所には託児所や娯楽施設を作り、まちおこしの拠点にする……」といった構想も紹介していた。

村上は、すでに述べたようにこれまでのやり方を断ち切り、診療所としてスタートを切ろうとした。

病院なら国から交付金が入るのにという外野の声もあった。しかしこれまでそれに頼っていたから営業努力をしてこなかったわけで、訪問診療や介護老人保健施設を併設するなどすれば採算はとれるとした。その考えに裏付けを与えたのが、村上が湯沢町で村井隆三に紹介され、三顧の礼で招いた高橋宏昌だった。彼は前年の十二月十日の集まりで長のお墨付きも与えられ、一月五日にはティーメディクス社に在籍しながら夕張にやって来て、三月いっぱいまで開設準備室長の役割を担い、四月からは副院長に就任する予定になっていた。高橋は早速、いまは使われていない看護部長室を作業場として新しい診療所の立ち上げに加わった。すでに述べたように、高橋は私立病院の経営アドバイザーとしての実績はあったが、自治体病院の立て直しははじめての経験だ。それでも、診療所の詳細な収支見込みを試算、綿密な収支計画をつくりあげていた。

しかし、行政サイドの対応の遅れは、村上たちの当初の計画を大幅に狂わせ、ボディーブローのようなダメージを与えていった。医療法人の認可、指定管理者の決定もそうだが、診療所の大家となる夕張市との、老朽化した施設の補修、大きな建物であるために使用しない場所の無駄な水道光熱費等の補償問題についての交渉も難航していた。しかし、財政破綻して人手が減り、指揮命令系統が機能していない市役所からは、いつまでたっても色よい返事はなく、ただ時間ばかり過ぎていった。

それ以外にも、深刻な問題が山積していた。普通、病院が公設民営に移行する際、資本金のような形で当面の運営資金三億円ぐらいが補助される。しかし、財政破綻した夕張市からは「一円も出せない」といわれている。勤務医の経験しかない村上に、資金力などあろうはずがない。村上は、長や伊関から開発銀行、政策投資銀行などを紹介されて個人保証で妻に内緒で一億円以上の借金をする予定だったが、この時点ではまだ調達できていなかった。病院というのは、診療報酬が保険の支払い機構から入金されるまで二カ月間かかる。そのため、四月に開設しても、二カ月間の収入は患者の自己負担金分の三割しか入らない。その間、職員の給料や医療に必要な経費は払わなければならず、資本金がなく、赤字を補填する部門もない夕張医療センターにとっては、赤字を出せば即倒産につながる。まさに綱渡りの状態だ。実際に医療法人「夕張希望の杜」が日本政策投資銀行、北洋銀行、北海信用金庫から合計一億二千万円の資金を調達できたのは、四月も二十五日になってからだった。

高橋は、まず市立総合病院が赤字になった主原因の職員の給与を見直し、四月からの新法人では手当などはすべて削るため、実質的に給料は下がる旨職員に伝えるようにと、村上に進言した。

それよりも大問題だったのは、四月の新年度から新体制を敷くための医師の招聘《しょうへい》だった。これは遅くても一月末には募集をはじめなければならなかったが、指定管理者の公募・決定が大幅に遅れているためにできずにいた。医師の招聘が遅れれば、外来患者の数が計画より減ることは当然のこと、四十床の老人保健施設の運営もできないことになる。

「火中の栗」ではなく「宝の山」

遅れている医師の募集を迅速にするため、村上は医師リクルートのプロ、福山智子に依頼することにした。伊関が千葉県・流山市議の紹介で知り合った福山は、医師が自分に合った環境で働くことが〝医療の質の向上〟につながると、医師の働くスタイルを応援するニュービジネスを立ち上げ、株式会社フェーズワンの社長に就任して成功した。しかしその結果、地方の医師を都会に呼び寄せるケースが多くなり、それに忸怩《じくじ》たる思いを感じていたため、伊関が教えてくれた夕張の医師のリクルートにボランティアで加わることにしたのだった。

福山は、村上に会ってすぐに素朴な質問をした。

「夕張の医療が困っているのでしたら、夕張や近くの出身者とか夕張に縁のあるお医者さんに声をかけるのがいちばんなのではないでしょうか」

村上はその考え方をきっぱりと否定した。

「それは全然駄目だと思います。いまの若い医者は、お涙頂戴や赤ひげ先生的な情に訴えても地域には来てはくれません。それを言った途端に引いてしまうし、うちの娘ならウザイと言いますね。それよりも夕張はこんなに素晴らしい自然があって、子どもを育てるのにはいい環境だと訴えるとか、スキー場が近いので上達して一級を取れますよ、その間二、三年はかかるでしょうから、勤務したらどうですかとアピールしたほうが動機づけになる。かえって東京とか都会の人に訴えたほうがいいと思います」

医師の募集は、最新技術のインターネットテレビ「ドクタースタイルTV」を通じて行うことにして、一月二十六、二十七日の二日間にわたって録画収録した。

『まちの病院がなくなる!?』の執筆と校正で忙殺され、それまで村上の手伝いを思うようにできずに悔しい思いでいた伊関も、収録にあたって夕張にやって来た。

村上と高橋、伊関の三人が会うのは初めてで、フェーズワンの福山を含め、全員が身銭を切って集まった。それにしても、何が彼らをこの地に引き寄せるのだろうか。さらには、旧瀬棚町で一緒にやっていた仲間が再集結したり、後に述べるように給与が下がることもいとわずに医療センターに残るスタッフが多いのはなぜなのだろうか。

それはひとえに村上の率直な人柄に負うところが大きいように思える。村上はインターネットテレビのビデオに向かって「医者のやりがいというのは、自分が治療した人が元気になってまた働いているところを見ることです。医者になろう思った人は、みんなそういった気持ちをもっているはずです。そうした姿をいちばん見ることができるのは地域です」と、まず医師魂に訴えかける。こうした率直なもの言いができる人は、医師のなかで少なくなっている。さらに、「夕張は日本でいちばん高齢化率の高い地域です。そこで成功すれば全国のモデルケースになります。出来上がった路線に乗って働こうと思う人には難しいかもしれませんが、いろいろなことに挑戦したいと思っている人は白いキャンバスに自由に描くことができます」と語りかけた。

村上はその頃、マスコミの決まり文句「火中の栗を拾う」という言い回しに反論し、逆に夕張は「宝の山」だと言い切った。

「これからの日本はどんどん高齢化していきます。高齢者は元気で、人のために仕事をしたいと思っているはずで、ぼくはそれを支援することでコミュニティを成り立たせたい。みんな夢物語というかもしれませんが、瀬棚の七年間でやってきたことはここでもできます。夕張の人口は約一万二千人で借金は六百三十億円、日本の人口は約一億二千万人で七百数十兆円、ちょうど一万分の一でまさに日本の縮図です。夕張市は財政破綻をした一番手だからみなさんから注目されています。ここでよい結果が出せれば、将来すごく役立つノウハウになる。ここで新しい医療の仕組みをつくるのは、本当に最先端の取り組みだと思います。それに夕張は、これ以上悪くなることはありません。夕張は第一次産業が多いので、お年寄りでも元気でさえいれば働けます。つまり高齢者を大事にしたまちづくりができる可能性は高く、それが成功すれば賞賛されます。そう考えたら、こんなに楽しいことはない。だから宝の山なのであり、わくわくしています」

地域医療のあるべき姿、日本が抱える現実をきちんと分析して行く末を見すえながら、それを解決するための夢や希望、将来のモデルケースにできること、さらにはそれによってビジネスチャンスが広がること等々を、柔らかい口調で童顔の村上が語りかければ、大抵の人は参加してみようかと思うだろう。

現在の地域医療の第一人者である諏訪中央病院名誉院長・鎌田實は、平成十九(二〇〇七)年五月に夕張に来て村上を励ましているが、ある席上で村上のことを筆者に「すごい戦略家でありながら人に対する気配りもきちんとできる人」と評した。これは上記の発言やコメディカルに対する配慮という面も含めて、実に的を射た人物評といえよう。

やや話が横道にそれた。伊関はカメラに向かって「何もないけど、いい人が集まっている、そんな病院は稀有《けう》です」と医療従事者に呼びかけた。長隆も東京で収録したビデオで、これからどんどん破綻する自治体病院再建のモデルへの参加を訴えた。

福山が東京に戻って編集したインターネットテレビによる「医師募集」は上出来で、二月上旬からでも流すことができた。しかし、村上は指定管理者の公募が終わって、正式に決まるまで待った。フライングしてこれ以上、反対派住民を勢いづかせるのは得策ではないと判断したためだ。

財政破綻した自治体病院の指定管理者に応募する医療法人や医師がほかにいるはずもなく、二月十三日には事実上決定、ようやく医師募集を開始したが、遅れは致命的だった。インターネットテレビを見て関心をもった医師は十数人に上ったが、二月の半ばではほとんどの医師は翌年度からの勤務先を決めていた。準備があまりにも遅すぎて、四月から働いてもらおうと考えていた医師の募集ができず、それでも何人かと面接して、最速で七月から二人の医師に勤務してもらえることになった。

ようやく二月十九日に正式に指定管理者に決定したことに対して村上は、こう語った。

「半年、一年前には指定管理者に決まっていて、スタッフ選びをきちんとしてスタートするのが普通ですよ。開設まで一カ月ちょっとしかない今頃決まっても正直あまり嬉しくない。あまりにも時間がなさすぎます。それが正直な気持ちです」

スタッフ選び

それでもここまで来たら、前へ突き進むしかない。村上は早速、市立総合病院のスタッフから診療所に残ってもらう医療スタッフの選定に移った。あまり時間がないなかで、看護師の横田久美子から「残ることに決めました」と伝えられて、村上は嬉しそうに「実はいちばん、残ってほしかった人なんです」と言った。看護師は平成十八（二〇〇六）年に厚生労働省が導入した「7対1看護基準」によって、どこの病院も不足しており、全国各地の病院で争奪戦が起こっている。これは入院患者七人に対して看護師一人という配置基準に対して高い診療報酬を払うと改定されたために起こり、看護師不足によって病院経営が圧迫され、一部病棟を閉鎖したり、閉院に追い込まれている中小病院もある。

夕張市立総合病院でも常に患者の立場に立って働いている優秀な横田が残ることは、他の看護師にも影響を与えるため、村上は四月からは看護部長に抜擢《ばってき》したのだった。

その横田に村上の印象を聞くと、「最初のころ、救急車でやってきた患者さんに、どうしてこんな軽い症状で来るのかと文句を言ったんですよ。あれにはびっくりしました。よく考えると当然なんですが、それが夕張では当たり前でしたので、村上先生のやり方が通用するのだろうかと思いました」と素直に感想を語った。診療所に残った理由については、次のように言った。

「苦しいときだからこそ、何か新しいことができるチャンスじゃあないかと。それにほかのスタッフも一緒でしたから」

そして、村上の運営スタイルについて、横田はこう言う。

「これまでは自分たちが自らの判断で何かをしなければならないということはなく、先生に言われたことを病院という箱の中でくり返していた感じでしたが、村上先生になってからは自分たちで考え、しかも一つのことだけでなくいろいろなことを兼務してこなす、オールマイティな看護師にならなければと思うようになりました」

村上が夕張に来てから医局で隣り合わせの席に座った歯科医師の八田政浩は、以前の病院長から「歯科はいらないのではないか」と言われていて、病院経営アドバイザーの「経営診断」も「歯科や非常勤で対応している診療科については廃止をする」と書かれていたため、三月いっぱいでクビになるものと覚悟していたという。ところが、村上といろいろ話しているうちに、高齢者の医療には口腔ケアが欠かせないと考えていることを知る。

「一緒に仕事をしているうちに、〝あ・うん〟の呼吸で歯科を併設する機運が高まり、私が一緒に働きたいと言うと、『ぜひやりましょう』と応えてくれました」

二月も下旬になってのことだったと八田は言う。

村上は、八田以外にもこれはと思うスタッフには残ってもらうように懇願すると同時に、瀬棚時代に一緒にやった仲間にも声をかけた。湯沢で一緒だった放射線技師の伊藤和男と看護師の西村裕子はすでに述べたように了解を取りつけてあり、伊藤は三月半ばには夕張に来た。

村上がせたな町の診療所を去ると同時に辞め、夫の実家がある札幌に引っ越して特養老人ホームで働いていた高丸佳子にも声をかけた。介護老人保健施設をつくるので手伝ってくれないかと誘われ、家庭の事情があったが、高丸は姑の「村上先生が夕張に行くと言ってるけど、行くんでしょ」というひと言で夕張行きを決めた。医療保険の診療報酬で働く診療所と違って、介護保険のルールで働かなければならない介護老人保健施設では、仕事の仕方がまったく違う。それを見越して、村上は高丸に声をかけたのだった。

また、前年の十月には村上からの電話で「夕張に行くことになったので手伝ってくれないか」と頼まれていた事務の越中幸一も開設準備期間には間に合わなかったが、四月一日から事務スタッフとして働くことになった。それまでは、長隆の「医療シス研」のスタッフがあたった。

事務長の佐藤友規は、二月にかねてから知っていた高橋宏昌から事務長を探しているけど誰かいないかと声をかけられる。ほかに適当な人材も見あたらず、自ら三月一日に着任、開設準備に忙殺された。

彼は夕張とそれほど離れていない上砂川で生まれたが、もの心がついたときには本州を転々としていた。

順天堂大学で公衆衛生を勉強し、卒業後、医療関係の職を転々として、医療関係人材サービスでコンサルタントをしていたときに事務長を引き受けた。

佐藤が夕張に来た三月一日の新聞記事には、夕張の再建計画が市議会で正式に決まったことを報じていた。これで村上が病院を引き継ぐことが正式に承認されたのだが、開設準備は遅々として進まず、スタッフはいら立ちを見せはじめた。

見切り発車

「たった一カ月半で病院をつくれということと同じなのだから無理がありすぎますよね」

開設準備の総責任者ともいうべき高橋は、温和な顔で冷静に語りながらも、ストレスは高まる一方だった。高橋は、村上と相談して昔の院長室を開設準備室として作業のしやすいように改造した。高橋本人は、金融関係との折衝や暖簾《のれん》に腕押しの行政サイドとの交渉に忙殺されたため、長隆に頼んで「シス研」から事務一切を任せられるスタッフを一人常駐派遣してもらった。「シス研」に籍を置いたまま夕張にやって来た篠原正洋は、前年八月の夕張市立総合病院の経営診断のときは、当時日本で唯一財政再建団体に指定されていた福岡県・赤池町（平成十八年三月合併して福智町）に赴いて、病院を診療所にダウンサイジングして黒字経営に転換した経緯について研究分析していたため加わらなかったが、そのリポートを書いた後、夕張の事情についてはひと通り把握していた。

三月五日に夕張に入った篠原は、高橋や佐藤、伊藤たちと開設準備室で、各種の申請や、法人が指定管理者になってからの医療機器の引き継ぎ事務、経理などを担当するが、その頃の準備室は殺気だっていたという。その後のことになるが、篠原は四月に医療センターが開設された後も「シス研」在籍のまま業務を続け、八月になって転籍して医療センターの職員になった。

高橋を愕然《がくぜん》とさせたのは、老朽化した市立総合病院の水道光熱費が年間数千万円もかかっていたことだ。いくら厳寒の北海道だといっても新築の診療所なら一千万円ほど、同規模の建物でも二千万円ぐらいだ。しかし、ここは炭鉱病院だったため、光熱費は使い放題、しかも古い建物であるため断熱材など一切使っておらず、それが老朽化しているだけでなく、ボイラーが使用している建物の反対側の端に設置されているためロスが多いうえに、スチームを送るパイプが腐蝕しかけているため暖房効率がおそろしく悪いのだ。

高橋は、使わない施設の水道光熱費は新法人は負担しないこと、使用しない二階三階の建物の閉鎖工事費用、老朽化した診療所や老健の施設の改修、トイレのバリアフリー化の改修は、大家である市が責任をもってやることを強硬に申し入れ、それが受け入れられない限り、数カ月で赤字になることは目に見えているため指定管理者から降りる旨を伝えた。それに対して、市サイドはとにかく村上に残ってもらい医療を絶やさないため、すべて受け入れると口約束していたのだ。しかし夕張市側が、三月に入っても施設の改修などを行う素振りも見せなかった。

開設まで四日しかなくなった三月二十八日、業を煮やした村上と高橋は市役所に出向いて、後藤市長に直談判した。村上は冒頭、いらついた口調で市長にこう言った。

「公設民営というのはフィフティ・フィフティで、自治体は自治体としての役割を果たさなければ駄目です。医療法人にすべて丸投げするというのでは失敗します。いまのままでは経営が成り立たないのは明らかですから、われわれはこの地から去っていきます」

NHKのETV特集のカメラは、談判の様子をすべて撮ろうとしたが、市長は細かなところで差し障りがある話になるのでと、村上の冒頭の発言だけで、後の撮影を断った。

市長との話し合いが終わった後、高橋にETV特集の米原ディレクターが中の様子を聞くと、カメラに向かってこう答えた。

「思いのたけはすべて言いました。市長は担当者に丸投げしていて細かいことを把握しておらず、わかっていないことが多々ありました。やると口約束した担当者が、それを市長に伝えていないこともあった。われわれの現状が厳しいことをようやく認識したようで、いま幹部を集めて討議しています」

翌日、高橋は、夕張市の担当者に伴われて北海道庁を訪ねた。しかし、再建策はあくまで夕張市と総務省が決めることで、道庁にはそこまで権限がないという。無駄足を踏んだ高橋は、このままでは失敗することは明らかなので指定管理者は引き受けられない旨、再度伝えるしかなかった。

高橋から朗報が村上に伝えられたのは開設二日前の三月三十日金曜日、市役所では後藤市長から早期退職する職員百六人に退職辞令が渡された日のことで、見切り発車せざるを得ないため、くすんだ玄関の壁をせめて明るいグリーンに塗り替える作業をしている最中だった。高橋からの報告によると、施設や老健、トイレのバリアフリー化等のすべての改修費用は国の制度を使えば、八五パーセントは国が負担することが可能で、残りの一五パーセントは夕張市と指定管理者が折半することになるが、いったん夕張市が支払い、指定管理者は半分の金額を家賃のような形で分割で払うこと、玄関の改修なども法人の負担がないようにやること、水道光熱費は協定書に記載されていないが、診療所と老健が使った分だけ払えばいいという方向で話し合うことになったという。

それを聞いた村上は、安堵《あんど》の表情を浮かべ、高橋に握手を求めながら「ようやくこれでゆっくり眠れます」と言った。

しかし、三月三十日に夕張市から提示された「夕張市立診療所等　管理業務協定書」には肝心の診療所施設や老健、トイレのバリアフリー化等すべての改修費、水道光熱費については乙（医療法人財団夕張希望の杜）が負担すると明記されていて、必要に応じて甲と乙は具体的に協議するとしか書かれていなかった。しかも、上記のような取り決めについて一筆も添えられていなかった。診療所開設二日前になって提示された「協定書」の文言について、さらに押し問答する時間も気力もないため、村上と高橋は国や道、市側の信義を重んじて「協定書」に調印したが、後に市側は協定書を楯にとって改修費用、水道光熱費の支払いを拒否するなどもめ続ける原因になる。

それにしても、診療所開設二日前まで国をはじめとして北海道庁、夕張市が何らの手も打たずに最後はなし崩し的に「協定書調印」にもっていくとは、驚くしかない。前年、村井隆三が高橋と一緒に夕張市立総合病院を視察したとき、老朽化が進んだ建物の改築は、ざっと見積もっただけで五、六億円はかかるだろうという話を聞いて、村井は道庁なり国なりが負担するのだろうと楽観的に考えたというが、実際は過酷なほど非情だった。

財政再建団体になった夕張市が自身の裁量では一円たりとも出せないのは仕方がないとしても、道庁は自分たちに権限がないと他人事のような顔をし、総務省は他の自治体への今後に対する見せしめのために厳しい再建策を夕張市につくらせた手前、数千万円の病院の改修などを棚上げし、何ら手をつけようとしないのは、あまりにも無責任すぎるのではないだろうか。

もとはといえば、総務省が地域医療を崩壊させないための緊急事態だからと、長隆、伊関友伸を夕張市立病院の経営再建のために指導権をもった経営診断アドバイザーとして依頼したことから事は始まったのだ。そのアドバイザーが「公設民営」の方針を出したのだから、総務省は全面的とはいわないまでも、それにそって緊急体制を敷き、側面から財政支援の工夫をし、北海道庁市町村課に通達を出して指定管理者を早めに決める筋道を描くべきではなかったか。また、夕張市長や市議会も自らの地域の医療を守るために当事者意識をもって迅速な対応をすべきだったのではないか。にもかかわらず定例議会でしか議論をせず、しかも反対派議員にかき回されて何度も説明会をくり返し、決定が大幅に遅れたことで指定管理者が被る損失など考えもせずに平然としているというのだからあきれるばかりだ。

行政のいい加減さに比して、地域住民の医療を守るために、村上をはじめとする診療所のスタッフたち、長、伊関、高橋たちの手弁当での奮闘ぶりには拍手を送りたくなる。しかし、政治の無策は、夕張医療センターがオープンしてもなお村上とスタッフたちを翻弄《ほんろう》し続けるのだった。

第八章　マイナスからの出発

夕張医療センター開設

平成十九（二〇〇七）年四月一日は日曜日だったが、村上は新年度の初日に夕張医療センターのスタートを切ろうと開所式を行った。普段はスタジアムジャンパーなどラフな姿で診療所に向かう村上だが、さすがにこの日はスーツ姿でネクタイを締めていた。村上は、医療センターに向かう車を運転しながらスキマスイッチの「全力少年」の曲をかけた。学生時代にバンドをやっていた村上はいまでも若者の間ではやっている曲のCDをよく聴くというが、「セカイを開くのは僕だ」というフレーズが入る「全力少年」という選曲に、この日の村上の決意が表れている。医療センターに着いて車を降りた瞬間から、報道陣のカメラがわっと村上を取り囲んだ。公設民営でスタートする医療センターは〝新生夕張〟のシンボルとみなされ、多くのマスコミが注目していたのだ。

夕張医療センターの広いホールには、新たに勤務する四十三人の職員が勢ぞろいしていた。夕張市立総合病院から継続して勤務する職員のほうが多いが、新規採用の人もいる。カメラに囲まれて緊張気味

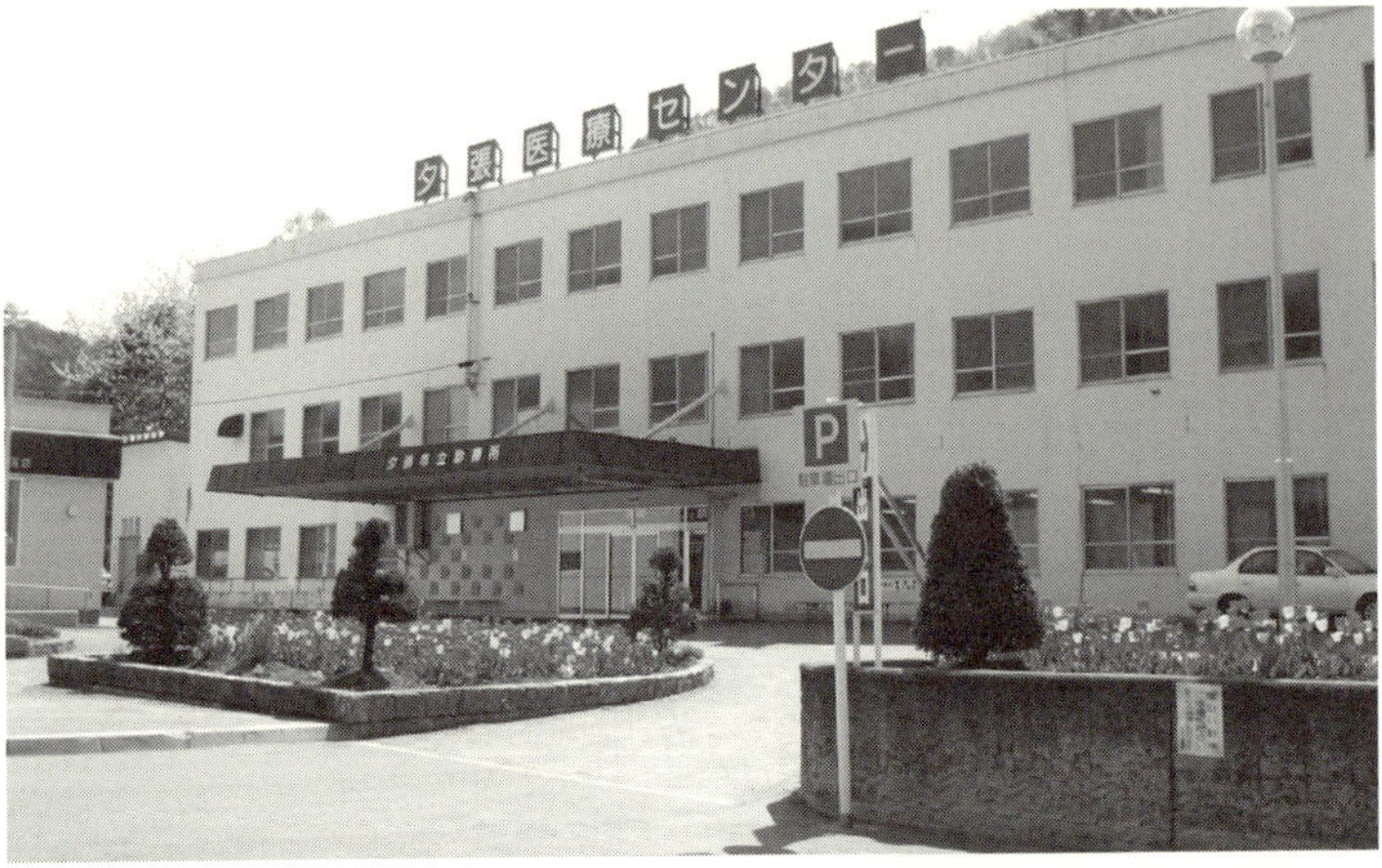

夕張医療センター全景（平成20年5月）

の彼らに、報道陣慣れしている村上は、「これだけカメラがたくさんあると緊張するよね」と声をかけ、気持ちを和らげてから診療所スタートにあたってスピーチをはじめた。

「これまで、看護師だから私はこれはやらない、技師だからこれはやらないという発想でやってきたかもしれませんが、これからはそういった考え方を改め、事務の方でも患者さんが迷っていたら案内する、それぐらいの気持ちでやっていかないといい病院にはできません。でも、それがきちんとやれれば、いい病院にできます。ちょっと言葉は悪いですけど、つぶれてよかったなと思うように頑張ってみませんか。ここがよい病院になれば、きっと人がたくさん集まってきて、住む方が安心して過ごせるようになって、夕張がまたよみがえるのではないかと信じています……」

その後、佐藤事務長が一人ひとりの名前を呼んで、「よろしくお願いします」と大きな声で呼びかけて辞令を手渡し、診療所前で全員が並んで記念撮影をした。

村上は、報道陣に対して「今後はコンビニや保育園を併設したい」と豊富を語り、住民が集まれるような場所にし

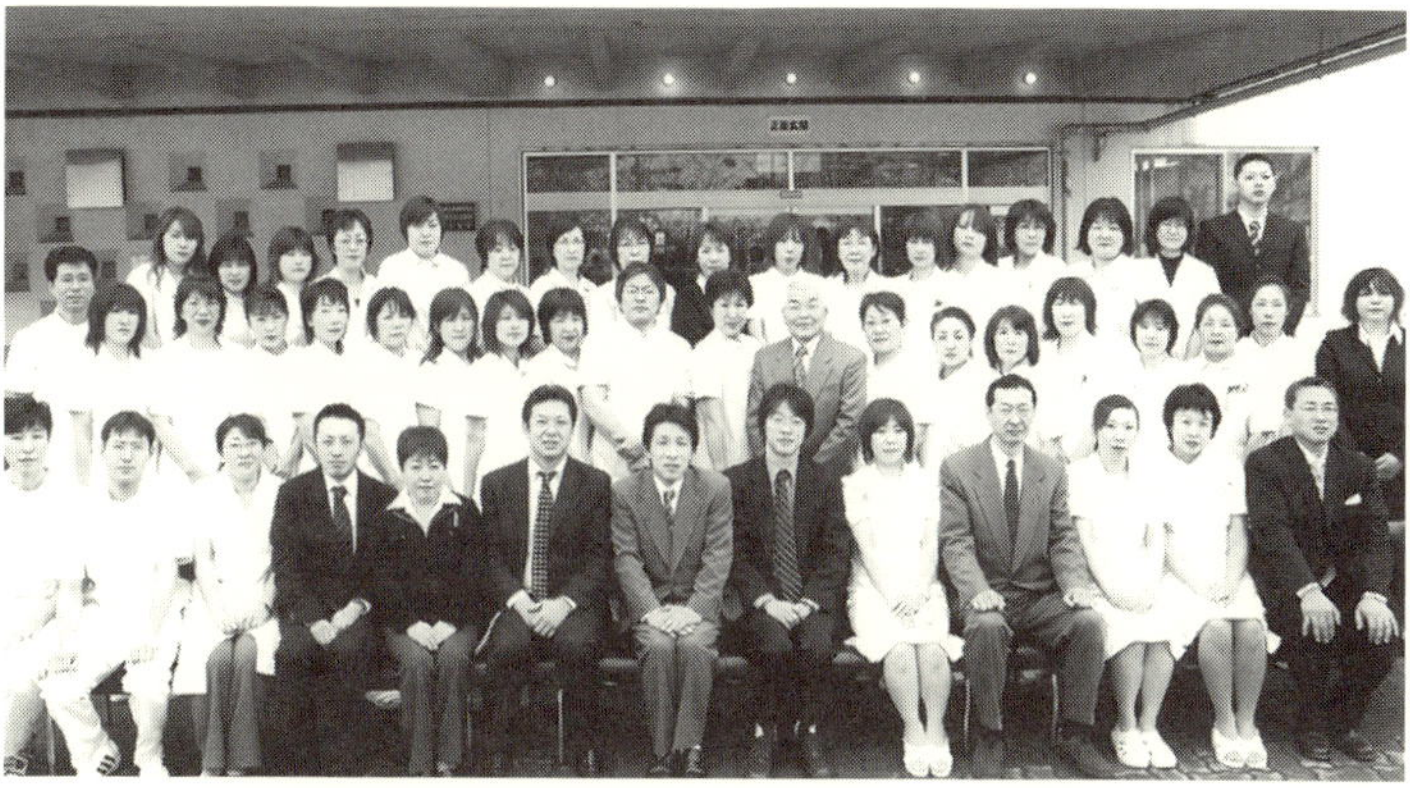

「夕張希望の杜」夕張市立診療所のスタッフ全員での記念撮影
（前列右から６人目が村上。平成19年4月1日）

て、夕張再建の拠点としたいので施設全体を夕張医療センターと名づけたと述べた。

その日、翌日からはじまる初仕事に向けて院内の薬局では、薬剤師が二人に減るため、池元洋平たちの動線が少なくてスムーズで働きやすくなるように模様替えを行っていた。本来なら、瀬棚のように最初から院外薬局を設けて、院内薬剤師は処方箋のチェックに専念したかったが、指定管理者の決定、および医療法人設立の遅れは、院外薬局の設立を七月までずれ込ませたため、当面三カ月は院内で池元たちが薬の調剤をしなければならない。そのための模様替え、スタイルの改造だった。

前日、埼玉県の日本薬科大学から休暇をとって応援に駆けつけた古田精一も、棚を取り払ってできるだけ明るくなるように手伝っていた。そして古田は、明日からは患者に薬を取りに来てもらうのではなく、薬剤師が患者の元に足を運び、薬ののみ方や保管方法などについて注意するようにアドバイスした。それを古田から聞いた村上は、「瀬棚方式にスタイルを変えるんですね」と言い、「やっぱり大学にいる人じゃあないんじゃないかな」と、古田に聞こえるように言いながら玄関に向かった。

翌二日、夕張市立診療所・総合診療科の診察開始と同時に、所内は大混乱をきたした。人員が三分の一まで減ったため、三日前まで三人でやっていた仕事を一人でこなさなければならないのだから当然だが、理由はそれだけではない。以前のように、受付でカルテを患者が受け取って医師に持って行くというこれまでの方式から、職員が医師の元に持って行くスタイルに変えたが、情報伝達に欠かせないコンピュータがトラブルに見舞われて作動しなかったため、スタッフはみな院内を走り回っていた。それ以上に、それまでやっていた診察のスタイルを村上が大きく変えたことが看護師たちを戸惑わせていた。

ほかの医師が一緒に勤務していた頃、村上は彼らの診察スタイルに歩調を合わせていたが、三月後半になって医師が村上一人なった頃から、三分間診療が十五分間に伸び、患者からどうしてこんなに待つのだと苦情が寄せられるようになっていた。四月から看護部長に抜擢《ばってき》された横田久美子はこう言う。

「四月に入った途端、村上先生はさらに一人ひとりの診察に時間をかけるようになり、ほかの患者さんから待ち時間の長さについて苦情が看護師に集中して、説明するのに大変でした。患者さんも私たちも、慣れるまでに半年はかかりました」

病院経営は国が決めた診療報酬に依存するため、患者の数をこなさなければ成り立たない。ビジネス用語風にいえば薄利多売といえよう。診療報酬は複雑怪奇で門外漢にはとても理解し難いが、診療所における再診料は七百十円（平成二十二年度から六百九十円）で、一人に時間をかけてもかけなくても変わらない。また、症状や病気の説明をわかりやすくしたり、生活指導を丁寧にしたりする医療サービスは診療報酬項目にはなく、ゼロ円。つまり一人に多くの時間をかけては経営は成り立たないのが日本の医療の現状だ。

しかし、村上はそうしたコスト面は無視して、地域医療の常道として患者一人ひとりの病気はもとより、両親の病歴や本人の性格から生活の背景まですべてを把握しようとした。それは住民のデータベースを自分流のやり方でつくろうとしていたともいえる。そのため、少女の患者には「将来何になりたいの」と夢を聞いて、少女が「ペットショップ屋さんになりたい」と言うと、「そうかぁ、ペットショップ屋さんかぁ」と言ってカルテに書き込む。

市立総合病院時代、小児科は長らく休止していたが、村上が来たことによって母親たちが子どもを連れて来るようになった。村上は瀬棚時代同様、子どもをおびえさせないように白衣を脱ぎ、子どもと会話をする。「アンパンマンが好きなの、だったら甘い薬はのめるかな」と話しかける。母親に対しては「子どもが高熱を出してけいれんが起きたとき、どうすればいいか知ってますか、大騒ぎするとそれに誘発されてさらに症状が悪くなるので救急車を呼ぶ前に電気を消して安静にしてください、それで静かに電話をください」とアドバイスをする。

高齢者の場合は、昔の仕事の話や家族構成などについて世間話をしながら、患者や家族が何を求めているのか、そのためにはどうすればよいかを探る。生活習慣病にかかっている高齢者には、血圧を下げるためにはお茶をたくさん飲んでできるだけ歩くようにしてください、じっとしていたら足の筋肉が衰えてやせ細ってしまうから外に出て少しでも動くようにしなさい、たくさん薬をのむのは肝臓や腎臓に負担がかかってよくないと注意を与える。こうした地道な説得と信頼関係の構築を一歩ずつ行って、住民の健康意識を変えようというのだから、一人の患者に時間がかかるのは当然だ。

その日、昼十二時を大きく回って午後一時近くなっても、午前中の外来患者をこなしきれない。看護師をはじめほとんどの職員たちは昼休みも満足にとれず、昼食はパンをのどに押し込んで牛乳で流し込むような案配だった。それに対して、村上は、「ぼく忙しいときは昼は食べなくても全然平気なんです」と、涼しい顔をして気にもかけない。

薬局では、同じ酒井姓の患者の薬を間違えてそろえるというミスがあったが、池元洋平が患者の元に出かけて話したときにおかしいことに気づき、カルテを見直して事なきを得た。それを見ていた古田は、池元にアドバイスしたことが早速役に立ったことを確かめ、さらに池元に「患者さんに一方的に説明するだけでなく、最後にほかにわからないことはないですか」と念押しするように助言した。患者、とくに高齢者は医療従事者にものを聞くという習慣がないためだ。

こうした古田の医療現場に戻っての久しぶりの実践が、前日の村上の「大学に閉じこもっているべき人じゃない」という言葉にも刺激され、翌年、北海道薬科大学地域医療薬学分野教授に転籍後、夕張医療センター内に教授室を構えて週のうち三日間現場で働きながら教えるという、日本初の臨床薬学教授という道を開くことになる。これまで薬剤師というと、薬を調合する、というよりも製薬メーカーの出来合いの薬を出すだけで、薬の効果や副作用の説明などは医師任せという状態がほとんどだった。しかし、患者と臨床現場で接することによって、はじめて地域でのかかりつけ薬剤師として住民から信頼を得られるようになっていくのだろう。

診療所オープンの初日、スタッフは夜遅くまで反省会を開き、患者が症状や既往症などを記入する台の高さなどについて議論していた。それを見ながら、村上は「トップがいなくてもスタッフが患者のためを思って勝手に考えてくれる、面白いでしょ」と楽しそうに語った。

多剤投与による損失

村上は旧瀬棚町時代同様、夕張でも患者がたくさんの種類の薬をもらってのんでいることに驚き、薬の数を減らしたことはすでに述べたが、四月になってさらに減らしていった。患者はそれを不安に感じるようになる。それまで医師の指示を丸ごと信じてたくさんの薬をのんでいたのに、急に村上になった途端に減らされるのだから無理もない。しかし、医師に直接「本当に大丈夫ですか」と質問するのははばかれる。そのため、コメディカルに聞くことなる。薬剤師は薬を受け取る帰り際にしか会わないため、どうしても身近の看護師に聞くことが多くなる。

「薬を減らされているけど大丈夫かね、それで具合が悪くなったような気がするんだけど」という患者の質問に多くの看護師は戸惑い、難しい説明はすべて看護部長の横田に回ってきた。

「最初のうちはうまく答えられなかったので、村上先生が患者さんに説明しているのを盗み聞きして、それを患者さんに伝えるようにしていました。そのうち、先生が言っていることは、二十数年前看護学校で習ったことだと気がつき、教科書に書かれていたことを思い出して生活指導をするようになりました。それでも慣れるまで、半年ぐらいかかりました」

村上は、一人の患者が二十種類もの薬を服用しているといった状態を調整して減らしていったが、そうはいってもー遍に半分にすると患者は不安になる。患者の様子を見ながら、徐々に減らすしかない。

村上が減らしつつあった五月、連休を利用して応援に駆けつけたおなかクリニックの村井隆三は、夕張の患者に対する感想について、「山のように薬をのんでいる患者が多かった」と語ったほどだから、一カ月間での薬の減り方はわずかだったのだろう。

このように住民がたくさんの種類の薬を服用していたことが、夕張医療センターの経営を苦しいものにさせていた。厚生労働省が医療費を少しでも削減するために、七剤以上の投薬に対して薬剤料は一割の減額、つまり薬局負担というペナルティを課しているからだが、「ちりも積もれば……」の言葉のようにこの金額がなかなかばかにならない。

それだけではない。院外処方箋発行に関する内部調整が遅れ、院外調剤薬局の稼働が七月までずれ込んだため、院内薬局で薬剤投与しなければならなかったことも医療センターの経営の損失につながった。これについては、説明が必要だろう。

村上が薬剤師になった昭和五十九（一九八四）年当時、「薬漬け」の過剰医療や「薬価差益」が横行していて医療費を押し上げていたことはすでに述べたが、マスコミの批判もあって厚生省（当時）は、昭和五十六年以降六年間で薬価基準を半値まで引き下げることで薬価差益を次第に減らして、平成四年からは一律の建値制度をとることにした。さらに「薬漬け」については医薬分業を推し進めることによって、病院や診療所が薬を多く投与して儲けることができるシステムを抑制した。厚生労働省は院内薬局と院外薬局とに診療報酬における保険点数に差をつけることによって、病院の中ではなく、院外調剤薬局で患者が薬を受け取るように仕向けたのだ。

いま保険での薬剤費は、①医師による処方の費用（院内で薬を出す場合の処方は処方料といい、院外薬局で薬を出す場合の処方は処方箋料という）、②薬剤師による調剤費、③薬そのものの費用、の三つからなるが、厚生労働省は院外薬局で薬を受け取る処方箋を書くほうが、院内における処方料よりも一・六倍も高い保険点数（報酬）に設定することで、医師が処方箋を書くのを多くするように指導してきた。さらに厚生労働省は、七剤以上の投薬に対してペナルティとして六剤までよりも処方料で約三割、処方箋料で四割低い保険点数にすると同時に、処方料は処方箋料よりも十三点も低く設定した（二〇〇六改定版医科点数）。この差は金額にすると百三十円になる。厚生労働省は医薬分業を進めるという名目で院内薬局をやっていては損するようにして院外調剤薬局を優遇してきた。院外薬局が急激に増えたのは、こうした厚生労働省の指導によるためだ。

ついでに院内薬局と院外薬局との違いをいうと、患者が院外薬局で払う薬代は、院内で支払う薬代に比較して高い。これはほとんど知られていないようだが、その理由は以下のようなものだ。院外薬局で薬を受け取る処方箋料のほうが、院内処方料よりも一・六倍も高い保険点数に設定したことはすでに述べたが、同時に院内処方が調剤料と処方料、薬剤費（常勤薬剤師がいる場合は調剤基本料が加算）なのに対して、院外処方の場合は処方箋料、調剤基本料、調剤料、薬剤費に加えて、薬剤服用歴管理指導料、薬剤情報提供料等々が加算できるなど手厚く保護されているからだ。

夕張医療センターにとってさらに不利だったことは、薬剤の医療機関への仕入れには消費税が五パーセントがかかるのに、患者に渡すときは消費税はもらえないことも挙げられる。

院内薬局が多剤投与をせざるを得ない状況では、このように病院側が持ち出ししなければならない仕組みになっていて、これが夕張医療センターの経営を苦況に陥れた。

その実際は、夕張医療センターの損益計算書の「医薬品費」の欄の六カ月分の仕入れ額を見ると如実にわかる。

四月　二千七百七十万円
五月　千五百四十三六千万円
六月　千二百五十七五千万円
七月　四十三万五千円
八月　百七十万六千円
九月　百四十八万九千円

四月から六月までの医薬品の仕入額は突出していて、三カ月平均が千八百五十七万円であるのに対して、院外薬局が診療所の側にできた七月からの三カ月平均は百二十一万円と激減している。その差、千七百三十六万円、三カ月で五千二百八万円になる。

四月から六月までの三カ月間、夕張医療センターでは入院患者への医薬品に加えて、外来患者に対しても院内で調剤して薬を手渡していたため、その分の医薬品の仕入れが必要となり医薬品の仕入はかなりの額になっていたのだ。

ただし、夕張医療センター側のミスもあった。夕張市立総合病院時代の在庫管理のやり方を踏襲し、使用薬剤量をかなりオーバーする医薬品仕入れを行っていた。しかも、きめ細かなオーダーをすればよいものを、五百錠単位で仕入れる薬もあった。そのため医薬品費が収益に対して過剰となったのだ。もちろん、まれにしか処方されない薬品でも、可能性があれば在庫として抱えなければならず、使用されずにデッド・ストックとなって期限切れで廃棄処分となったケースもあったという。これがさらなる医薬品費の増加の原因となった。

このようないくつもの要因が重なって、夕張医療センターは開業から三カ月で五千万円以上もの医薬品費を支払わなければならなかった。

村上の二十数年前の「薬漬け」「薬価差益」批判が、回り回って私財を投じて引き受けた夕張医療センターに、巨大な損失をもたらすことになったというのだから皮肉といえば皮肉な話だが、厚生労働省が推し進めてきた医療費削減政策は、財政破綻した市の「公設民営」診療所の経営をも苦しめた。

応援医師と市長選

四月から正式に副院長として就任した高橋宏昌は、財務関係の顧問として呼んできた元北海道相互銀行の人間が事務のスタッフに昔の自慢話をしたり説教をしたりして仕事にならないため引き取ってもらう際、心中するような格好で六月いっぱいで身を引き、医療コンサルタントの「地域医療研究所」を札幌で開くことになる。その高橋は、一年目の収支は四千万円の赤字となり、二年目になって七千万円の黒字に転換すると予測していた。一年目のマイナス要因は、三カ月間の院内調剤、四月から三人の医師でやる予定だった外来、往診、予防診療などの遅れ、介護老人保健施設開設予定のずれ込みなどによる損失だった。しかし、収支の見込み違いは、調剤薬局の遅れによる「医薬品費」の仕入れ分だけで大きくオーバーしつつあった。それほど、夕張市民は、薬漬け医療に慣らされ、薬に依存していたのだ。

四月のオープン時の医師三人体制は、指定管理者が事実上決まった二月十三日からはじめた時点で無理なことはすでに述べた。村上一人で二百人からの外来患者を診るというのが不可能ということも、はなからわかっていた。いくら瀬棚の診療所で、一人でやってきたといっても、夕張市とでは人口も面積も違えば、診療所の規模も違う。

夕張での村上の奮闘を、応援団の長隆や村井隆三たちは傍観していたわけではない。とくに医療法人財団「夕張希望の杜」の理事に名前を連ねている村井は、三年前まで外科学講座第一助教授として勤務していた東京慈恵会医科大学に、誰か一人でも医師を派遣してもらうように頼み込んだ。幸いなことに、四月から外科学講座は、アメリカで大動脈瘤《りゅう》を防ぐステントグラフトという治療法に携わり、手術が難しい患者を数多く救った実績を手土産に帰国した大木隆生教授が、統括責任者になることが決まっていた。村井は大木教授に夕張のことを話したところ、「社会的貢献になるのなら」と二つ返事でＯＫし、平成十二年に東京慈恵会医科大学を卒業後、外科学講座で研修を終え、癌研有明病院で外科医として勤めて四月から東京慈恵会医科大学附属病院本院に戻ったばかりの安江英晴医師を二カ月半派遣することになった。

安江が大木教授から呼ばれ、夕張行きを打診されたのは、四月に本院に戻って三日目だった。安江は、こんな経験は二度とできないだろうと思うと同時に、ズルズルと長引くようになったら外科医としてメスを持つ腕が鈍ることを危惧《きぐ》した。しかし、大木がそんなに長引くことはないと保障してくれたので、三十秒後には夕張行きを決めた。

四月十四日から夕張医療センターに応援に行くことになった安江は、東京都の生まれで大学も東京、観光を除くと都内近郊の生活しか知らなかった。そんな彼が、着いた日は雪が降っていたという北の山間に赴任したのだから、さぞや心細かったことだろう。それ以上に、大学で専門性の重視を教えられていた安江が、どんな患者でもどんな病気でも診なければならない正反対の立場に立たされたわけだから、戸惑うのは当然だろう。赴任した当日から、心不全の救急患者を診察した安江は「村上先生に習いながら、夕張の患者さんのためにゼロから頑張ります」と言わざるを得なかった。

安江ははじめて会った村上について「広い視野をもっていて、医師というよりも町のなかで頼りになる人」という印象をもったと語った。また、診療所については、もっと落ち込んでいるかと思っていたが、みんなやらなきゃいけないと活気に満ちていたことに驚き、実際に行ってみなければわからないことがあることを改めて知らされた。もっと驚いたことは、村上がマスコミからの取材を受けながら診察していること、カメラがいつもあることにスタッフも慣れていることだった。

安江は病院の寮に寝泊まりしたが、好奇心旺盛の青年らしく、近くにある温泉に行ったり、キタキツネを滞在中に見てやろうと思うなど、自然だけは自慢できる夕張を楽しんだ。私用があったため何度か東京と夕張を往復したが、そのたびに気温の違いに驚き、赴任時、東京では桜は散っていたのに、夕張では五月の連休明けに桜前線がやってくることに感動を覚えた。

慣れるにしたがって、安江は外来や病棟で何人もの患者から「先生、頑張ってください」と声をかけられ、住民の温かさと期待を感じ、来てよかったと再確認すると同時に、医師としての責任について改めて感じさせられたという。

また、外科医の安江は、以前使われていた三つの手術室を見学し、想像以上に素晴らしい設備であったこと、それが機能していないことに外科医としてもったいないと残念な気分になった。少し前までの夕張市立総合病院は、北海道の大学から医師が派遣されていて、設備は夕張のほうが優れているのではと噂されていたことはすでに述べたが、内視鏡なども最新鋭のものが使われていたという。

外科の手術適応の患者が来たとき、近隣の市町の病院の外科に依頼しなければならなかった安江は、外科医として複雑な気持ちだったというが、夕張診療所の現在の状況では局所麻酔での救急的な外科的処置しかできなかった。

「安江英晴医師の夕張奮闘記」というブログで、安江は次のように書いている。

「自分は general のできる外科医が理想であり、目指したいと思ってきましたし、いまでも思っています。今回の経験が自分の考えの基盤となり、生きてくればと思っています」

その後、夕張での二カ月半を振り返ってもらうと、「それまでの視野が広がって、メスがもてる内科医が理想なのかと考えたり、田舎だからといって中途半端な知識では駄目で、逆に深く幅広い知識が必要なことを実感するなど、思った以上に自分にプラスになった」と語った。

安江が赴任した前日、夕張市長選が告示された。東京や大阪、長野での知事選や衆議院選など過去十二回の選挙に立候補した羽柴秀吉をはじめ、夕張出身の元会社社長藤倉肇、村上の夕張市立医療センター設立について最後まで妨害し続けた某夕張市議会議員など七人が立候補した。

財政再建団体の市長選であり、顔と名前がよく知られている羽柴秀吉が立候補したとあって、マスコミが大挙押しかけ、街は妙な活気と賑わいをみせた。しかし、村上たち医療センターのスタッフは、誰が市長になろうとあまり関係ないと思っていた。公設民営というフィフティ・フィフティの立場だからであり、市はやるべきことはやると約束したものだと思い込んでいたからだ。しかし、それは後藤前市長との口約束だけであり、「夕張市立診療所等　管理業務協定書」に具体的に書き込まれた内容は市側の都合ばかり優先させたものであったため、後にそれを楯にとられて市側と水道光熱費などで対立することになろうとは、この時点では村上も事務長の佐藤も思い至らなかった。

四月二十二日の投票日の結果は、上位二人が突出していて、藤倉肇が三千三百三十票、羽柴秀吉は二千九百八十八票とわずか三百四十二票差で、藤倉肇が当選した。

市長が藤倉に代わって、民間企業の発想を「行政に合った形で導入したい」と意欲をみせたものの、財政再建団体の夕張市は何をするのでも総務省の許可がいる。藤倉が、宮崎県の東国原知事のように夕張のセールスマンになろうと意気込んでも、旅費を伴う出張は認められない。藤倉市長は次第にいら立ちを見せたが、市民からはもっと足元を見て住民の話を聞くことを優先すべきではないかという声が多かった。

後藤前市長と交わした医療センターの最低限の改修工事は、進む気配すらみせなかった。老朽化が激しく、やたらと図体が大きくて使っていない部屋まで暖房が行き渡る全館暖房方式の病院は、無駄金（水道光熱費）を湯水のごとくばらまいているに等しい。損益計算書によれば、四月の二百二十四万円、五月は三百四十三万円とあまりにもかかりすぎている。これが厳寒期の十二月、一月となると六百万円を超えるのだからたまったものではない。こうした無駄金を少しでも節約するため、眼科と歯科しかない二階を一階に移動し、二階を閉鎖する工事は、すでに約束ごとだったのに一向に進んでいなかった。

五月二十一日の北海道新聞によれば、「想定上回る維持費　年間1000万円以上も」という見出しで、次のように書かれている。

「今年四月に市立病院から公設民営化された夕張医療センター（村上智彦センター長、十九床）の維持管理費が当初見込みよりも年間千数百万円かさむ見通しであることが分かった。（中略）同センターは光熱費や水道料金、清掃費用などの維持管理費を当初約二千万円と見積もっていたが、暖房は百七十一床の病棟も含めた全館一括方式のため、重油代だけで年間約五千万円かかる。このため十九床の診療所に見合った配管変更の工事を行うなどしても、年間三千数百万円程度の維持管理費が必要となる見込みで、今後の運営の大きな負担となりそうだ。

また今月、道の協力で耐震診断を実施したところ、築後四十年以上が経過して老朽化が進んでおり、十数年以上の長期間改築をせずに運営することは難しいとされた。改築には数億円の費用が予想されるため、村上センター長は市民の通いやすい清水沢など中心部への移転も検討する考えを明らかにした」

診療所のオープンから二カ月後、夕張を視察しに来た総務省の土屋正忠政務官に対して村上は「最低限の医療を守る体制をつくってもらわない限り、われわれはここではやっていけない」と、後藤前市長に噛《か》みついたのと同様の言辞を強い口調でくり返した。

藤倉市長も、村上の総務省政務官への直談判によって事態の重要性に気づいたのか重い腰を上げ、七月四日には夕張医療センターの改修工事を年度内に行う方針を固め、道や国との調整をはじめたと、北海道新聞は報じた。そして、建物の老朽化も進んでいるので、移転、改築についても国や道と協議していくと前向きな考え方を示した。

それでも行政の対応は遅く、増田寛也総務相が予算総額約二億円を追加する夕張市再建計画の変更に

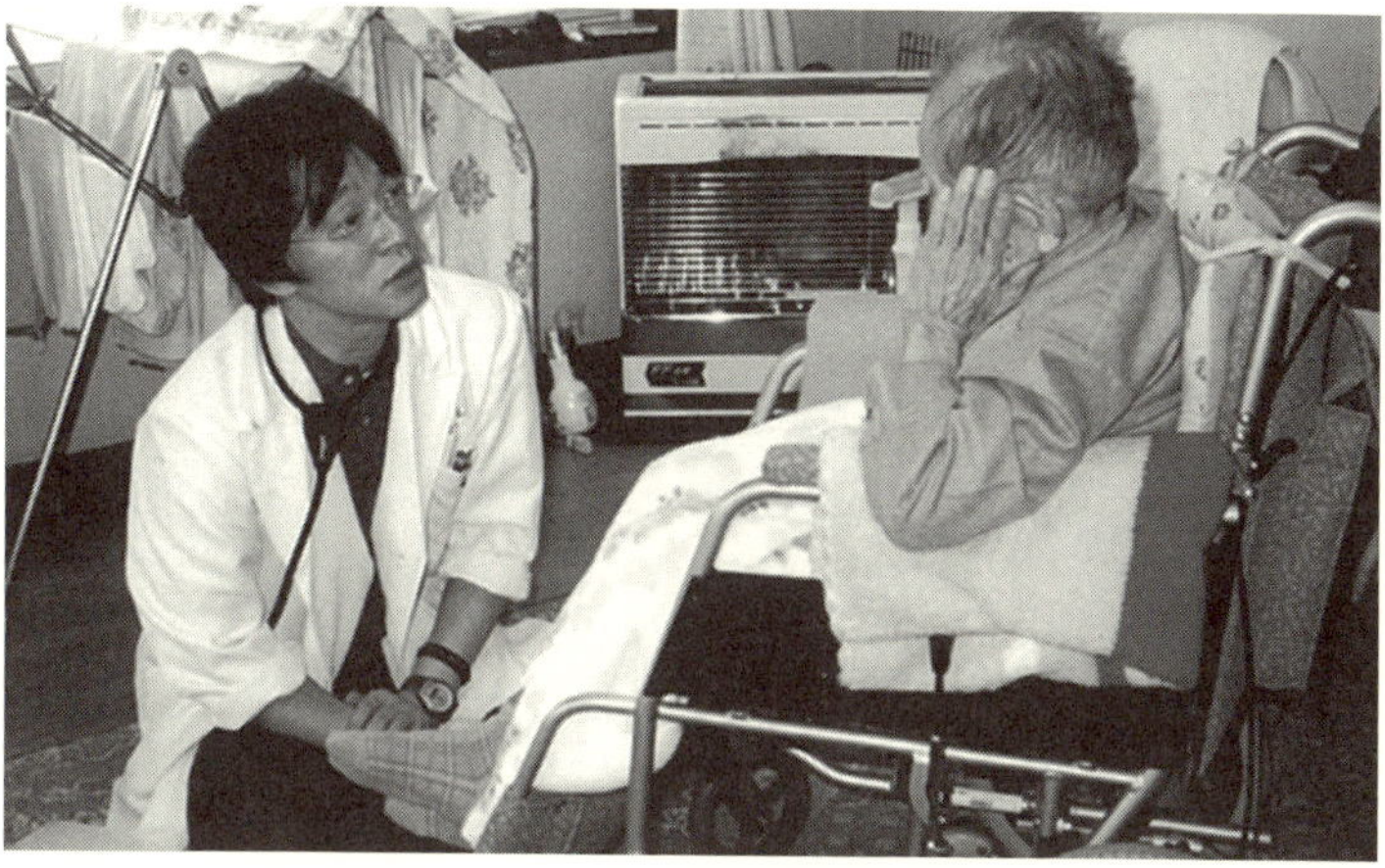

訪問診療でのひとこま（平成20年）

同意したのは九月十九日になってからだった。そのなかには、市立病院の診療所への変更に伴う改修工事費千百万円が含まれていた。増えた分は国庫補助金だけでなく全国からの寄付による基金を使って市が充当するというのだから、再建団体の悲哀がにじみ出ている。

教育入院と健康ツアー

村上は、安江が応援に来てくれたお陰で診察室と病棟にずっと張りついていなくてもすむようになったため、時間を見つけては往診や訪問診療に行った。夕張市立総合病院では、すでに述べたように家庭の事情で高齢者を病院に預ける社会的入院が多く、それが病院の経営を圧迫していた。十九床の診療所では社会的入院をさせる余裕などなく、村上はその分できるだけ在宅患者の元に優先して訪問診療に出かけ、症状が悪くなったら夜でも構わないから電話をするように家族に伝えている。

「在宅で療養していただいている方は、市の医療費を下げていただいているのだから、そのくらいしないと……」

高齢者の多い夕張では、九十歳を過ぎている患者も多い。幼い一時期、祖父に育てられたせいか、村上は高齢者と世間話をするのを楽しみながら診察をしている。その姿を見聞きしているので、患者も家族も村上を信頼するようになり良好な患者と医師の信頼関係が築かれていった。

都市部の医療と異なる地域医療を体験した安江は、村上の訪問診療に同伴したときの印象を、こう振り返った。

「夕張に来てから感じたことは、医療が住民の人たちの生活の近くにあり、一部になっていることでした。しかし、訪問診療をやってみて医療が一部というより欠かせないものになっていて、必要不可欠であることを実感しました」

地域に住んでいて病院まで歩くこともかなわない高齢者にとって、訪問診療をしてもらえる医師がいるということは生きていくための生命線なのだ。

村上はまた時間を見つけては、旧瀬棚町でやったように「健康講話」を開いて医師は住民の病気は治せるが、健康にすることはできない、健康は自分たちが普段の生活のなかから得ていくものだということを語りかけた。しかし、夕張は健康についての意識は未開の地だった。健康について関心があり、高い意識を有する地域の住民は、聞く態度から違い、また話し終わった後の質問も鋭いというが、夕張市民はそれが鈍いと村上は言う。

病気にかかったら医者任せで丸投げするのではなく、自分の病気と健康について少しでも理解を深めてもらおうと、村上は「教育入院」という手法を考え出した。というのも、その後、二十五種類もの薬が処方されていた患者が出てきたからだ。さすがにこのままでは、薬の副作用や肝臓、腎臓への負担が大きいと判断した村上は、薬に依存しなくてもすむように食生活の改善と運動することを習慣づけることで、病気の克服と健康への意識を高めてもらうためにこの手法を思いついたのだ。二十五種類の薬をのんでいた患者は、食生活と運動の生活指導を続けることによって血糖値やコレステロールの数値も下がり、二、三週間もしないうちに薬を五種類にまで減らしたという。要は、薬をたくさんのまなくても大丈夫だと自覚できさえすれば、そんなに時間を要さずに薬を減らすことができるのだ。

村上は、その後も生活習慣病で血糖値などの数値が高く、これまでたくさんの薬に頼ってきた患者を教育入院させ、「一生の問題だからね」と励ましながら生活改善をし、退院したあとは家でも同じような生活を続けることを奨励し、糖尿病や高血圧、脂質異常などの予防に努めている。

現代の日本人の病気の六、七割は生活習慣病であり、生活を改善することで病気を克服し、合併症になるのを予防することができるというのが村上の持論であり、そうすることで医療費も大幅に削減されるという。

予防医療を重視する村上は、「健康」をキーワードに夕張観光を盛り上げるアイデアを次々と考え出す。「スギ花粉〝避難〟ツアー」や「メタボビートキャンプin夕張」といった企画を、夕張の第三セクターなど主要観光施設を引き継いだ加森観光の子会社である夕張リゾートと手を組んで打ち上げたのは、教育入院を立ち上げてしばらくたった頃だった。北海道新聞五月十六日の朝刊には「花粉から〝避難〟ツアーいかが」という見出しとともに「夕張リゾート、医療センターが来春実施」という活字が踊った。内地でスギ花粉が大量に飛散する二、三月にスギの木のない夕張を訪れ、温泉付きホテルに三、四日間滞在。その間村上が問診や血液検査をし、免疫学専門の北海道大学教授から花粉症対策の講話を聞き、夕張特産の長芋やヨーグルトなど整腸作用のある食事で体質改善をすると同時に運動、音楽鑑賞などでリラックスしてもらい、最終日に再度、問診、検査を受けるというものだ。加森観光では平成十七（二〇〇五）年、十八年と同様の取り組みをすでに行っていて、定員十人に三百人近い応募があるなど関心が集まったという。

話は前後するが、十月には東武トラベル主催の本格的メタボ改善ヘルスツーリズム・モニターツアー「メタボビートキャンプ」が十数人の参加で開催された。これはメタボリック症候群が気になる男女が、おいしく、楽しく、健康になるための二泊三日の健康ツアーだ。チラシには、「夕張は――炭鉱から観光そして健康の町へ！」との謳《うた》い文句が書かれている。

ツアーでは、血液検査をして村上から丁寧な個別指導を受ける。そして、石炭の露天掘りで汗をかき、自分たちで採取した石炭を燃料にして料理をつくる。途中、開かれる「健康講話」で、村上は豚のラードの大きな塊を取り出して、「これがみなさんの内臓の中に詰まっているのです」というと、会場からは悲鳴と驚嘆の声が上がる。夜は低カロリーのビールで乾杯し、管理栄養士が考案した前菜からデザートまで一皿八十キロカロリーの料理八種を堪能する。

村上は、こうした健康ツアーで「健康の町」というイメージを夕張に定着させて、定住者や観光客を呼び込み、地域を活性化しようとしたのだ。メタボツアーは成功を収めたが、残念ながら翌年は中止になった。夕張医療センターと市役所との関係が、ぎくしゃくしていったからだが、これについては次章で詳述することにする。

二人の医師の赴任

平成十九（二〇〇七）年七月一日は日曜日だったが、「夕張希望の杜」にとって待ちに待った日の到来だった。形式的ながらこの日から、介護老人保健施設と院外調剤薬局のアイン薬局がオープンすることで、経営的マイナス要因の一部が解消されることになるからだ。

六月いっぱいで、応援に来ていた安江英晴が夕張を去るのと入れ替わるように、永森克志と田谷智の二人の医師が夕張医療センターに赴任して、ようやく当初計画していた夕張医療センターの体制が整うことになった。

総合診療科での外来と同時に、介護老人保健施設長を任されることになった永森克志は、昭和四十七（一九七二）年生まれ。頭髪を短く刈り込んだ丸顔、中肉中背で、優しいしゃべり方をする永森は、高齢者はもとより誰からも好かれるタイプだ。富山県の農村で診療所をやっていた祖父の所に、幼いころ夏休みに両親と一緒に訪れたり、父親がドイツ留学中に預けられたときに、祖父の往診について行ったり、学校の健康診断などを行っている姿を見たりしているうちに「町のお医者さん」に憧れるようになり、医師を志した。父親も医師で、同じ東京慈恵会医科大学を卒業したが、大学病院勤務で仕事ばかりの父に反発した時期もあり、都会より田舎で祖父のように医者をやりたいと、長野県の佐久総合病院を研修先に選んだ。佐久総合病院というと、地域医療、農村医療の草分け的存在で、農村医療に尽くした功績により「アジアのノーベル賞」と呼ばれるマグサイサイ賞社会指導者部門で受賞した若月俊一がその発展に尽力した病院として著名だ。永森は若月に師事したいというよりも、佐久総合病院では最初から外来はもとより往診もやらせてもらえることが選択理由として大きかった。それもそのはずで、若月がそれほど偉い人物だとは認識していなかったという。永森は、かねてより大学病院での研修が病棟ばかりで外来をやらせてもらえず、アルバイト先ではじめて外来患者に接するというシステムがおかしいと感じていて、研修医としては患者とより多く接することができて、実践が身につく医療現場に身を置きたかった。

永森は、佐久総合病院の総合診療科で三年間勤めるが、次第に佐久に残ることに迷いを感じるようになった。というのは、佐久総合病院には農村医療に生涯を尽くした〝赤ひげ〟若月俊一に対して尊敬と憧憬を抱く医師がたくさんいた。彼らは自分の生活を犠牲にして医療に当たっていたが、それは勤務形態こそ違うものの、家庭を顧みず仕事に専念した父親と同じではないか、自分はもっと家庭を大事にしたいという思いがあったからだ。といって、医療と家庭を両立できる病院がすぐに見つかるはずもなく、とりあえず東京慈恵会医科大学に戻って皮膚科の助手、東京警察病院皮膚科勤務、東京慈恵会医科大学青戸病院皮膚科に勤めているうちに、テレビで村上のことを知った。

そして、平成十九（二〇〇七）年三月に夕張に見学に行ったのだが、その時の永森は、あくまで見学のつもりだったという。しかし、村上から「赤ひげとして生活を犠牲にするのでなく、普通の医者が何年か地域に来て、また都市部に戻ることができるようなシステムをつくりたい」という考え方に共感するとともに、「ぜひ来てくださいよ」という村上の率直でフランクな態度に魅せられた。永森は面談した後、すぐに村上からのこんなメールを受け取っている。

永森　様

今の夕張には借金や暗い話以外何もありませんが、自然環境と良い人材、そしてやりがい、希望はあります。地域医療には多くの問題があります。

私自身もそのことに随分不満を感じていましたが、十年以上たって「自分でやるしかない」という事に気が付きました。おそらくその事は自分だけではなく、疲弊する多くの自治体へのヒントになると思います。先生とお会いしてみて、来てくださるチャンスがあるならとても心強いと感じました。

私達は一カ月での医療機関の立ち上げという難問に直面していますが、夢や理想があればなんとかなるものです。またお会いできると嬉しいです。

永森は、村上の考え方に強く共感し、夢と希望をもって家族とここで暮らすことに決めた。事は急を要する話だったので大学には、まず学長に相談という形で話をした。学長は安江英晴を派遣した経緯を知っていたため励ましてくれ、その後に教授にその旨を伝えることですぐに了解をとりつけた。妻からは「きっとそうなるだろうと予想していました」と言われ、六月末に四歳とゼロ歳の娘を連れて夕張に来た。医大に進む前の浪人時代に約一年間、札幌の親類の家で勉強したため、「北海道への恩返しの意味もあります」とマスコミに話した。

総合診療科での外来と同時に、病棟長を任された田谷智は、昭和四十四（一九六九）年、兵庫県に生まれた。やや色黒で、縁なし眼鏡をかけた容貌は村上を物静かにした感じと見えなくもないが、それ以上に村上と似通っているのは医師になるまでの回り道だ。田谷は、神戸大学大学院で化学工学を専攻した後、大阪の田辺製薬（現・田辺三菱製薬）の技術者になった。勤めて一年目、平成七（一九九五）年一月に起きた阪神・淡路大震災が転機になった。神戸市の北区に住んでいた田谷は、交通機関が不通となったため大阪にある会社に行くことができずに一週間自宅で待機した。何もやることがない田谷は、単車に乗って資材を配布するボランティアをして過ごした。交通が一部復旧した後も不便は続き、会社に寝泊まりする日が約一カ月あった。薬剤師の資格をもつ同僚は、医師と共にボランティアで被災地を回っていた。それを見て同じボランティアでも随分違うと、資格をもつ意味の大きさを痛感した。それまで医療の仕事など考えたこともなかったが、人助けができる仕事に就きたいという思いが頭をもたげ、悩みはじめる。一年間迷った末に上司に相談して二十六歳の一月に退職、一年間受験勉強して和歌山県立医大に入った。

そこは学士入学制度がなかったため、六年間通った。四年生の三十一歳のときに結婚、三十三歳で医師試験に合格して卒業する。新臨床研修制度がはじまる前年だったが医局に属さず、二年間のスーパーローテートで麻酔科、内科、救急を回って研修した。その後、大学病院の分院に移り、一年半一般内科医として勤務する。

当初、麻酔医を志したが、麻酔医は手術中の生命維持管理をつかさどる大事な役割を担うものの、ペインクリニックや緩和医療などを別にすると、ほとんどの場合、患者とは〝点〟でのつき合いしかできない。人生という〝線〟でのつき合いが自分には向いていると思うようになり、内科に転じる。と同時に、いろいろな患者を診る家庭医に興味をもつようになった。転身するきっかけとなった阪神・淡路大震災で医師たちがいろいろな病状の人たちを診ていたことが頭の隅から離れなかったからだ。医師として個々のスキルは都市部の病院で研修するなどして身につけることができるが、家庭医療、地域医療の実践は地方に出ていくことが重要だ。

　そんなこともあって、地域医療や家庭医療を実践している施設を探していた。村上のことはテレビで見て知っていて、その動向に注目していた。二月半ばにインターネットで夕張での医師募集を知り、大阪のエージェントにメールを出すと、翌週には見学に行くようにセッティングしてくれ、村上を訪ねた。田谷は「まだ経験不足だけれど自分にもできるだろうか」と問いかけると、村上は「サラリーマンをやってから、人を助けたくて医師になった人のほうが向いてます。ここは人助けの原点に戻れる場所です。ぜひ来てください」と答えた。田谷は、その飾らない率直な言葉に共感を覚え、赴任を決めた。

　医療に携わるうえで、四国のある医師が提唱した、患者の意思を尊重して本人の希望どおりの場所で最期を迎えるという「満足死」が理想だ。「そんな医師を目指して、夕張でなんでも吸収したい」と田谷は言った。

　二人の医師が加わったことで、夕張の医療は徐々に充実していった。二人の医師に、夕張に来て印象に残るシーンについて聞くと、こんな答えが返ってきた。

　永森が印象に残るのは、七月に赴任してすぐの休日当番の日曜日のことだった。頭が痛いという患者がやって来たが、初診なのでなんの情報もなく、休日の診療所は何も検査ができない。永森は、全国にいる親友の医師たちに電話をしてアドバイスしてもらいながら診察をした結果、脳のある部位で起きた脳梗塞《こうそく》ではないかと考えた。発症後間もないようだったので「救急車を呼んで、しっかりした病院で検査と治療をしてもらう手配を整えて」と指示をしてひと息ついていたら、電話が鳴り、「夕張市の救急車は二台とも（すべて）出動中です」と言う。

永森は、気軽に救急車を呼ぶツケがこんなところに来るんだと怒りつつも悩んだ。村上が口やかましく救急車を軽い病気で呼ばないようにと住民へ啓発活動をしていたが、当時はまだまだ浸透しきれていなかった。永森は時間がない、どうしようと考えていたとき、事務当番だった七十歳の元消防隊員の大坂幹男が、使用されていない夕張市立病院時代の救急車があるので、それで運ぶことを提案した。大坂が運転し、見守りの看護師、永森も救急車に乗って容態を診つつ、助手席で「救急車、通ります。よけてください」と慣れないアナウンス役までやるなど、かつてない緊張をしながら時速百キロ近くで走り、岩見沢市立病院にたどり着いた。

岩見沢の専門医は親切で適切な治療をして、まもなく退院したその患者は夕張に戻ってきた。彼女は奇跡的に軽度の麻痺《まひ》を残すのみで、夕張医療センターのリハビリに無料のバスで熱心に通い、さらには十二月に立ち上げた通所リハビリにも通った。そうした努力によって、病気以前と変わらないレベルまで回復、よく動くようになった手で文字の書き方などを笑顔で楽しそうに練習した。翌年の正月、細かい文字で書かれた年賀状が届いた。それを永森は大事に医局のボードに貼っているという。

いっぽうの田谷は、診療所の外来で「こんなに丁寧に診察してくれて嬉しい」と言われたことが、印象に残るという。田谷にしてみれば、普通に患者に聴診器を当て、触診しただけなのだが、「以前の夕張市立総合病院時代の医師は忙殺され、真正面に向き合えなかったからなのでしょう」と言う。

外来と病棟を任されている田谷には、訪問診療は学生時代の見学体験や伝聞、テレビ映像の世界でしか知らなかったため新鮮で印象深かったという。外来や入院時とは違った患者の姿が、自宅での生活のなかで見ることができ、新しい発見もあったからだ。

少し先の話になるが、平成二十（二〇〇八）年の二月に立ち上げた訪問看護がはじまってからは、田谷は定期的な訪問診療以外にも、悪性腫瘍《しゅよう》ターミナル（終末）状態にある患者を訪問看護と連携しながら在宅で診ている。その患者は、ほかの病院で余命一、二か月と宣告され、衰弱が激しく治療効果がないに等しいにもかかわらず、抗がん剤点滴治療を外来で施行されていた。自分で立つこともままならず、食事もろくに食べられない状態で、家人に背負われて外来通院していた。本人は家族へ迷惑がかかるからと入院も致し方ないと思っていたようだが、田谷がいろいろ話を聞いてみると本音は住み慣れた自宅がいいという。それを家族に伝えて理解と協力を得て、訪問看護および往診をはじめた。田谷は、医療用麻薬やステロイド剤などを使ったところ倦怠感などの問題もクリアでき、食事摂取や排便などの問題も改善したので、在宅医療を継続した。前医を一方的に非難できないにしても、もっと早期に緩和医療にギアチェンジすべきケースだったのだ。

こういったケースは、夕張に限らず、全国どこにでもある。外来と入院、あるいは施設への入所という選択しかなかった人が、保健・福祉・介護を含めた包括支援というサポートがあれば、本人はもちろん、家族も不安が軽減し、住み慣れた自宅で過ごすことができる。それが夕張ではできつつあり、ターミナルケアであっても、自ずと生き生きしてくると田谷は考える。

二人の医師の赴任によって、夕張医療センターは希望を育むための体制づくりが整ったが、それをしっかりとしたものにする前には行政という壁が立ちはだかっていた。

第九章　地域医療を守る闘い

行政との対立

平成十九（二〇〇七）年七月、二人の医師が加わって三人になり、介護老人保健施設もスタートし、赤字の要因だった院内薬局での投剤も院外薬局に切り替わったことで、夕張医療センターは当初計画していた体制がようやく整った。厚生労働省がこだわっていた医療法人の拠点問題も、堂々巡りの議論をさんざんくり返した末、特例で夕張医療センターを拠点にすることを認めることになった。厚生労働省としては、これ以上追求して医療法人財団「夕張希望の杜」が他の地域に去られてしまうことを恐れたのだろう。

老朽化した建物の改修工事も、増田寛也総務大臣が平成十九年九月十九日に予算総額約二億円を追加する夕張市財政再建変更計画書に同意したことで、ようやく十月十日から本格的にはじまった。工事は十二月上旬までの予定で、管理棟部分を除く二、三階を閉鎖して機能の集約化を図ることで、冬期の暖房経費を抑えるのが主な狙いで、二階にあった歯科と眼科の診察室が改修後は一階になり、階段を上る必要がなくなるため患者にとっても便利になる。

しかし、暖かい空気は上昇するため、一階の天井を断熱しなければ効果が上がらないのは誰が考えても分かるはずなのにそれをしようともせず、工事は老朽化した建物に絆創膏《ばんそうこう》を貼ったような応急処置的改修で終わった。そのため、工事の効果はほとんどなく、厳冬期の十一月を迎えると一カ月当たりの水道光熱費は五百万円をはるかに超え、それが三月まで続いて赤字額は増え続けた。こうした結果からみると、改修工事計画自体、綿密に調査して科学的な根拠のもとで立てられたものではなく、医療センター側がうるさく言うからとりあえずやっておこうといった杜撰《ずさん》なものだったとしか言いようがない。

それにしても、当初の計画にこぎ着けるまで後藤前市長が約束手形を振り出してから半年以上も時間がたっていた。

村上は、こうした行政の対応の遅さについて、せたな町の苦い経験を踏まえてこう語った。

「あれはいい勉強になりました。行政というものは、遅い、動かない、働かないものだと割り切れるようになりました。ここは公設民営でやるので、フィフティ・フィフティの関係ですよね。だから割り切って自分たちがやるべきことをやればいいんだ、私たちはきちんと住民を診ていればいいと思っています」

村上は「公設民営」について行政との関係がフィフティ・フィフティと説明するが、こと夕張医療センター立ち上げから一年間の経過を見る限りはとても対等の関係とは思えない。「遅い、動かない、働かない」行政の遅れが、医業収益の減収、医薬品費の持ち出し、老健の介護保険施設利用収益の損失、老朽化した建物、改修工事の遅れ、膨大な水道光熱費など医療センター側の損失に直結したわけで、そうしたもろもろを考慮に入れれば、「夕張希望の杜」と行政の負担は五対五どころか、七対三以上の割合で分が悪かったのではないだろうか。医療法人の拠点移動問題による翻弄《ほんろう》もそれに加えれば、八対二ぐらいの負担割合になるかもしれない。

しかし、「遅い、動かない、働かない」行政以上に村上にとって我慢できなかったことは、「公設民営」に対する市側のとらえ方だった。市の消防本部は、市立総合病院時代からの慣例で救急車を「市立診療所」で優先的に受け入れてほしいと頼んできた。市側の言い分は、公設民営になっても「市立」なのだから、市内に五つある民間医療機関より優先的に救急車を受け入れるべきだというものだ。しかも、旧態依然と救急で診る必要のない軽症患者を運び込むだけでなく、搬送されても病状に対処できずに結局、医療機器が整った専門医がいる栗山町や岩見沢に転送しなければならない救急患者までも、医師のジャッジを仰ぐためにいったんは運び込もうとするのだ。

これに対して、村上は市側から診療所に関する運営費は一切もらっていないのだから、市内に五つある民間医療機関と同等に扱うべきであり、また救急隊員は医療センターに患者の症状についての判断を丸投げするのではなく、患者の状態を判断して症状に応じたいちばん適した医療機関を探してできるだけ早く搬送すべきだと主張した。

こうした「公設民営」のとらえ方をめぐる市との対立は、十一月に「夕張希望の杜」が夕張市長宛に公開質問状を出すことで決定的になる。きっかけは、週一回の眼科診療の日時変更とインフルエンザ予防接種受け付け中という案内と、真谷地区からの送迎バスの運行のお知らせ、かかりつけ医をもつことの勧め、「薬だけ受診」の危険性などの啓発情報、身体的な不安のある方への医療センター内の介護老人保健施設の利用呼びかけなどについて記したチラシを市広報誌に折り込むことを依頼したのに対して、市が「特定の医療機関の利益誘導に当たる」として断ったことが発端だった。

これには伏線がある。十月前半に、市の広報誌に医療センターについての情報記事を掲載してもらえないか打診したところ、記事掲載は難しいが折り込みなら可能との内諾があった。ところが、十月二十二日に医療センター事務局長の佐藤が、市の総務課にチラシを示して再度依頼したところ、「一部の医療機関の利益誘導にあたる内容は折り込みできない」と拒絶された。ただし、眼科の診療日時の変更とインフルエンザワクチン接種の案内については「他医療機関でも実施」の文言を付記することを条件に折り込みを認めるということで妥協することになった。配布直前の十月三十一日、医療センターの職員三人は約二時間ほど夕張市役所に出向いて、市の職員と合わせて総勢十二人で、六千八百部配布する市の広報誌に、各種団体の別刷りのチラシ五種類と一緒に夕張市立診療所のチラシも入れてもらうため、各町内会ごとに区分け、梱包を手伝った。

しかし、こうした市の「公設民営」についてのご都合主義的なとらえ方、場当たり的なやり方に納得できない村上は、十一月五日に記者会見を開いた。そこで住民に対する啓発情報のどこが利益誘導に当たるのか、啓発情報で訴えたことは地域医療の水準を上げることになると考えるが、それに対して市はどうとらえているのかなど、夕張市への公開質問状の内容を提示し、提出の意図や提出に至る経緯、市の約束違反で受けた損害などについて説明し、「公設病院なのに、市は地域医療の具体的施策を示さずに、医療・保健・福祉を全部丸投げしている」と不満をぶちまけた。

これに対する市の回答は、「地域医療は市内のすべての病院と連携して行う考えをもっている。単独で折り込みの要請があったので、ほかの医療機関と調整しようと思ったが時間がなかった」と苦しい弁明に終始した。

ここにも、夕張市の旧態依然とした場当たり的お役所仕事体質や、村上のやり方に対して快く思っていない一部反対派市会議員、それを支持する住民たちの力がいかに強いものかが見え隠れしている。

夕張市の多くの職員は、村上たちのやることに対しては、すべからく非協力的だった。財政破綻で職員が激減したため、仕事に忙殺されているためという見方もあるが、それだけではない。現状維持をしたい行政にとって、村上たちの新しい試みややり方は、目障り以外の何ものでもなかったのだろう。それは住民の意識の表れでもあった。というのは、いまの市会議員九人のうち六人は破綻《はたん》したときの議員が再選されているからだ。

そして、こうした行政との対立はくすぶり続けながら、翌年三月末で締めた損益計算の「水道光熱費」の膨大な額をめぐる対決へと発展するのだが、それについて述べる前に、もう少し村上の夕張での医療についての考え方や取り組みについてみておこう。

「夕張希望の杜」への応援

夕張市に住む住民は、もちろん反対派の議員や住民ばかりではない。夕張医療センターを利用する約三千人の患者のほとんどは、熱烈な村上ファンだ。福祉・医療に対する住民の考え方も、以前とは様変わりしつつある。薬だけに頼るのではなく、生活習慣の改善に努力する人たちも増え、リハビリの効果を認識して通いたいという住民も多くなった。そのため、「高齢者にやさしい」地域の通院ネットワーク構築の端緒として、夕張の市内各所の事業所が通院バス乗車場所を無償で提供してくれ、平成十九（二〇〇七）年十一月中旬には通院バスが本格稼働した。十二月からは通所リハビリが開始されるため、バス通院する患者にとっては少しでも風雪をしのげるバス待ちの場所はなくてはならないもので、住民や医療センターへのこうした目に見えない協力は、ありがたいものだった。

夕張市以外からも協力の手は差し伸べられた。平成十九年も押し詰まった十二月二十日から、伊関友伸の紹介で村上の活動に意気投合した前佐賀市長の木下敏之によって「夕張希望の杜　応援メルマガ」がスタートした。毎週金曜日に発行されるメールマガジンは、登録は無料で、掲載原稿は村上をはじめ永森、田谷両医師、八田歯科医師、看護師、臨床放射線技師、理学療法士など「夕張希望の杜」職員有志やその他応援団が寄稿している。メールマガジンには広告をとって、経費・税金を差し引いた残りを全額、寄付すると同時に、「夕張希望の杜」の活動を全国に発信するというものだ。

発行者の木下敏之は、応援メルマガをはじめた動機についてウエブサイトでおおむね次のように語っている。

「夕張市は総合病院をもっていながら、地域医療のビジョンがなかった。同じような自治体は多い。その点、村上さんは予防医療を中心に切り替える方針をはっきりともっている。住民の健康知識を高め、できるだけ通院や薬の数を減らし、健康に生活してもらおうと努力している。財政難と過疎、高齢化が著しい夕張で起きていることは、ほかの地域への教訓になるし、応用できるノウハウもある。それを発信していきたい。自治体は、病院と連動して医療政策を考えなくてはならない。道路に税金をたくさん使う前に、もっとやることがあるだろうとつくづく思う」

メールマガジンの第一回目の原稿に、村上は夕張で医療をやる経緯を記した後、次のように書いている。

――夕張市は破綻した自治体なので財政的な援助は一切ありませんし、施設の傷みもひどく、維持管理だけでも莫大な経費がかかります。また旧産炭地である夕張の住民意識というのは、「病院はあって当たり前、救急車も使って当然」というコンビニ感覚で医療資源を浪費しました。結果的に医師が立ち去って行きました。

私に理解できる事は単純でした。「今までのやり方では駄目だ」ということです。せっかく破綻したのですから夕張市は日本で唯一「改善」ではなくて「改革」ができる町だと考え、腰をすえて格闘することになりました。

おそらく安全保障の中核である医療が消えれば、この町も消えていくのだと思います。

夕張は、自治体の破綻、医療崩壊、地域間格差、少子高齢化等、ある意味日本の縮図となっています。日々の我々の取り組みは試行錯誤の毎日ですが、そんな毎日をお知らせすることで第二の夕張が出ないですむことを祈っています。

村上にとっては二年続きの激動だった平成十九年も、自治体や地域住民との闘い、同時にいろいろな人からの励ましや応援、協力に支えられながらこうして暮れていった。前年の大晦日、村上は応援医として当直をこなし、カップ麺をすすって年を越したが、明けて平成二十年は正月休みをとった。しかし、札幌の家族のもとには帰らず、普段できなかった大掃除や、書類の整理や原稿書きに追われ、積み重ねたままだった本を読んで過ごすなど、結構忙しい休みになった。雪の夕張神社に初詣をすませて、おみくじを引いたら「吉」で「健康面に不安あり」とのお告げ、年末の雪かきやら家の中の片づけで腰を痛めて大晦日、横になっていた村上は妙に納得したという。

村上は、住民に対する「新年のご挨拶」として診療所の外来に、次のようなメッセージを書いて張り出した。

——明けましておめでとうございます。

本年も皆様に信頼される医療福祉サービスの担い手として、一層職務に精励していく所存です。夕張医療センター（以下、センター）を有効にご利用いただくとともに、地域の資源としてお支えいただきますようお願い申しあげます。

さて、私が夕張へ来て早いもので一年になりました。様々な混乱の中、医師一人で四月に診療所として開設し、当初の計画通り医師三人体制が確立できたのは七月になってのことでした。幸い意欲ある優秀な医師を二人招聘でき、医療機関として満足できる診療が行えるようになって半年がたちました。

振り返ってみますと昨年は夕張市の問題が毎日のようにマスコミに取り上げられる一方、全国規模で自治体の財政難、医療崩壊、地域間格差等が社会問題化してまいりました。ある意味で夕張市の問題は、日本全体で将来起こりうることがすこし早く顕在化したにほかなりません。

この地にあって私自身も多くのことを学び、考えさせられた一年でした。地域医療の在り方、公共サービスの在り方、住民意識、行政の役割、義務と権利、安全保障等限られた人員、資金で地域が存在していくためには新たな考え方や方法論が必要だと感じ、行動して来ました。

地域をつくるのは、そこで暮らす住民です。ご自身で考え、行動し、地域をつくっていくしかありません。地域の問題もご自身の健康も誰かのせいにする前に、ご自身で考え、責任を負う時代になっているのかもしれません。難しい理屈ではなく次の世代に迷惑をかけないように、当たり前のことを普通にやることが大切だと思います。

お陰様でセンターの運営も苦しいながらも多くの皆様に支えられここまで来る事ができました。問題は山積みですが、新しい高齢化社会の在り方を模索し、モデル化を図り、これが円滑に運営できることを実証することが、北海道の地域医療を良くし、北海道から日本のそれを良くする途であろうと思います。

私は当初からここでの我々の取り組みは「まちづくりである」と言ってきました。

実際、地域医療再生というのは「まちづくり」があって初めて意味があるもので、医療や健康は目的ではなくて手段であると考えています。センターがこの「まちづくり」に貢献していけるように、新年に当たり職員と共に、また新たな気持ちで取り組んでいきたいと思います。

平成二十年元旦

医療法人財団　夕張希望の杜　理事長　村上智彦

行政との闘い

夕張医療センターを開設して二年目の年度に入ってすぐ、平成二十（二〇〇八）年三月末で締めた決算が出た。医業収益は四億九百三万円なのに対し、医業費用は五億二千四百八十三万円もかかり、医業外収益や支払利息、医業外費用などもろもろをプラスマイナスした結果、当期純損益は一億一千二百十八万円に上った。損益計算書を見ると、経費のなかで平成十九年四月から六月までの医薬品費と水道光熱費が突出している。また、老健開設の遅れによる、四月から六月までの「介護保険一部負担金」と「介護保険施設利用収益」の欄の空白が目につく。村上が一億二千万円の借金ではじめた夕張医療センターだが、このままでは運転資金が底をつき、資金繰りができなくなるのは明白だった。

事務局長の佐藤友規は、金策と借金の言い訳をしながらも、市側と水道光熱費の補填についての協議に明け暮れていた。医療センターと行政サイドとの、その後のやりとりをNHK「ETV特集　地域の医療を守のは誰か」や新聞報道などに取材した話を加えて再現すると、おおむね次のようになる。

四月中旬、佐藤は要求書をもって夕張市役所に出向き、前年三月三十日に結んだ協定書を破棄し、全館スチーム暖房の老朽化による莫大な水道光熱費については市が負担することを求めた。「公設民営」における大家たる市が建物の維持管理をすべきであり、「現状の水道光熱費はわれわれの自助努力をはるかに超えており、四月は乗り切ったとしても五月には破綻《はたん》する」ため、現状のままでは医療法人「夕張希望の杜」はここを去ると、最終通告をしたのだ。

二日後、当事者能力のない夕張市に代わって北海道庁から企画振興部市町村課の幹部職員が夕張医療センターにやって来た。村上は一年前に協定書を結んだ経緯を再度説明し、「協定書にはこう書いてあるが、使わない建物の水道光熱費は市が負担する」と口頭で約束したことを強調、前市長をはじめ当時の担当者が一人もいなくなったことを幸いに、協定書に書かれていることを楯にとってやるべきことをやっていないと怒りをあらわにした。そして村上は、こう鋭く詰め寄った。

「オープンして数カ月目にボイラーが壊れ、百万円もの出費を余儀なくされました。夕張は欠陥住宅を提供しているのと同じですよ。従来、公設民営というのはそういう不採算の部分を自治体が責任をもって穴埋めしててくれたうえで、運営は民間がやるということです。この一年間、市は何もしないで医療をわれわれに丸投げしてきたじゃあないですか」

これに対して、市町村課主幹は、財政再建団体であり限られた財源から何ができるか検討していきたい、それには解決しなければならない問題もあって時間がかかってしまうと苦しい弁明をくり返すだけだった。村上は、そうしたお役人的言い逃れに対して「そんな悠長なことはいっていられないのが現状だ」と苦衷の表情をあらわにした。

業を煮やした村上は、四月三十日、前病院経営アドバイザーの伊関友伸と共に記者会見を開き、世論に訴える作戦に出た。朝日新聞によれば、席上、伊関は旧市立病院と現在のセンターの財政運営を分析して「年間五千万円にも上る水道光熱費さえなければセンターは黒字になっている。センターは黒字経営の医療をしているのに、老朽施設の維持費で資金不足に陥っている。財政破綻の市に代わって地域医療を守るべき道の責任は大きい」と道庁を批判し、「道は市に、市はセンターに地域医療を丸投げ。道職員が市に派遣されているのに何をしているのか。知事にはやるべきことがあるはず」と、北海道知事の責任に言及した。

村上は、四月に提出した「要求書」に対する市側の回答について、冒頭に医療法人財団「夕張希望の杜」自身が経営改善に向けて取り組むことが不可欠であると書かれていることを暴露し、「これを訂正しないなら、われわれはここを立ち去るつもりだ」と憤慨するとともに、医師や職員の給与も他機関の水準と比べてきわめて低いことを強調、市側は「不採算部門を公で支えていくという公設民営の理念も責任も放棄している」「財政破綻した自治体は人の命のセーフティーネットまで奪うのか」と怒りの気持ちをぶつけた。

五月上旬、夕張医療センターでは午後六時半から夕張市の福祉課の幹部が出席して「水道光熱費問題集会」が開かれ、「要求書」に対する回答について話し合いが行われた。

ここでも回答書の冒頭に書かれている、「夕張希望の杜」の経営改善に向けての取り組みが必要という文言と、「夕張市としては再建計画の枠組みで可能な支援を検討する」という点について、職員の多くが村上同様怒り心頭だった。市の傲慢《ごうまん》な言い分に対してある職員は「冒頭で経営改善が必要と書かれているのはどういうことか」と詰め寄った。福祉課課長は、これは事務レベルの文章であり、さらに議会や住民との話し合いによって煮つめて最終的な文章を出すと苦しい言い訳をするしかなかった。そうした言い逃れに対して、村上は「事務レベルではわれわれが放漫経営をしていると考えているわけですか」と、憤懣《ふんまん》やるかたない表情で切り込む。さらに佐藤が追及した。

「あなたたちはもうつぶれてしまったのだからのんびりしてもいいけど、うちがつぶれた場合どうするんですか。これまでの赤字については行政の責任だと、どうして謝罪しないのか。少なくとも、この場で、経営上のハンドリングミスはなかったこと、人件費の比率は高くないこと、この二点についてははっきりとご確認ください」

つるし上げ状態になった福祉課課長は、苦渋の表情を浮かべながら、お互い理解を深めるなかで話し合いを続けたいと、お役所的お茶の濁し方でその場をしのいだ。

こうした夕張市の姿勢に対して、前病院経営アドバイザーの長《おさ》隆は色をなして憤る。経営改革案には「指定管理者に対する財政措置については、夕張市は指定管理者への委託にあたって、必要な医療水準の確保のため、地方公営企業法の規定する範囲で、市の一般会計からくり入れを行うことと、病床の減少に基づく五年間の地方交付税措置分の一般会計からの繰入金（百四十床減床の場合、五年間で合計約三億四千万円程度）は、指定管理者制度を運営する医療法人に交付し、安定的運営の原資にすること」とはっきりと書いたのに、それを市は実行していないと怒りを隠さない。

「総務省はいまでも毎年、病床の減少に基づく地方交付税を八千万円近く払っているのに、夕張市は一般会計にくり入れてほかに使っている」

こう指摘した長は、それを指定管理者に回すように総務省のなかに「地方交付税研究会」を立ち上げると息巻いた。

職員集会は、夕張市の幹部職員が去った後も続けられた。そこで、村上はやや紅潮した顔で次のように職員に語りかけた。

「私たちがいまやっていることは間違っていないと思います。普通の光熱費ならもう少しみなさんに給料を払ってあげられるし、お出ししたい。……一人でやるには限界があります。でも、ここには七十数人の職員がいて、それぞれにご家族がいます。みなさんが、住民に働きかけてください。ここの医療を守るためには、住民の後押しが必要です。みなさんと住民の後押しがあれば、私は道庁にでも東京にでも行って、掛け合ってきます」

その後、職員からいろいろな意見が出た。それらを集約するように、歯科医の八田が次のように締めくくった。

「これまで自分たちの病院をどうしようかなどと話し合ったことはなかった。しかし、今日はみんないろいろな意見を言っています。それだけ、昔の夕張市立総合病院から脱皮している。これからもみんな一丸となってやっていきましょう」

道や市は、医療センターの主張に対して当初、診療報酬を担保にして緊急貸し付けをするという案を検討したという。しかし、センター側が医療機関にとって生命線である診療報酬を担保に出せとは何事かと猛反発、総務省からも再考を求める声が出たことで、緊急補助を行うことになった（朝日新聞五月二十七日付による）。

五月十六日の北海道新聞は、十五日に、夕張医療センターを経営する医療法人財団「夕張希望の杜」が平成十九年度決算を発表、一億百二十六万円の経常赤字を出す見込みで、これに対して市は本年度、二千七百万円の緊急補助を決め、同日、市議会行政常任委員会に方針を報告したと報じた。市内唯一の入院施設（十九床）を備えて地域医療の中核を担う公設民営施設であり、維持が不可欠という側面と、引き継ぎ時点で老朽化が進んでいたとの事情を考慮したもので、水道光熱費の約半分、当初の医師不足による収入減分なども考慮して補助を決めたという。財源は、十九年度の同市への特別交付税が予算額より一億二千八百万円多かったため、ここから充当することを検討している。二千七百万円のうち約七百万円は市への地方交付税で診療所に関する上限額、二千万円はセンター側が老朽化で増えたとしている水道光熱費のうち、上下水道・重油代の一部だという。

さらに市は、五月十八日、今年度も夕張市立診療所の水道光熱費千二百万円余りを補助する方針を市議会行政常任委員会で示すと同時に、藤倉肇市長は「診療所を地域医療の中核として支援したい、老朽化した建物を維持するより小規模でも新たに建て替えるほうが重要」と、国や道に働きかけていく考えを表明した、とSTVニュースと北海道新聞が報じた。

村上は市の方針に対して歓迎の意を示しながらも、「ここの医療機関が五年、十年と続けていけるような当たり前の契約内容に変更していただき、市が開設者として責任をもって運営していくという姿をみせていただきたいと思います」と、やや戸惑いのコメントを述べた。支援が決まっても再建計画の見直し作業などで補助金の支出はどんなに早くても七月以降になるのはもちろん、今年度以降の水道光熱費がどうなるのかについては何も決まっていないからだ。

夕張市に対する村上の不信感は根強い。一年間何ひとつ協力的な姿勢を示さず、医療センターに医療を丸投げしてきたどころか、診療所があるおかげで支払われていた地方交付税措置分を診療所の援助に使わなかったのだから、村上の気持ちは当然だろう。話はこの時点からかなり先のことになるが、平成二十一年二月二十七日のメールマガジンで、村上はかねてより抱いてきた市に対する不信感を次のように記し、痛烈に批判している。

――噂では夕張市は何も言わないと医療機関に支給される交付金も屁理屈をこねてネコババしようとします。相変わらず何を言っても「財政再建団体だから」といってごまかそうとします。

しかし、そうなる前からできていなかったから破綻した訳ですから、いい加減に医療機関の開設者として最低限のことはやっていただきたいものです。夕張市では、以前の粉飾してきた悪行の数々は隠蔽されて、誰も責任を取らずに結局多額の税金を無駄にしてきました。納税者の責任としてできるだけ事実を公表して、判断をした人を特定して責任を問い、同じ間違いをしないように監視していきたいと思います。

さらには、平成二十一年十月に作成した夕張市の見直し再生計画についても厳しい。新たに施行された自治体財政健全化法に基づき、夕張市に新しい計画を策定するという好機が訪れ、三年前の総務省主導とは異なる独自の見直し再生計画をつくって住民説明会で提示した。それに対して、村上は第九十八号（平成二十一年十月三十日）のメールマガジンで次のように書く。

――計画自体は総額150億円の規模で、一番予算をつぎ込むのは住宅の改修で市営住宅は清水沢地区に集約し、1700戸を取り壊す一方で450戸を移転、190戸を建て替えるそうです。総事業費は65億円を見込んでいるとのことです。

次に多いのは市役所職員の待遇改善で、人件費の総額は57億円になるのだそうです。

その他、診療所の建て替えに14億円を見込んでいますが、不採算部門である病棟の運営費や救急医療の予算は入っていませんし、保健・福祉の充実のための予算も未定です。高齢化した地域での優先順位は医療と福祉だと思うのですが、再生計画での優先順位は箱物と公務員の給与の方が明らかに上になっています。
人口が減少した時に空き家が増えて、維持管理でまた新たな負債が生じないことを祈りたい気持ちです。今でも市営住宅はがら空きで、それでいて未納金が3億円あり、所得制限などがあってせっかく夕張市に住んで仕事をしようとする人達を拒んでいます。（略）
住民説明会でも最初に住宅の話、次に病院の建て替えの問題の話をして、市役所職員の給与の話は6番目だったのだそうです。大きな声で箱物と医療の話を最初にして、小声で自分たちの待遇改善の話をして「住民の同意を得た！」ということにはならないと信じたい気持ちです。
夕張市は日本一高齢化が進んだ地域ですから、5年後、10年後とさらに高齢化が進み、医療より福祉や看取りの必要性が増えて行きます。いくら立派な箱物を造っても解決など絶対にしません。
同じ予算を取るのであれば、高齢者の雇用を増やし、予防を推進して安上がりな将来の日本の高齢化モデルを目指すのでしたら、理解しやすいのですが、私にはまた昔の間違いをくり返すだけではないかと思えてしまいます。（略）
いつまでこの町は「可哀そうな被害者役」を続けるのでしょうか？
職員集会での村上の訴えに呼応して、医療センターの職員たちは積極的に町に出かけ、住民たちに行政との交渉が決裂した経緯を話しかけた。そして、医療センターを残す必要性について、住民たちに署

夕張市消防

救急出動3割減

財政破たん後　軽症での利用減る

【夕張】夕張市消防署の救急出動回数が昨年、前年比二割減り、市の財政破たん後の二年間では三割減ったことが分かった。専門家は「全国でも珍しい急減」と言う。市内の医療体制縮小が市民に周知されて軽症時の利用が減ったことが、この結果に結びついた。

同署の救急出動回数は昨年五百六回で前年比22％（百四十四件）減。市の財政再建団体移行前年の二〇〇六年と比べると31％（二百二十八件）減った。〇六年は二百八十八件に上った軽症での出動が、昨年は百六十二件と44％減ったのが大きい。

同市では〇七年四月、救急指定病院の市立総合病院がなくなり急患の市外搬送が激増する一方、救急隊員が大量退職。同署は救急処置講習会などで救急車の適正利用を訴え、市内各医療機関も患者に、急病時はなるべく掛かり付け医に相談するよう指導してきた。

同市老人クラブ連合会の海沼栄一会長は「救急体制が大変だと理解する高齢者が増えた」、市内の介護支援専門員の三島京子さんは「医師が訪問診療を増やし、住民に安心感を与えている」と話す。

救急車の適正利用を訴える日本NPO救急搬送連合会（名古屋）は「短期間で三割も減った例は聞いたことがなく、全国のモデルになる」と話している。

北海道新聞（平成21年1月8日付）

名活動を呼びかけた。そうした地道な活動が、五月下旬一部住民たちの「夕張希望の杜」が運営する夕張医療センターがこの地にとどまるように要請する署名活動に結びついた。また行政との懇談会で、医療の必要性を声にする住民も現れはじめた。こうした積極性は、以前は考えられなかったことだ。

こうした住民の意識変革が、これまで当然と考えられていた安易なコンビニ受診や救急車出動回数の削減につながっていった。

平成二十一年一月八日付の北海道新聞には、夕張市消防署の救急出動回数が昨年、前年比二割減り、市の財政破綻後の二年間では三割減ったと報じた。同紙によれば、同署の救急出動回数は平成二十年が五百六回で前年比二二％（百四十四件）減。市の財政再建団体移行前年の平成十八年と比べると三一％（二百二十八件）減ったとし、同市老人クラブ連合会の海沼栄一会長は「救急体制が大変だと理解する高齢者が増えた」、市内の三島京子介護支援専門員は「医師が訪問診療を増やし、住民に安心感を与えている」と話したという。同紙は、救急車の適正利用を訴える日本NPO救急搬送連合会（名古屋）の「短期間で三割も減った例は聞いたことがなく、全国のモデルになる」というコメントも掲載している。

ただ、夕張市消防署と北海道新聞社は、廃棄処分された救急車を修理して夕張医療センターが自前で走らせていることをカウントしていない。これは永森が赴任してすぐの休日当直の日、脳梗塞《こうそく》の患者を岩見沢まで運んだ救急車だ。

村上をはじめとする夕張医療センターのスタッフの地道な呼びかけは、このように住民の意識を少しずつだが変え、いろいろな形で着実に実を結びつつある。これも村上が夕張の地で実践してきた医療の充実があったからこそ住民から信頼され必要と感じられるようになったわけだが、それは具体的にはどのようなものなのだろうか。次章では高齢者が多い過疎の地域において、村上が必要と考える福祉医療のあり方とその実際についてみてみよう。

第十章　支える医療

理想的な老健を目指して

村上は、福祉医療を充実させるためには地域包括ケアが大切で、それを実りのあるものにするには介護老人保健施設（以下「老健」と略す）が欠かせないと、以前から考えていた。そのため村上は、旧瀬棚町ではできなかった介護老人保健施設を、夕張医療センターを立ち上げる当初から診療所に併設することで地域包括ケアを充実させ、同時に収益部門の柱にする計画を立てていた。しかし、診療所の所長と老健の施設長を兼任することはできないという規則があり、医師が村上しか常勤していない間は手をこまぬいているしかなかった。そのため三カ月間は準備期間に費やさざるを得ず、すでにふれたように「介護保険一部負担金」と「介護保険施設利用収益」が一円も入らずに、医療法人の収益を圧迫した。

平成十九（二〇〇七）年七月一日、永森克志と田谷智の二人の医師が夕張医療センターにやって来たことで「介護老人保健施設　夕張」は夕張市長藤倉肇を開設者としてオープンすることができることになった。施設長は永森克志が就任、これによって医療法人の経営面は多少ながらも安定が図れることになった。

　ここで夕張の「老健」について記す前に、「老人保健施設」がどういうものかについて説明しておこう。

「老健」というのは、老人病院と老人ホームの中間的な施設で、双方の機能を有して介護を必要とする高齢者の自立を支援する目的をもつ。医師による医学的管理の下、看護師や介護士によるケアはもとより、作業療法士や理学療法士などによるリハビリテーションや、栄養管理、食事、入浴などの日常サービスまで併せて提供して家庭への復帰を目指す施設だ。先例として昭和六十二（一九八七）年に開所した長野県の佐久総合病院介護老人保健施設（農村地域の病院併設型、開設当時三十床）がある。佐久総合病院の老健では、八五パーセントが退院して自宅療養をするほど実績を上げたため、これに着目した厚生労働省は国のモデル事業第一号として普及に力を入れた。その結果、平成十九（二〇〇七）年十月現在で、介護老人保健施設は三千四百三十五カ所あり、入所定員は約三十一万四千人となっている。

　つまり、老健を利用できる人は、介護保険法による被保険者で要介護認定を受けており、病状が安定していて入院治療の必要がない代わりに、リハビリテーションを必要とされる要介護度1以上の高齢者なのだ。

　そのため、老健における仕事は介護保険の仕組みを知らなければやっていけない。旧瀬棚町時代に村上と一緒に働いていた高丸佳子は、特養老人ホームの仕事を通じて介護保険についてはかなりの知識があったが、それでも三月半ばに夕張に行ってからも勉強しなければならないことが山ほどあったという。老健がスタートするまでの三カ月半の間、看護師課長の高丸はスタッフに理解させるのにかなり苦労したと言い、こう語った。

「医療保険は出来高払いですから、いくらでも薬を出すことができますが、介護保険の場合は〝まるめ〟なので薬の量を減らさなければなりません。働き方も発想法もまったく違います。それまで夕張市立総合病院で仕事をしていた看護師は薬をたくさん出すことにならされていましたから」

〝まるめ〟というのは業界用語で包括払いのことで、一定の病気に対する診療報酬や一回の診療、一日の入院に対する診療報酬を決めておく制度だ。そのためたくさん検査をし、多くの種類の薬を出すと、老健の持ち出しになる。都会の老健のなかには九種類以上の服薬をしている利用者はお断りという所もあるぐらいだ。つまり、保険制度と介護保険制度では、正反対の考え方をしなければならない。これまで多剤投与になんの違和感をもっていなかった看護師に、薬を減らしつつ同時に老健入居者に元気でいてもらうにはどうすればいいか、食事のことやリハビリの重要性を指導することは並大抵のことではなく、一朝一夕ではできなかったという。

夕張医療センターに老健がオープンして最初の水曜日の会議には、村上をはじめ施設長の永森、高丸と看護師二人、理学療法士の島川弘美、田中貴博介護課長をはじめ介護福祉士一人、支援相談員の大島達也などスタッフ九人がそろった。村上は、夕張市立総合病院が社会的入院によって赤字が拡大したということを踏まえ、その弊害を避けることが大事だと挨拶をした後、永森に夕張の老健をどういう方向にもっていくべきか意見を求めた。永森は、生活リハビリをして元気になった人は在宅に戻ってもらい、医療福祉介護の地域連携でサポートを行うような、地域に根づいた中間施設であるのが老健の役割であり、それを主体とした福祉事業が地域再生に役に立つようになってほしいと言った。つまり、社会的入院を排し、リハビリと食事療法によって入所者が元気になって、自宅に戻ってもらうための施設であって、療養型施設にすべきでないと主張したのだ。

三十一億円の負債を負って倒産した夕張市立総合病院では社会的入院が多く、それが赤字をふくらませる一因になったように、夕張では高齢者を施設に預けておきたいという気風が強い。病院経営のことだけを考えれば、老健でそうした社会的入院を受け入れれば四十床はすぐ満員になって収益面では潤う。しかし、それは老健の理念に反することであり、それを改めない限り以前と変わらない。そのため村上は、永森の意見に黙って賛同し、以降一切老健のやり方に口を出さなかった。

相談員の大島達也は、入所したい家族を逐一訪ねて、生活状況や要望を聞いて入所判定会議にかける。元気になったら家に帰るという条件を厳しく守ったため、平成十九年七月の新規入所者数は十五人、退所者数は四人だった。旧市立病院の療養病床に比して、入所費用が高いことも伸び悩む原因だった。そのため、七月の介護保険施設利用収益は三十八万円しかなかった。

こうした事態に対して、応援団の長隆は村上に対して「志が立派だとお金にならない。あなたに経営者になれとはいわないが、ある程度の社会的入院も認めないとやっていけませんよ」と忠告した。しかし、村上は老健のスタッフに長の苦言についてひと言もいわず、一切を永森の判断に任せた。

最初のスタートこそ低調だったが、住民の間で老健の存在と役割、自宅に戻ってからは訪問診療をしてもらえること、再度リハビリが必要になれば老健に戻れることなどが次第に知られるようになり、入所者数も徐々に増えはじめる。その年の十二月には月末在所者数は二十七人、翌年の三月には三十一人まで増え、介護保険施設利用収益も十二月が百二十九万円、三月は百九十四万円にまで増加した。

入所希望者に対しても次第に柔軟性をもった対応をするようになった。大島が介護に疲れた住民の声を重視し、月のうち半分を老健で生活し、半分は自宅で過ごすようなプランを提案するケースも出てきた。こうすることで、高齢者への介護に追われて仕事が犠牲になる家族を支援し、また入所者には二週間の老健での生活で元気になってもらおうというのだ。

十二月に通所リハビリをはじめたことで、リハビリの重要性が住民に浸透し、安心感が広がった。

夕張の老健でリハビリについて指導的役割を果たしたのが島川弘美だ。彼女は北海道大学医療技術短期大学部時代に、アイオワ大学大学院で理学療法を修得した高橋正明教授に師事する。平成の初め頃、リハビリテーション（リハビリ）について一般にはまだ理解を得られておらず、都市部にさえしっかとリハビリを行う病院がなかった。地域に行くともっと悲惨で、脳梗塞《こうそく》などで入院した患者が退院後にリハビリを必要としているのに、自宅での療養が世間に知られると、あの家は病院に入院させる金がないからといったあらぬ噂を立てられるのを恐れるため、療養患者を家族が隠すようにしてリハビリもできない状態だった。そうした現状を知った島川は、地域リハビリテーションを志すようになる。そして、北海道ではじめてリハビリテーションをはじめた専門病院、北海道社会事業協会洞爺病院を知り、押し掛け就職をする。そこでは病院内だけでなく、地域保健師教育や全道各地に理学療法士を年に何回か巡回派遣して地域リハビリ教室を開いていた。そのため、島川は伊達市、苫小牧《とまこまい》市、厚真《あつま》町などを巡回して在宅復帰を目指すリハビリを行っていた。夕張にも十年にわたって年に三回リハビリ支援を行っていたが、そのうちに仲良くなった保健師から夕張市立病院の惨状を聞いた。夕張市が財政破綻《はたん》したことを知った島川は、市立総合病院が倒産してもボランティアとして年に三回ぐらいなら支援することができるだろうと思い、それを企画書にまとめて市立病院や保健師に提案した。平成十八年の秋、病院は体をなさないほどゴタゴタしていたため、その企画書は棚上げ状態になっていた。村上が来ると、その企画書は保健師を通じて村上に渡された。それを読んだ村上は、「老健をつくりたいんだけど理学療法士がいないので、来てくれないか」と、島川を誘った。

島川は村上のことを以前からテレビで知っていて、瀬棚町に会いに行こうかと思っていたほどだった。実際に話してみると、福祉用具の活用の仕方などについての知識もあり、普通の狭い医学知識にとらわれず、引き出しがいろいろある人だと思ったという。また村上が普段行っている住民教育の重要性などはリハビリを行う際と共通していると思い、そうした共感もあって、七月から勤務することにした。

島川に、老健施設長である永森についても印象を聞くと、最初に帰ってきた言葉が「随分、若い先生だなと思った」という。というのも老健の施設長になる医師は、多くは高齢であり、なかには名義だけで必要な書類に押印する印鑑を預けているような施設も多いからだ。

島川は、老健の先駆けである老健佐久を開設した佐久総合病院のことも、若月俊一のことも知ってはいたが、永森がそこに勤めていた医師であることは知らなかった。それを知ったのは、一緒に仕事をしてしばらくたってからのことだった。

リハビリの効力

村上に似て人当たりが柔らかく、高齢者に優しい口調で接する永森は、老健が軌道に乗るまでは頻繁に足を運び、リハビリ患者に対して機能の回復具合を褒めて、褒めることでさらにやる気を引き出して向上させようとした。

平成十九（二〇〇七）年十月一日に放送されたNHKスペシャル「地域医療はよみがえるか――夕張からの報告」では、老健での日常を追いながらリハビリの効力を描くと共に、高齢者の医療や介護をめぐる問題をえぐり出している。その一端を紹介しよう。

番組では実名で取り上げられているが、その後の経緯まで含めるとやや差し障りがあるので、ここではSとして話を進める。昔夕張で鉱山労働者だった八十四歳のSは、老健がオープンして間もない時期に車椅子に乗せられてやって来た。Sは前年の秋に肺炎にかかって隣町の病院に入院したが、誰とも話すことなく天井を見るだけの生活をしていたため認知症にもなっていた。長期入院に対する診療報酬が大幅に下げられたため、病院は、半年以上入院しているSを退院させる。そのため、自宅で寝たきり状態になっていたSを老健に預けたいと、長男が申し込んできた。いわば、社会的入院といってもいい状態だった。大島は事前に訪問し、村上、永森など九人が参加する入所判定会議にかけ、自宅に戻る意志が多少ともあると判断して入所させることに決めた。

Sを診た村上は、肺炎は治っていると判断した。あとは体力をつけて、自宅で生活できるようにするリハビリを行うことにした。理学療法士の島川は、まずSの体力と生活能力を見極めようと、いままできなくて困っていることを聞き出そうとする。しかし、誰ともしゃべらない生活を半年以上も続けていたSからは、すぐに言葉が出てこない。

永森はSに「お仕事は何していたの？」「何歳ごろから？」などと話しかける。昔話をきっかけにして言葉を引き出そうとしたのだ。老健に入る高齢者には、こうした積極的なコミュニケーションの働きかけが必要だ。いろいろ聞いていくうちに、Sが樺太《からふと》にいたと話した。それを隣に座っていた人が聞いて、二人で話しはじめた。こうした会話が活発になればなるほど、認知症も治ってくると永森は言う。

そうした働きかけの一方、島川はSの筋力トレーニングを行った。ベッドと車椅子の生活にならされたSが、畳の上で生活ができるように、床から起き上がる力をつけるための筋力トレーニングを何度もくり返したのだった。カラオケが好きだったSは、元気になるにしたがって歌を歌いはじめ、言葉もなめらかに出るようになった。Sの回復ぶりは目を見張るようだった。

Sが最初に老健に入所したときは、要介護度は「重度の介護を要する状態」の要介護4だったが、いまでは「心身の状態が安定していないか、認知症等により部分的な介護を要する状態」の要介護1レベルまでよくなった。たった一カ月で、そこまで回復させる力がリハビリにはあるのだ。しかし、老健の経営にとって入所者が元気になることは掛け値なくいいことかというとどうも違うようだ。そこに矛盾があると村上は言う。

「要介護度3の人を2にすれば、それだけよくなったわけですから、本来は施設に収入が増えるのが普通ですよね。それが、逆に収入が減るというのがいまの介護保険制度の仕組みです。要介護度が高いほど収入が多いということは、リハビリもせずに寝たきりにすればいいことになります。これって矛盾していませんか」

医療保険制度の出来高払いの矛盾についてはすでに述べたが、介護保険制度にも同様に成果主義的考え方はなく、高齢者を元気にさせようとモチベーションを高める発想がないのだ。ちなみに要介護4の介護保健施設サービス費は一日当たり九百七十二円（月当たり三万百三十二円）なのに対し、要介護1

は八百十六円（月当たり二万五千二百九十六円）と、一日当たり百五十六円（月当たり四千八百三十六円）の差がある。

話を要介護1レベルまでよくなったSに戻そう。長男夫婦がやってきて、Sの回復ぶりを喜んだが、狭いアパート暮らしのため、ほかにアパートを借りて父親一人で生活している状況を話し、ここではよくなっているように見えて家で生活できるように思われるかもしれないが、実際一人で生活するのは無理だと主張した。昼間はまだちょくちょく様子を見に行かれるが、夜が心配だと嫁が言葉を補足した。

Sは入所して二カ月が過ぎて、九月に入るとさらに元気になり、永森が付き添って外に出て坂道も歩けるようになる。番組はそれでも家に帰るにはまた別の家庭の問題が出てきている……、というニュアンスで終わるが、これには後日談がある。老健のブログと取材した話を加えると次のような経過をたどった。

その後も、Sは坂道を上がれるようになり、さらには廊下を走れるようになり、バスに乗る練習もこなし、洗濯も買い物も受診も一人ですますことができるなど、めきめきと体力と生活する自信をつけていった。

永森は「Sさんはうちの看板だから！」と賞賛と励ましの声をかける。それに対してSは最初のうちは戸惑っていたが、次第に自らお手本にならねばと、周囲の老健の利用者の車椅子を押してやったり、後から入所してまだ元気がない人たちに「おれも最初はそうだったけどここまでなったんだ。あんたもなれるよ。大丈夫だ！」と声をかけて回るようになる。

それでもアパートに引き取って生活の面倒をみることを渋る長男に対して、Sは最初は混乱しつつも、自分が貰っている年金はどうなっているのかを考えはじめ、長男が勝手に自分の年金を生活の足しに使っていることに気づくようになる。高齢者が入院すると、年金を使わないため貯金が増える傾向にあるが、半年以上前からの年金はかなりの額になる。

その後も、一向に面会にも来ない長男に「これなら投函するだけでよかろう」と往復はがきで連絡をとる。それでも、長男からは返事が来なかった。Sはそれならばと千葉に嫁いでいる娘に連絡をとろうとしたが、詳細な住所は思い出せなかった。Sは夕張に住む娘の友人宅に「娘の連絡先を教えてほしい」と手紙を出し、千葉に住む娘に手紙で事情をしたため、自分を引き取ってもらえないかと頼んだ。娘からはすぐに返事が来て、家族会議の結果、Sを千葉に引き取ることにした。Sの年金が、住所を移した千葉に振り込まれるようになったことはいうまでもない。

老健でのリハビリと職員に励まされながらの生活は、記憶も定かではなく、いま自分がどこにいるのかもおぼろげだった人に体力をつけさせ、さらには自分で考え、意思決定をし、行動をする人にまで変える効力があるのだ。

島川には、S以外にも印象深い利用者がいる。その人は、脳卒中になってから七年も経過していて、麻痺《まひ》が強く、自分でやっと手足を動かすことができる程度で、寝たきりに近い生活を送っていた。しかし、約八カ月の老健でのトレーニングによって手足の動きが改善、もう少しで歩けるまでになった。それだけでもすごい回復だったが、退所直前になって「先生、私、指が動くようになったんです」と言った。それは弱いながらもはっきりとわかる動きだった。脳卒中の麻痺でいちばん回復しづらいのは指の動きだという。足は比較的動きやすく、力がだいたい戻れば立ったり歩いたりできるが、腕は足に比べると動かしづらい。それでも、指よりは腕のほうが動きが出てきやすい。だから、指が動くというのはすごい変化なのだ。しかも、病後七年もたってからだ。在宅支援の打ち合わせに来ていた訪問看護師と島川は、それを見て絶叫したという。

病気になるのはつらいことだが、根気強くリハビリすることで、新しい生活をすることが可能になる。島川は、Rehabilitationという語は、Re（再び）＋habilis（適する）＋ation（〜になること、状態）という語が合体してできた語で、「再び社会や環境に適応すること」と説明してくれた。老健は、そうした新しい生活ができるようにシミュレーションをする施設ともいえるのだ。

島川は、その後平成二十年十二月をもって老健夕張の籍を離れ、全道を巡回する理学療法士として活躍の場を広げることになる。

訪問看護を軌道に

夕張医療センターを開設した当初から、村上が在宅医療に力を入れてきたことは何度も述べてきたが、それは住み慣れた自宅で療養したほうが、病院に入院させるよりもはるかに患者は元気になるという信念があるからだ。高齢者を病院に入院させると、食事のときに食べ物が誤って気道に入って、誤嚥性肺炎になることを恐れるあまり、胃に小さな穴をあけて管を通す病院がある。それでは寝たきりになり、患者のＱＯＬ（生活の質）は大幅に下がる。

ほとんどの医師が元気になってもらいたいと思っているにもかかわらず、危険性を回避しようとして患者を寝たきりにしがちな背景には、医療訴訟の増加がある。平成十一（一九九九）年、横浜市大医学部附属病院での患者取り違え事件、都立広尾病院でのリウマチ患者の手術後消毒剤点滴死亡事故と立て続けに起きた医療事故に対して、マスコミは医療機関を猛烈にバッシングした。これを機に医療訴訟は増え続け、この十年間で五百九十七件から九百十二件へ一・五倍に増加（井上清成著『よくわかる医療訴訟』毎日コミュニケーションズ）、民事訴訟まで含めると年間数千件に上り、それ専門の弁護士が病院、患者間を駆け回っているという。二つの医療事故は看護師の過労によるミスが主たる原因だったが、ハードワークを強いられ、ときには三十六時間勤務を強いられる勤務医や看護師は医療ミスを恐れ、立ち去り型サボタージュで辞めてしまい、それが医療崩壊の一因になっていると小松秀樹は『医療崩壊』（朝日新聞社）で指摘している。こうした医療訴訟に備えるため医療従事者はカルテや看護記録を細かく書かねばならず、さらに勤務時間が増えるという悪循環に陥っている。

家庭で転んで骨折したら病院で治療を受けることで感謝されるのに、病院内での骨折については医師の管理責任が問われるようになったため、ベッドから落ちないように患者を縛り付けるケースが多くなったという。そこには患者の快適性の配慮といった発想はない。生命の維持を最優先して入院患者の気道や腕に管や点滴など何本もつなげる〝スパゲッティ症候群〟も高度医療が可能になったという側面と同時に、事故による訴訟やクレーマーへの対応を恐れるからだと指摘する医師もいる。村上はそうした患者の人間性、生活の質を無視した医療に異を唱え、患者が家族と一緒に生活できる在宅医療を推し進めている。

平成二十（二〇〇八）年二月、村上はこれまでの訪問診療をさらに一歩進め、在宅療養支援診療所を立ち上げた。医師が定期的に行くのが訪問診療だとすれば、在宅療養支援診療所は在宅療養をしている患者の病状が急に変わったり、何か困ったことがあった場合に、医師が往診し、その指示によって看護師が訪問するというシステムだ。在宅で安心して療養できる環境を提供するために、看護師四人が三百六十五日二十四時間対応する。しかし、それまで訪問看護にかかわったスタッフは皆無で、地域医療に明るい看護スタッフは、村上と旧瀬棚町時代から行動を共にして夕張に来た西村裕子だけだった。

看護部長の横田は、外来業務との兼務の訪問看護は、肉体的には相当厳しかったと語った。

「患者さんの日常を知らなければならず、医師とスタッフが情報を共有するために、手探り状態でのスタートでした」

夜中や休日は自宅で待機して電話を受けるのだが、自宅からいったん診療所にカルテを取りに行き、それから患者の家に出向く。雪の多い季節に乗り慣れない車での移動は不安が多く、また患者から緊急連絡が入ったときに自分でジャッジしなければならないプレッシャー、二十四時間待機のためのシフト等々、問題は山積みだったという。

訪問看護がようやく軌道に乗った四月末、がんセンターなどで余命は数週間と宣告された末期がん患者が、「最後は住み慣れた夕張で家族のもとで泣かないで笑って死にたい」と札幌から夕張に帰ってきた。田谷が印象に残ると語った患者だが、悪性腫瘍《しゅよう》ターミナル（終末期）状態にあった患者は、食事もろくに食べられなかった。しかし、家族と話して協力を得、村上をはじめ田谷、永森が訪問診療をして緩和ケアを行うことで楽に呼吸ができるようになり、さらには歯科医師の八田政浩による訪問歯科診療で口腔ケアをすることにより好きなものも食べられるようになった。もちろん、夜中など何かあった場合は、訪問看護で対応した。病状が安定していたときはそれほどでもなかったが、悪化してくると毎日のように日中も夜中も呼び出しがあったといい、看護師たちは精神的にも肉体的にもきつかったという。それでも、最期を自宅で看取れたことで家族から感謝されて、やりがいを感じたと横田は語った。

今や病院で死ぬことが圧倒的に多く、在宅死は一割強しかいない。在宅死を希望する人は半分にすぎないという調査もあるが、これは家族への負担や症状急変への不安が大きいためで、本音は住み慣れた自宅を〝死に場所〟にしたいと思う人は多いのではないか。村上は、地域の医療を守るということは、地域で安心して暮らせることであり、安心して死んでいけることだという。

地元出身の横田は、夕張市立総合病院時代にも患者から「ありがとう」と感謝の声をかけられたことが少なからずあったが、在宅療養している患者に本心から「これからは安心できるね。よろしくお願いしますね。ありがとう」と言われたときは、心が温かくなると同時に、いままでにない緊張感を感じたという。市役所の福祉課も変わりはじめ、介護ベッドを頼むとすぐに用意してくれるようになった。

「そういった点で、夕張は住民も役所も変わりつつあると思います」と横田は言い、自分たちの収入が減ったことやハードワークより、地域がよい方向に進んでいることを心から喜んだ。

西村は在宅療養支援診療所スタッフとどうすればよいか、あれこれ議論しながらやってきたと言って、こう語った。

「病状が相当悪くなったときは医師に連絡しますが、それほどでもないときは自分たちで処置しなければなりません。そのジャッジを求められるのが大変でした。訪問看護をなんとか一年で軌道に乗せたいですね」

医科と歯科の連携

歯科医師の八田政浩による訪問歯科診療での口腔ケアは、村上が訪問診療をはじめて二、三カ月したころからはじまっている。村上が訪問診療をやっている患者のなかで、「口の中の様子が変なので診てくれませんか」という要請からはじまったように記憶していると八田は言う。どういうきっかけか覚えていないほど、それはごく自然にはじまった。医師と看護師、薬剤師などコメディカルが連携して患者を診るフラットなチーム医療という村上の考え方が徹底している夕張医療センターでは、医師と歯科医師が連携して患者を診るというのはごく普通のことだった。

その後、老健が開所してからは、当然のように入所者への口腔ケアが行われてきた。毎日、二人の歯科衛生士が老健に赴き、利用者一人ひとりの歯科衛生指導プランを立ててケアを行い、治療の必要な人には歯科外来で徹底的に治療するなど老健との連携も強化していった。さらに老健から自宅に戻った人を含めて、訪問診療まで行うようになった。口腔ケアによって、よく噛《か》んで食事をとれるようになると、さらに元気になる。人の体というのは、ひとつでもよい方向に向かいはじめるとプラスの循環に入り、健康になっていくものなのだろう。

そこに医科と歯科の線引きなどないのだが、こうした医科と歯科が連携して一人の患者にあたる取り組みは全国でも珍しい。歯科が施設内に付属している大学病院はよく見受けられるが、それは入院患者が歯の痛みを訴えたときなど診察するケースがほとんどで、一人の患者に医師と歯科医師が連携することはまれだ。が、夕張の取り組みによって医師と歯科医師によって口腔ケアと全身の病気の関連性や、口腔ケアが予防医療につながることが実際の患者を通して確認された。それは、八田歯科医師と老健の永森医師の共同研究という形で、ファイザーヘルスリサーチフォーラムで発表された。

医科と歯科の連携のきっかけは、糖尿病の教育入院患者に歯周病の治療を行ったことがきっかけだった。糖尿病と歯周病が密接な相関関係にあることは、いまや定説になっている。糖尿病にかかると免疫力が低下して細菌に感染しやすくなるため歯茎《はぐき》が炎症を起こしやすく、また悪化しやすくなるといわれており、逆に歯茎に炎症が起きるとインスリンのはたらきがわるくなり、糖尿病に悪い影響が出ると考えられている。最近では、歯周病が糖尿病のリスクファクターであるという側面が注目されている。こうした相関関係は、夕張医療センターの教育入院患者二十三人全員が歯周病だったことからも納得できる。

八田は、退院後も歯科治療を継続した十四人と歯科治療を拒否した九人（そのうち四人は糖尿病治療からも脱落）を比較した。その結果、歯科治療を継続した患者は、教育入院前のヘモグロビンA1cが一〇・七（五・七以下が優良、五・八〜六・四は良、六・五〜六・九は不十分、七・〇〜七・九は要注意、八以上は悪い）あったものが七まで下がったが、歯科治療を拒否した患者は八・八あったものが七・二にしか下がらなかった。つまり、教育入院して歯科治療も継続した患者のほうが、より糖尿病の改善傾向が見られた。

そうした取り組みはさらに進められ、口腔ケアよって誤嚥性肺炎が予防できることがわかってきた。歯と歯茎の間にたまる細菌の集合体である歯垢（プラーク）の毒素が寝ている間に肺に入るのを防ぐことで、肺炎を四〇パーセントも抑えられた。夕張老健では年間四、五人の肺炎予防に結びつき、二百万円から二百五十万円の医療費削減になったという。夕張での取り組みを同じように全国の施設利用者約百万人が積極的な口腔ケアを行えば、全国規模換算で四百億円の医療費削減になるのではないかと推計する。

八田の発表は、口腔ケアが動脈硬化を予防すること、歯の脱落によって噛まずに飲み込むと腸閉塞《へいそく》になるが、入れ歯を入れることで防ぐことができることも同時になされている。そして、まとめとして、医科と歯科の連携により、予防医療、福祉、在宅医療が充実し、患者の生活の質が向上し、同時に医療費削減に繋がったこと、連携体制ができれば地域包括ケアの発展になるとしている。この発表からもわかるように、口腔ケアは老健入所者だけに限らない。在宅の患者に対しても、同じようにケアと治療が行われているのだ。

夕張における在宅の患者を支えるのは、医師や歯科医師、看護師だけではない。夕張医療センターでは薬剤師も積極的にカンファレンス（会議）に参加する。「北海道薬科大学社会薬学系地域医療薬学分野夕張研究室」が医療センター内に開設されて地域医療に貢献する薬剤師を育成するために同大学から教授として派遣された古田精一や池元洋平たち診療所の薬剤師だけではなく、調剤薬局の薬剤師も加わる。

アイン薬局夕張店の薬局長秋田啓介は、平成十九（二〇〇七）年七月にオープンした当時、火曜日と木曜日に配達していた程度だったが、毎週水曜日に朝礼後に行われる医局でのカンファレンスに呼ばれるようになって、医師とコミュニケーションをとるようになった。そして、看護師と一緒に在宅の患者を回るようになり、薬剤師の本当の仕事をしていると実感できるようになったという。ほかの地域で勤めていたときは薬を調剤して患者に渡すだけが仕事だったが、いろいろな医療従事者と接することでチーム医療に参加する醍醐《だいご》味を知った。そうした経験を基に薬剤師の在宅支援というプランを、札幌に本部を置く調剤薬局最大手アインファーマシーズに提案した。それは、診療報酬の改定で在宅への支援の点数が高くなったため在宅支援課を立ち上げたのと軌を一にしていたため、平成二十年八月から在宅支援の薬剤師として山口俊司が派遣された。北海道での薬剤師による在宅支援は夕張がはじめてのケースになる。九月に医師と一緒に在宅患者の家を訪問して、地理や家族状況を頭に入れた山口は、いまでは訪問診療で医師が行った翌日、薬を届けて服薬における注意点や指導に当たるようになっている。高齢者の多い夕張では、こうした在宅支援をする薬剤師による薬の指導は欠かせない。

元気な高齢者たち

村上は、「高齢者を年寄り扱いにして何もさせないというのは失礼だ」と誰彼なしに言う。長く生きてきた人には、それぞれに歴史と物語があるのであり、そうした体験談を話してもらいながら元気なうちはできるだけ働いてもらったほうが、生きがいを感じてもらえると、村上は考える。そのため、老健の入所者には「早く元気になって働いてください。もし働く場所がないというなら、うちで働いてもらいますから」と声をかける。

現に、夕張医療センターには六人の高齢者が働いているが、そのシンボル的存在が大坂幹男だ。平成二十一（二〇〇九）年八月で七十二歳になった大坂だが、鍛え抜かれて日に焼けた浅黒い体は、実際の年よりも十歳は若く見える。昭和十二（一九三七）年八月十三日に函館で生まれ、満二歳のときに夕張に来た。以来、夕張に住み、昭和三十五年、二十二歳で消防署に採用された。夕張市が最も活況に満ちあふれていた時代で、当時は夕張医療センターが建つ場所が中心地で、そこから採炭地に向かって商店街がずらっと軒を連ねていたと、当時を懐かしむように語った。そのころは、火事が多く一年間に六十件はあったという。大坂は、その後、消防署で火災を起こさないようにする予防課長を長くやり、最後は夕張消防署長を勤め、昭和六十年に退職する。石炭の歴史村の短期職員を経て、大型免許、ボイラーの免許をもつ大坂は、平成十一（一九九九）年に市立総合病院の施設設備メンテナンス用員として採用される。夕張市が財政再建団体になって病院職員は全員解雇になるが、施設のメンテナンスをやる人がいないため、次が見つかるまでいてほしいと言われて勤め続ける。いったん、次が見つかったからといって解雇されそうになるが、「働くお年寄りは夕張の宝だ」という村上のひと言によって雇用が確保され、いまも元気に働いている。村上が訪問診療に出かけるときは、いつも大坂が運転する。くまなく夕張の街を知っている大坂が運転すると、黙っていても目的地にたどり着く。その運転ぶりは、スムーズで一緒に乗っていても気持ちがいい。

毎日、訪問診療を行っているなかで、村上が尊敬している住民が二人いる。どちらも九十五歳を超えているが、いまも元気だ。

一人は夕張の市営住宅、テレビなどで見慣れた炭住で知り合いの家族に引き取られて暮らす前田ヲスエ、九十五歳だ。新聞やテレビで何度か紹介されたことのある折り鶴名人で、小さな折り紙を器用に一羽約二分で折る。四十羽になると糸を通して束ねて千羽鶴にし、福祉施設や夕張医療センターに贈ってきた。飾られた鶴は何万羽にもなるという。心不全や糖尿病で通院していたが、足腰が弱って訪問診療に替えた。村上が「どこも異常なし、あと五年は元気に生きられる」というと、「前に来たときは十年って言ったじゃない」と切り返すほど、頭もしっかりしている。訪問診療に同行した日、NHKのカメラが入っていたためか、サービス精神あふれるヲスエは家の前の道を歩いて見せた。

もう一人は、医療センターから車で十分、ユーパロの湯に近い丘の上に建つケアハウスレインボーヒルズに住む菅原シナ、九十六歳だ。十数年前になくなった夫の菅原康道は住職であり、刑務所保護司を務め法務省から勲章をもらったという。菅原ひなのペンネームで絵を描き続け、九十一歳で個展を開いた。村上と一緒に訪ねたとき、自分が描いた夕張の風景画を何枚も見せてくれた。腎臓病で訪問診療を受けていて、村上から減塩指導を受けている。「もう十分生きたから、早くお迎えがきてくれたらいいのに」と言いながら、いまも絵を描くほど元気だ。

このケアハウスは平成十一年、夕張市が高齢者にとって、住みよい、これからも住み続けたいと思うような快適な生活環境をつくりたいというケアハウス計画のもと建てられた四階建てエレベーター付きの立派なマンション型施設だ。住居内外がバリアフリー仕様、緊急通報装置がついており、介護を受けられるようになっている軽費老人ホームで、現在は札苗病院が運営している。夕張医療センターはここに住む十数人の住人に訪問診療を行っている。

訪問診療からの帰り際、村上は「立派な建物でしょ、夕張市はこういった箱モノをつくり続けてきたんですよ」とつぶやくように言った。玄関から出て見上げたその建物は、炭住とはあまりにも対照的だった。

マスコミは、財政再建団体の夕張に似合っていると思ってか、炭住はたびたび紹介するが、立派なマンションと見まごう市営住宅についてはほとんど取り上げない。夕張医療センターの真ん前にも、七階建ての市営住宅があるが、村上がメールマガジンで書くとおり、空き部屋はかなりの数に上る。村上の訪問診療に筆者がついて行ったとき、そこの家族が、夕張に親戚が帰ってきたいと市営住宅に申し込んだら収入が高すぎると断られたと、憤慨していた。村上も医師が夕張にやってくるときに市営住宅に住んで貰おうと手続きにいったら断られたと語った。これは公営住宅の入居者に対して国が一律に設けた基準、月収十五万八千円以下で同居する親族がいる人に限定するという規則によってはねられたもののようだ。しかし、市の条例で変えられるものもあるはずだ。３ＤＫは家族向け、単身者は２ＤＫという決まりなどは、市によってルールを変更できるのではないか。夕張リゾートの社員は単身者が多いと聞くが、２ＤＫは数少なく、数多い３ＤＫには入居できずにいるため、相変わらず空き部屋だらけだという。その一方で、市営住宅の未納家賃は三億円にも上る。夕張は矛盾に満ちあふれている。

四人目の医師の赴任

そんな夕張に、また医師が一人やって来た。平成二十（二〇〇八）年十一月四日から夕張医療センターに勤めはじめた和田靖だ。和田は、昭和四十二（一九六七）年に山口県下関市に生まれた。東北大学医学部卒業後、最初は産婦人科医になろうと思っていたが、初期研修に選んだ福島県の白河厚生総合病院の外科に行ってその面白さを知る。大学院で学位を取得後、医局の指示に従って外科医として、福島県の磐城《いわき》共立病院を経て、帯広第一病院に勤務してきた。外科医の和田が、畑違いのプライマリケアに興味をもったのは、磐城共立病院で直腸がんで手術した七十代の患者を看取ったことだった。その患者は手術後一年間病院暮らしをしていたが、家族と本人の希望で家に帰って和田が訪問診療で診ることにした。一年間、訪問診療を行ったことで、手術室でこもっているのとは別の、医師としての存在価値を知った和田は、帯広に来て二年後、教授に内科医になりたい旨をしたため手紙を出す。帰ってきた返事は「もうしばらく頑張ってほしい」というもので、さらに二年半外科医をやった後、平成十八（二〇〇六）年三月でメスを置き、同じ病院で内科医として再スタートを切る。内科医になってはじめて、和田はいかに人を診ないで臓器ばかり診ていたかを知ると同時に、頑固で短気でエリート意識をひけらかしていた外科医のときの自分の姿にも気づいたという。

和田は、村上に対して旧瀬棚町時代から関心をもっていた。夕張に戻ってきたことは知っていたが、夕張医療センター立ち上げ後、医師二人が勤務しているためアプローチしなかった。一つには山口に戻ろうという思いもあったためだが、すでに地元で開業医をしている兄と意見が合わず、平成十九年の夏に断念。これからどうしようかと考えている矢先に「ドクタースタイルＴＶ」で夕張で医師を募集していることを知り、平成二十年一月二十三日、雪に埋もれた夕張医療センターへ見学に行く。

古びた外観を見た瞬間、はたしてここでやっていけるのだろうかと感じたと和田は言う。新聞には「地域住民が一体となって健康管理と病気の予防に取り組む姿勢に共鳴し、夕張に来ることに決めた」と型どおりコメントした和田だが、実際は村上に「ここに来ると勉強できるよ」と言われ、また村上がテレビで見るのとまったく変わらないことにも感激して勤務することに決めた。大学の医局というのは、似たような考え方をする人間が多く集まっているが、ここは三人の医師が違った経歴をもっていることも、対応性が広がって、学ぶことも多いだろうと思ったと、和田はつけ加えた。和田から話を聞いたのは赴任して四日目の十一月七日だったが、夕張医療センターのスタッフから温かく迎え入れてもらったことに感じ入ったとも言う。

それから半年たった頃、和田は自分がやっている医療がほかの医師より劣っているのではと悩む。それを漏れ聞いた村上は、和田にこう言って励ました。

「あのな先生。外科出身だから内科医にはかなわないと思ってるんでないかい。ぼくからみたら、かえって内科医よりも丁寧に診察していると思うよ。大丈夫だから自信もちな」

十一月五日の読売新聞は、村上が「医師が地域医療を考える場をつくるのが診療所の目的のひとつ。こうした拠点が今後増えていけばいいと思う」と語ったと報じた。

和田が勤務をはじめて十日も経たない十一月十三日午後三時ごろ、ちょっとした事件が起きた。五日前に降って一面を銀世界に変えた雪が所々に残るその日、村上が新任の和田を伴って消防署の裏手にある清水沢地区に建つ市営住宅へ訪問診療をしたときのことだ。北海道放送（ＨＢＣ）のカメラが同行取材していて、ＴＢＳのニュース23を通じて全国に放映されたので見られた方もいるかと思うが、八十四歳になる車椅子で介助がなければ生活できない妻を、八十四歳の夫が面倒見ながら暮らす住宅を村上たちは訪ねた。いわゆる高齢者が高齢者を介護する老老介護の家だった。

しかし、いくら呼んでも応答がない。夫には痛風があり、なんとか近くのコンビニに行くのがやっとで、徐々に歩行困難になってきていた。村上は中で夫が倒れているのだろうと思い、市役所に連絡をとって鍵をあけてもらうが、ドアにチェーンがかかっていた。レスキュー部隊と救急車に来てもらいチェーンを切断して中に入ると案の定、夫は転んで倒れて起き上がることができなかった。すぐに救急治療をしてから診療所に搬送、入院させて、事なきを得た。後で聞いてわかったことだが、夫が朝起きてトイレに行こうとしたところ、下肢に力が入らず転倒、一人で起き上がれず大きな声を出すことができず、妻はベッド上で動くことができなかった。八時間ぐらい動けなかった計算になる。午後三時ごろ、定期の訪問診療があったために発見され、午後四時十五分ごろに診療所に搬送されたのだった。

歯科医師の八田によると、この事件に最初に気づいたのは歯科衛生士の千葉だったという。この老夫婦に対しては以前から訪問歯科衛生指導を行っていて、村上が出向く一時間ほど前に訪ねた。しかし、いるはずなのに郵便受けに新聞があり、鍵がかかっていて物音がしないと千葉から歯科に連絡があった。そこですぐに看護部長の横田と連携し、迅速な対応がとれる体制をとっていたのだという。

こうした自宅を頻繁に出向く訪問診療、訪問看護システムを築き上げることが、高齢化率の高い地域においては最悪の事態を回避する。ますます高齢化社会が進むこれからの地域医療には、自宅にいながらの「安心」をフォローするこうしたシステムが欠かせない。

老老介護によるトラブルはつきものだが、総じて夕張の高齢者は元気だ。それを支えているのが夕張医療センターの訪問診療であり、在宅療養支援診療所であり、介護老人保健施設であり、通所リハビリや訪問リハビリである。都会の大病院での医療が、がんや脳卒中、心筋梗塞《こうそく》といった生死にかかわる病気と〝闘う医療〟であるのに対して、地域のそれは闘い終えたあとの人たちを〝支える医療〟だと言ったのは、夕張に来る直前まで大学病院に籍を置いていて、老健の施設長を勤めてきた永森克志だ。彼はこう言う。

「在宅に戻る元気な高齢者が増えれば、医療福祉介護の仕事が増えます。以前、夕張市立病院を解雇された看護師、事務員、看護助手を再雇用し、看護師以外はヘルパー二級を取得し、老健で働いてもらっています。また、福祉の仕事が増えたため、新たに六人のパート、三人の新人介護福祉士を雇用しました。そうした仕事に若者が従事することで、夕張医療センターは地域の活性化、再生に少しずつですが貢献していています。高齢化率四三パーセントという夕張の特徴を生かして、医療介護のまちづくりをしていければいいなと思っています」

女性や高齢者にとって介護は、経験を生かせるうえにやりがいのある仕事であり、勉強することも尽きず、高齢化社会の切り札となり得る産業であり、老健を主体とする地域に根づいた福祉事業が地域再生に役に立つ、と永森は言う。

こうした医療介護によるまちづくりという考え方は、以前永森が勤務したこともある佐久総合病院の若月俊一がメディコポリス構想として提案し、老健の先駆けである老健佐久で実際に成果を上げてきたものだ。ちなみに、若月俊一医師（平成十八年九十六歳で永眠）の業績を記念して保健医療分野で草の根の活動をしている人々を顕彰する「若月賞」が平成四年に制定されたが、第十八回目の平成二十一年受賞者に村上智彦がＮＰＯ法人 自立生活サポートセンターもやい事務局長の湯浅誠と共に選ばれた。永森は、村上の受賞について、公に頼らずわずか二年で最先端の医療福祉連携モデルをつくったことが評価されたのだと喜ぶ。

そんな村上に憧れて、平成二十一年四月には南国の宮崎から森田洋之医師が夕張医療センターの一員に加わった。一年間、夕張の地域包括ケアを学び、宮崎の地で実践する予定だ。

村上がはじめた夕張医療センターは、二年間で外来は倍に増加した。在宅医療は、最初は二十人でスタートしたものがいまでは八十五人に増えている。こうした在宅医療の増大に対して、ややもすると組織が硬直化して対応しきれていないことを感じた村上は、平成二十一年六月、職員が全員参加する全体会議を開いた。そこで村上は、夕張医療センターは在宅医療が主役であること、診療所も老人保健施設もリハビリもそれを優先して考え、運営していくことを再確認した。そしてそうするためにも、看護師は外来、病棟以外にも老人保健施設や訪問看護などできるだけすべてのパートで働けるようなジェネラリストを目指してもらうこと、介護員や事務員も同様にできるだけ幅広く仕事ができて、誰かが休んだときにすぐ穴埋めができるようなマルチスキル化体制にしていくことなど、開業当初から言っていることを改めて理解してもらうように職員と話し合った。

＊

村上をはじめ、永森、田谷、和田、森田が、外来と同時に行っている訪問診療、在宅での医療が夕張の住民に安心感を与えているのは間違いない。

村上は、研修医時代に出会った新潟・ゆきぐに大和総合病院院長、斎藤芳雄が書いて提唱した『死に場所づくり』を、自分流にアレンジしながら地域医療の再生への道に生かしている。多くの先達の考えを取り入れながら、財政破綻し、日本一高齢化率の高い夕張市という特異な地域において、村上は、そして夕張医療センターの医師たちやスタッフたちは、一歩ずつ確実に地域医療再生のための普遍化が可能な〝支える医療のシステムづくり〟を実現させ、それをさらに広げようとしている。夕張の地において、村上たちは希望の杜の樹々をさらに増やし、豊かで深いものに繁らせつつあるのだ。

エピローグ――ネットワークで結ぶ地域医療

銚子市立総合病院の休止が市長のリコールに発展するなど、マスコミが社会問題として「医療崩壊」をかまびすしく報じた平成二十（二〇〇八）年、その年の暮れも押し詰まった大晦日に、夕張市の隣町である穂別（平成十八年に鵡川町と合併して現・むかわ町穂別地区）から医師がいなくなると北海道新聞が報じ、住民の間に不安がつのった。そこには次のように書かれている。

――胆振《いぶり》管内むかわ町の国保穂別診療所の常勤医三人全員が、来年三月末の退職を申し出た。後任の医師確保の見通しはなく、四月から医師が不在となる可能性もある。同診療所は、前身の町立穂別病院の規模を縮小し、年中無休の二十四時間診療に取り組むなど、地域医療のモデルケースとして全国から注目を集めたが、緊急性のない軽症患者による〝コンビニ受診〟の横行など過重労働が、全員退職という非常事態を招いた。

「地域医療を支えるのは使命と思っているが、限界を感じた」

一九九八年から、前身の町立病院を含めて勤務してきた一木崇宏（いちきたかひろ）診療所長（44）はこう話す。

一木所長は一月から夕張市の医療法人財団「夕張希望の杜（もり）」に移籍する。当面、三月までは派遣医師の形で勤務を継続するが、残りの医師二人も三月までに退職することになり、住民に激震が走った。

町立穂別病院は、実は二億円もの累積赤字を出して、平成十三年十月総務省の地方公営企業経営アドバイザー事業を受け入れ、平成十七年五月一日からダウンサイジングして穂別町国民健康保険診療所に衣替えしたという経緯がある。東日本税理士法人グループの長隆《おさ》が、以前に穂別町立病院の立て直しに深くかかわっていたのだ。ベッド数を大幅に減らして経営コストを削減すると同時に医師不足を解消、逆に診療科目を三科から町民要望の高い整形外科を設けるなど五科体制（内科・小児科・外科・整形外科・リハビリテーション科）に拡充することで外来患者数を増やし、経営を健全化させた。常勤医三人が訪問診療や時間外診療など医療サービスを従来どおり維持し、一木が住民向けの出前講座を開くなど地域と密着した医療活動を行ったため、先進事例として道内外から視察が相次ぐなど、自治体病院の関係者にはよく知られていた。

伊関友伸がＮＨＫの米原ディレクターに依頼されてせたな町で吉岡医師や住民の前で講演したとき、穂別町診療所をケーススタディに使って病院が大きければうまくいくとは限らないこと、逆に縮小して経営状態がよくなる例として取り上げることで、村上方式の地域医療の長所を住民にわからせようとしたほど、穂別町診療所は経営的にはうまくいっていた。しかし、内実は住民と行政との無自覚によって、そこに勤務していた医師は肉体的にも精神的にも徐々に追いつめられ、疲弊していったのだ。

所長の一木は十二月十日のブログで、十年間、地域医療はどうあるべきかを考えながら取り組んできたが、少ない人数で二十四時間、三百六十五日対応するのは非常に厳しく、大きな負担だったとし、町報や診療所便りなどで適正な時間外を受診してもらうように働きかけてきたが、時間外にやってくる患者にも行政サイドにも伝わらず、医師や看護スタッフがどれほど大変な思いをしているかということをわかってもらえなかったと無念さを表している。

一木崇宏は、昭和三十九（一九六四）年東京に生まれたが、母親が栗山町出身のため北海道には小さいころからよく遊びにきていて、田舎ぐらしに憧れていた。札幌医科大学に入学してなんでも診られる医者になりたいと思ったが、まだ総合診療、家庭医という概念が一般的ではなく、当時の札幌医大にはローテーション研修を通じていろいろ診られる内科医を育てようというビジョンはなかった。

平成二（一九九〇）年に卒業後、同大学小児科学教室に入局、道立小児総合保健センター、青森県立中央病院、国立療養八雲病院で小児科研修をする。小児科を選んだのは子どもが好きということもあったが、内科と比べて子どもの全身を診ることができる科だと思ったからだ。しかし、研修が進むにつれ小児科も臓器別の専門の勉強をしていかなければならず、目指す方向性が違うと感じるようになる。青森県立中央病院で働いているとき、自治医科大学卒業の医師で地域を経験した医師が数名いて話をしているうちに、〈好きな田舎暮らし＝なんでも診られる医者〉が結びつき、総合医になってへき地で働きたいという思いをつのらせ、札幌医科大学小児学教室を辞める。

平成八年、救急の研修が充実していること、総合診療部が全国のなかで早めに立ち上がったこと、ホスピスが有名だったこと、自分がプロテスタントのクリスチャンでありキリスト系病院だったことなどから静岡県浜松市の聖隷三方原病院で後期研修医として勤務をする。と同時に、北海道地域医療振興財団に「数年後北海道の地域で働きたいので、資料を送ってほしいと」と頼んだ。平成九年に送られてきた資料を見ているうちに、早く北海道に戻りたくなって町立病院三カ所を見学、面接を受けた。そのなかで、穂別町の院長が医療・保健・福祉の統合を考えているため惹《ひ》かれて勤務するのだが、後にその院長は地域医療で有名な諏訪中央病院の副院長をやっていたことがわかった。それが縁で、途中、諏訪中央病院で一年半研修医として勤務する。

村上とは、一木の野球部の後輩が自治医科大学を経て旧瀬棚町の隣の島牧村で働いた関係で、一緒に居酒屋に行ったことがあった。そのため、村上の瀬棚での取り組みは以前から注目していて、いろいろと参考にしたと一木は語る。総務省の地方公営企業経営アドバイザー事業を受け入れたため長隆と面識もあり、村上とも以前から知っている関係で、夕張医療センターを運営する医療法人財団「夕張希望の杜」を立ち上げるにあたって、一木は評議員に名を連ねた。

一木が穂別を辞めることにした最大の理由は、穂別の地域医療を継続的に守りたいからだ。つまり、システムとして継続性を保つために自分たちが去ることによるショック療法で、時間外救急を含めた地域医療に対する行政、住民の意識変化を期待したためだという。

一木に対して、村上は穂別のように少ない医師であれもこれもこなすのはもうやめたほうがいい、医師を探すことや町の医療をどうするかということについて行政がもっとかかわるべきで、いまの穂別は医師に丸投げ状態だと言い、一木が穂別を辞めて夕張に移籍し、夕張からの派遣で穂別の医師体制を整えるという提案をした。

新聞報道によれば、旧穂別町長時代に診療所化を決断した横山宏史副町長は「医師への気配りや（医師の不満を受け止める）アンテナがなかった」と反省、山口憲造町長は「今後の医療を考えるいい機会」と受け止めていると語っているが、急遽、穂別診療所に週一回外来に行くことにした村上は手厳しい。

「夕張とは違い穂別の住民の皆さんはとても穏やかに現状を受け止めているようで感心しています。お正月の時間外もゼロになり、あっという間に時間外受診は減りました。駄目なのは行政で、職員は相変わらず自分たちの権利ばかり主張して、朝礼さえできないのが現状です」

そう語った村上は、穂別町の医療崩壊の原因について、住民のコンビニ受診もあるが、きっかけは医師に対する行政の横暴さだと打ち明けてくれた。「先生ぐらい給料をもらったら私も毎日当直しますよ」という事務長の暴言がくり返されたのだという。また一木本人ではなくすでに退職した医師に対しての話だが、行政側は三月末に赴任する医師に約束どおり住宅を準備せず、仕方なく隣町の借家に住んで当直で呼ばれるごとに病院の真ん前の小さな医師住宅を当直室のように使っていたら、「あなたは町外に住んでいるのだから、医師住宅の家賃は自分で払え」と言われてキレたという。村上は「あきれてものも言えません」と強い口調でつけ加えたが、医師不足による医療崩壊が全国各地で起きている現状を認識せず、医師を大切にしない、規則優先、条例優先の対応に終始する町職員がいまだ多いことに驚きさえ感じている。

平成二十一年一月五日に夕張医療センターで辞令交付を受けた一木は、夕張医療センターが発足して二年足らずで在宅医療を飛躍的に増やしたことを評価し、地域の医療を変えていく力を学びたいと語った。そんな一木に、穂別町の住民、行政に対するいまの気持ちを聞くと、こんな答えが返ってきた。

「住民のみなさんは私のことを心配して、申し訳なかったと謝ったりされ、こちらが恐縮するくらいです。行政は、私たち医師が寝る時間も惜しんで働いていることを知っているのに、ねぎらいの言葉などほとんどありません。一年前、医師は労働者だって知っていますかと聞くと、医師はスーパーマンのようなもんで、労働者なんて考えたことはなかったとのこと。正直な話なのだと思います。どこの町も同じ構図です。規則、条例にしばられて自由にならない部分も多く、いろいろストレスがありました」

村上は、医師の「時間外労働」について、常々こう言っている。

「医師なんだから、命を守るためには仕方がないと思っている方が多いようですが、判断ミスは命にかかわります。徹夜明けのパイロットに操縦させますか？　医師も労働者ですし、人間です。百二十時間を超える時間外労働を、しかもサービス残業をしていると壊れてしまいます」

村上は、穂別の支援をするに当たって行政や住民が限られた医療資源を大切にし、労働基準法を守ることを条件に出した。そして一月は週一回水曜日に村上が外来へ行き、二月からは月曜日から金曜日の五日間、村上、永森、田谷の三人で外来を守り、一木は基本的に夕張で働くことにした。

その後、穂別の医療を守りたいと悩み苦しみ抜いた一木は、すったもんだの末に、医師がいなくなるという緊急事態を招きそうになった行政が折れたため、四月から穂別診療所に戻ることにした。

村上は、穂別の行政サイドの姿勢を見ながら、自治体がきちんと医療に取り組むのなら支援を続け、駄目だったらまじめに取り組む地域の支援に回るという方針を貫いた。

穂別町支援の少し前の話になるが、北海道知床半島の南東側に位置する羅臼《らうす》町では、国保病院が七億円もの累積赤字を出したため、町長は平成二十年四月から無床診療所として夕張モデルで再建する方針を打ち出した。これに対して「何かあったらどうする、金でなく命の問題だ」と反発した羅臼町住民だが、どうしたら医師に来てもらえるのかを自分たちで直接話を聞きたいと永森と田谷を集会に招いた。永森は住民に反省を求めるように辛辣《しんらつ》に語った。

「前にいた医師の給料一人分で、われわれ二人を雇ってもお釣りがきます。普段は札幌など大きな街の病院に行っていながら、困ったときにだけ入院したいというのは勝手すぎると思いませんか。羅臼病院がつぶれたのは、みなさんのせいではないでしょうか。夕張と同じです」

田谷も地域医療を継続させるためには住民の意識改革が必要と、こう語った。

「行きたいなと思わせる地域でなければ、医者は寄りつきません。継続して医療をやるためには住民が変わらなければなりません」

地域医療を守るために変わらなければならないのは、行政だけでなく住民もそうなのだ。では、医療が崩壊しつつある地域の住民は何をすればいいのだろうか。村上は、地域に医師がいてほしいと思うなら、明日からできることとして次のようなことを挙げた。

「まずは、住民のみなさんや行政のみなさんは『何かあったら』と心配する前に健診を受けて健康づくりに取り組むことです。と同時に、外の人が住みやすい環境をつくり、限られた医療資源を大切に使うという意識をもつこと、時間外受診で眠そうな顔をした医師が出てきたら『こんな時間に申し訳ありません』と声をかけること、不安なだけで受診するときには行く前にまず電話して相談できるようなかかりつけ医をもつことです」

夕張における村上の闘いは、行政とだけでなく、住民の〝常識〟との闘いでもあった。行政と住民、そのどちらも同時に変えようとする闘いの連続だった。一朝一夕では変わらない住民と行政という巨大な〝敵〟に対する困難な二面作戦に取り組んで、村上は二年というわずかな時間でかなりの成果を上げ、他の地域からの支援に応えられるまでになった。

「最初は五年かかると思いましたが、自分のスキルが上がっていたのと同時に、夕張の住民の意識も破綻《はたん》した以上いままでどおりでは駄目だというように変わってきていましたから……」

村上は、こう言って次の計画段階に入りつつあると言う。

「最低でも三カ所に拠点をもちたいですね。山間部と海に近い場所と都市に近い場所につくろうと思っています。そうして医師がずっと一カ所にとどまって〝赤ひげ〟のようにその土地に骨を埋めるのではなく、家族の成長などに合わせて違う拠点に移動できるネットワークづくりをしようと思っています」

こう抱負を語ったあと、村上は夕張についてこう言った。

「いま医療センターに来てくれている約三千人の住民の意識は大きく変わりました。在宅医療も、老健と外来を行き来できる〝安心のシステム〟も確立しつつあります。流出人口やご高齢の方が亡くなるなどしてさらに住民が減り、夕張の人口は将来五、六千人ぐらいになるでしょう。そう考えれば、半分の住民の医療を受けもっているわけです。あとは行政次第で、相変わらず変わらないようなら時期を見て、頑張っている地域に本拠地を移すことも考えています」

村上は早く「夕張希望の杜」から「北海道希望の杜」に拡大しようと考えているのだ。

永森は夕張において「病の人たちを支えるために、支える医療のために、医者や医療者が来やすいシステムづくり」が軌道に乗ってきたと語り、だからこそ穂別支援になったのだという。

地域医療を守り、まちづくりの中心に医療をすえるさらなる闘いは、次のラウンドに入りつつある。それを具体化するように、平成二十一年から村上は診療所長のポストを田谷智に引き継ぎ、他地域の支援と北海道内外を講演行脚することで、地域医療を守る闘いの前線を拡大することにした。また、永森克志も老健施設長を和田靖に譲り、「支える医療研究所」を設立して所長として他地域支援を主たるミッションとして担当することになった。支え合う医療研究所の目的は、学ぶ環境をつくり、医師だけでなく、介護士や歯科衛生士なども学会で発表をしたり、地域への講義や講演を行うことでスタッフのやる気を向上させ、ひいてはよりよいサービスの提供につなげること、地域支援をさらに推し進めることだという。すでに穂別、由仁《ゆに》、士幌《しほろ》、雄武《おうむ》、天売《てうり》など二十市町村に診療支援を行っており、全道各地の医師、行政、医療機関から「支援はありがたい。夕張もただ支援してもらうだけじゃないんですね。医療、福祉に関しては夕張を見習いたい」と感謝されている。

〝夕張モデル〟ともいえる予防、福祉、教育のネットワークは、村上や永森の「財政破綻した夕張でもできたんですよ」という当事者の言葉によって、他の地域の医師や行政に携わる人たちを励まし、少しずつ移植されつつある。その一つが紋別市で、同市の夜間休日急病センターの立ち上げに際しては、村上たちが支援に出向くと同時に、夕張医療センターが紋別市の保健師や看護師に現場研修や看護のノウハウを提供した。永森は三カ月にわたって半分以上を紋別で過ごした。

と同時に、夕張で試行して効果を上げた「命のバトン」も紋別市のバックアップによって配布した。この「命のバトン」は、「夕張希望の杜」の職員である須藤義が発案したもので、患者を救急車で搬送する際に役立つ救急医療情報キットをバトン状の容器に入れて患者宅の冷蔵庫に保管し、救急搬送の際に患者と一緒にこの容器も搬送し、医療機関で情報活用できるようにしたシステムのことだ。救急医療情報キットには、基礎疾患や服薬情報、かかりつけ医療機関、緊急連絡先などが記載されている。救急医療情報キット「命のバトン」は、夕張医療センターからの情報提供が契機となって、羅臼では町内全世帯約千九百世帯（約九割）に配布されるなど、他地域でも広がりをみせている。

こうした他地域支援で実績を残す一方、夕張医療センターの経営は、老朽化した建物で水道光熱費は相変わらず膨大で苦しい台所事情が続いている。しかし、日本フクソーガラスよる断熱ガラスの寄贈工事や、自己財源による節水装置の取り付け、厨房の改修工事などによって水道光熱費を少しずつ削減させると同時に、夕張市からの補助金もあって、二年目は約三千万円の経常利益を出すまでになった。

しかし、医業収支だけを見ればいまだ三億四千七百万円の赤字だ。平成二十一年度は、四月から十月までの実績を前年と比較すると、医業収益で約二千二百万円、一カ月当たり約三百万円の増収となっていて、医業費用は前年並みだ。しかし、十九床の入院ベッドと救急で年間五千万円近い赤字が出ているため、市の予算が確保できない場合に備えて、病棟閉鎖や救急廃止も検討しているという。夕張医療センターの軸足を在宅医療に大きく踏み変えると同時に、北海道全域の支援を視野に入れてのことだろう。

夕張の医療を守ることができるかどうかは、夕張医療センターへの水道光熱費の補助、病棟の維持費や救急救命といった当面の予算の確保は当然として、藤倉市長が公言した診療所施設などの建て替えを一刻も早く実現するなど、行政の対応いかんにかかっている。

＊

これまで財政破綻した夕張住民の〝安心〟を守るための村上智彦の闘いと、そのきっかけをつくった人々、彼に地域医療のあり方を教えた恩師や反面教師、そして彼の戦列に加わり一緒に地域医療を実践してきた人々の闘いの軌跡をたどってきたわけだが、振り返ると行政の無策が目につくと感じたのは筆者だけではないだろう。財政破綻《はたん》による夕張市の地域医療の崩壊という緊急事態を一刻も早く救いたいと思うなら、総務省は北海道庁、夕張市など自治行政に直接指示して特別財政支出をするなどして夕張医療センター施設の改築をすればいいものを、夕張市には交付金があるはずだといって頬かむりをする。その一方、夕張市の財政を他の自治体に対する見せしめのように絞れるだけ絞った。これでは夕張市も、診療所に回す金などないと言い張るしかなかったのだろう。また厚生労働省も、医療法人の拠点などについては特別ルールをつくって支援すればいいものを、地方自治体病院の管轄は総務省だからと譲ろうとしなかった。

そういう視点から見ると、夕張医療センターは政治家の無能さ、官僚の無責任さ、ずるがしこさに翻《ほん》弄《ろう》され続け、総務省と厚生労働省の縦割り行政の間で振り回されたといっても過言ではない。夕張に限らず、地域医療においては、自治体病院の経営や救急車を管掌する総務省と医療行政全般をつかさどる厚生労働省の縄張り意識が、問題解決の障害になっているケースが多々見受けられる。

高齢化率四三パーセント、六百億円の債務を抱えて破綻した夕張は、村上が講演で慣用句のように言う日本の十数年後の縮図だ。これから〝第二の夕張〟が出てくる可能性は高い。国はそのときの対策をおさおさ怠ってはならない。少なくとも省庁間の縄張り意識によって、夕張医療センターのときのような泥縄劇をくり返してはならないことは確かだ。〝第二の夕張〟が出現したとき、損得勘定を抜きにして地域医療は守ると即答する〝第二の村上〟が現れ、困難に立ち向かうとは考えにくいのだから……。

あとがき

村上智彦医師のことをはじめて知ったのは、平成十八（二〇〇六）年の晩秋のことだったと思う。新聞の人欄で、財政破綻《はたん》した夕張の病院を引き受けてもらえないかという依頼に即答したと紹介され、掲載されていた写真と記事を見比べながら、ベビーフェースなのに随分と侠気《おとこぎ》のある医師だと驚いた記憶がいまも残る。

高校時代まで北海道芦別市で暮らしていた私は、同じ空知《そらち》支庁の炭鉱町、夕張のことについては少なからず気になっていた。母親が三菱系の石炭会社に勤めていた関係で、三菱南大夕張炭鉱がガス突出事故を起こしたとき夕張に手伝いに行ったということもあるが、石炭産業が衰退して街の人口が激減してしまった点や、バブル華やかなりし頃にテーマパークをつくって見事に失敗した点も、芦別は夕張の後追いをしていたからだ。さらにいえば、芦別は夕張メロンを真似てオレンジ色の果肉のメロンを生産してもいる。

だから夕張市が財政破綻したとき、新聞記事を読んで人ごととは思えなかった。その夕張に、財政支援もないのに「地域の医療は守る」と二つ返事で承諾した医師がいるというのだから、詳しい事情はわからずとも、拍手喝采《かっさい》したくなるのは当然だろう。しかし、その頃、私は前作『ここみ学園　奇蹟のワイン』の取材で栃木県の足利に足繁く通っていたため、村上医師についてそれ以上調べる余裕がなかった。その後、村上医師を取り上げたTBS「情熱大陸」を見て、取材してみたいという思いがつのった。村上医師のことを調べはじめたのは、前作の原稿を書き上げた平成二十年の一月だった。村上医師が夕張医療センターを引き受けて、すでに一年近くが経過していた。下調べの段階から村上医師に興味を惹《ひ》かれた私は、次第にその人柄に惚《ほ》れ込むようになり、取材申し込みの手紙をしたため、二月に千葉県東金市で行われた「NPO地域医療を育てる会」主催の講演に出かけた。

講演では、挑発的でありながらユーモアのセンスに富んだ村上医師の話しぶり、よく通る声に、聴衆は惹きつけられていた。たとえば、こんなふうだ。

「多くの人は、病気について自分は素人だと医者任せにして軽症でも救急車を呼びます。だけど、八百屋に行ってどんな野菜を買おうか、みなさんお店の人に任せませんよね。どうして医療についてだけ素人でいいんですか。どうして勉強しないんですか。あっ、これはあくまで北海道での話ですから……」

「夜間に救急車を呼んで受診することを当たり前と思っている住民が、医療崩壊が起きているとは知らなかったとか、あるいは財政が破綻するとは思ってもみなかったという。知らなかったですまされますか、知ろうと努力をしなかっただけでしょう。あっ、これはあくまで夕張の話ですから……」

自分の健康を医師に丸投げしたり、知る努力をしようとしなかったりする住民への批判、コンビニ受診がはびこる社会風潮への非難を、村上医師は自然に囲まれた夕張の素晴らしさを紹介する合間にくり返した。そのたびに北海道や夕張の話としてオブラートに包むことで、聴衆は笑いを誘われながら、惹き込まれていく。その話術の巧みさは、地域医療のアジテーターであり、強力な情報発信者であることを思わせた。

夕張医療センターに出かけて本格的な取材をはじめたのは五月の連休明けだった。テレビで見ていたとおり、医療センターの建物は過去の遺物を思わせた。初年度の決算は一億円を超す大幅な赤字を出していたにもかかわらず、スタッフは活気に満ちていたのが印象的だった。

村上医師がなぜ財政破綻した夕張の医療を二つ返事で引き受けたのか、無謀とも思える依頼を引き受けてしまう人柄や考え方、地域医療に対する熱情については、本文に書いたとおりだ。

村上医師の魅力についてひと言つけ加えるとすれば、権威や権力、住民の権利意識といったエスタブリッシュなものに対して敢然と闘いを挑む姿勢であり、自分が信じた道を歩むひたむきさ、一途さだ。それは知的障害者更生施設「こころみ学園」の川田昇園長とも通ずる。

村上医師は、地域医療を継続するために〝赤ひげ〟のようにすべてを投げ打ってその土地に骨を埋めることを否定する。が、彼のひたむきな仕事ぶりを見る限り〝赤ひげ〟以外の何ものでもない。ひたむきさは、人を惹きつけ、人を感動させる。ひたむきさは、打算の外にあるからだろう。損得を抜きにした村上医師の地域医療や地域住民に対する思い、献身的ともいえる熱情に惹かれるからこそ、たくさんのスタッフが金銭を度外視して集まってくるのであり、多くの自治体が医師不足に悩まされているにもかかわらず、優秀な医師が集まるのだろう。

ひたむきさは、勤勉さや滅私奉公といった心性を生み出す。そうした美質は、ひと昔前までの日本人なら誰でももっていたものだ。戦後の大混乱や貧しい時代をいち早く乗りこえることができたのは、ひたむきさに裏打ちされた勤勉さや滅私奉公に支えられたものづくりによってだ。村上医師が祖父母の世代に対して尊敬の念を抱くのは、〝公〟を尊重し、公共のために尽くすひたむきな心性ゆえだろう。拙著『簡単便利の現代史』で分析したように、「個」が肥大化したいまの社会に欠けているのは、〝公〟を大切にする心だ。箱モノさえ立派であればそれに惹かれて来る医師はたくさんいると、公共の資源である医療従事者をぞんざいに扱う行政や、自分たちの権利ばかり主張して医療資源を乱費して当然と思う住民（モンスター・ペイシェント）がはびこっている事実が、それを象徴している。だからこそ、村上医師はそうした傲慢《ごうまん》な心性の持ち主に対して厳しく当たるのだ。

村上医師は、医療費について住民に詳しく説明をする。たとえば、必要性もなく、寝たきりでいると足腰を弱めると思われる患者が入院をしたがるとき、病状を話し、「入院費を払うのだから入院する権利があるというけど、あなたが払う入院費は三割で、残りの七割は加入している健康保険組合、会社や役所に勤めていない場合は国民健康保険が払うわけ。それは結局、市や国の負担になるんだ」と言い聞かせる。医療費問題は、医療従事者の不足と並んで急ぎ取り組むべき課題だ。

私事で恐縮だが、この原稿を書き上げる間際、わたしの下咽喉にがんが巣くっているのが見つかった。さらに大腸がんも重複していることがわかった。大学病院で開腹手術、放射線治療、化学療法とがんの三大治療を行ったため入院生活は四カ月弱に及び、その間の診療分の合計金額は四百七十万円にも達した。普通はこれの三割が自己負担となるが、限度認定証を申請していたため、わたしが病院窓口で払った額は、一割にも満たない約三十九万円でしかない。差額の約四百三十万円は、わたしが加入している国民健康保険、つまり市が肩代わりしてくれた。その調整額の多さ、必要な医療を低額で受けられる保険制度に、私も家人も感謝した。が、ここには医療費の激増という大問題が横たわる。今後、私たち団塊の世代が老年期に入り、高齢化が加速化するにつれ、医療費は急激な右肩上がりになっていく。いまのように住民エゴによって医療費が乱費され、さらに老人医療費がふくらめば国民皆保険制度がもたなくなる。

私は今回自分が入院してみて、村上医師の言葉を身に染みて思い出した。人は必ず病気にかかる。そうしたとき、医師が近くにいてくれないと困るのだ。自分が病に侵されてみて、病気になったときに医師がすぐ診てくれることのありがたみをつくづく感じた。

エピローグで書いたように、医療崩壊をくい止めるために行政と住民がなすべきことは、まず数少ない医師に対して感謝の心をもつことである。と同時に、医師をコンビニ受診などから守るためにも、自分の健康はできるだけ自分で守ろうとする意識をもつことだ。そして、〝公〟を大切にしてみんなで支え合うためにも、医療に対するきちんとしたコスト意識をもつことも必要だと改めて実感した。

本書を書くにあたって、村上医師にはずいぶんと長時間のインタビューにおつき合いいただいた。夕張医療センターの医師やスタッフの方々にも、貴重な時間を割いていただいた。また、夕張市の病院経営アドバイザーとして公設民営化による再建案をつくった長隆氏、伊関友伸氏、スタッフのメンバーとして参加した村井隆三氏、夕張医療センターの副院長として立ち上げに加わった高橋宏昌氏、開設時の三カ月間助っ人に入った安江英晴氏、村上医師の恩師である故・五十嵐正紘氏、佐藤元美氏、地域医療振興協会の山田隆司、井上陽介両氏にも貴重なお時間を割いて、取材させていただき、感謝に堪えない。

また、原稿を書くに際してはＮＨＫ「ＥＴＶ特集」、「ＮＨＫスペシャル」の貴重な映像を下敷きにさせていただいたことをお断りするとともに、チーフディレクターの米原尚志氏に長時間にわたって取材時の話をお伺いし、またご意見をお聞かせいただいたことに対して、この場を借りて感謝する。本にするにあたっては、時事通信出版局編集委員の田村伊都子氏にお世話になった。みなさまありがとうございました。

本文では、村上医師をはじめ、ご登場いただいた方々の敬称を略させていただいた非礼をお許し願います。

平成二十二年一月吉日

川本敏郎

参考文献

【村上智彦医師関連】
村上智彦・三井貴之『村上スキーム――地域医療再生の方程式』エイチエス株式会社
村上智彦インタビュー「手作りの地域医療」 聞き手…山田隆司、福士元春「月刊地域医学」Vol.20 No.9
平山愛山、神津仁、村上智彦ほか『医療再生はこの病院・地域に学べ！』洋泉社新書
吉田司「現代の肖像 夕張の医師 村上智彦――国に裏切られた町 誰が治療するか」AERA 二〇〇七・四・十六
NHK「ETV特集 ある地域医療の挫折――北海道せたな町」二〇〇六年五月二十日放送
NHK「ETV特集 なぜ医師は立ち去るのか――地域医療・崩壊の序曲」二〇〇六年十月七日放送
NHK「ETV特集 地域医療再生への挑戦――夕張私立総合病院の一〇〇日」二〇〇七年五月二十七日放送
TBS「情熱大陸 医師・村上智彦」二〇〇七年七月二十二日放送
NHKスペシャル「地域医療はよみがえるか――夕張からの報告」二〇〇七年十月一日
NHK「ETV特集 地域の医療を守るのは誰か――夕張・医療再生二年目の課題」二〇〇八年六月一日放送
メールマガジン「夕張市立総合病院を引き継いだ『夕張希望の杜』の毎日」木下敏之発行 http://www.mag2.com/m/0000253983.html

【夕張市関連】
増谷栄一『北炭夕張炭鉱の悲劇』彩流社
鷲田小彌太『夕張問題』祥伝社新書
読売新聞北海道支社夕張支局編『限界自治　夕張検証』梧桐書院

【地域医療・医療崩壊】
斎藤芳雄『死に場所づくり』教育史料出版会
鎌田實『がんばらない』集英社文庫
伊関友伸『まちの病院がなくなる!?』時事通信社
小松秀樹『医療崩壊』朝日新聞社
鈴木厚『日本の医療を問い直す』筑摩書房
鈴木厚『日本の医療に未来はあるか』筑摩書房
川渕孝一『日本の医療が危ない』筑摩書房
本田宏『誰が日本の医療を殺すのか』洋泉社
テレビ東京報道局編『日経スペシャル　ガイアの夜明け　未来へ翔けろ』日本経済新聞社
井上清成『よくわかる医療訴訟』毎日コミュニケーションズ
小川道雄『医療崩壊か再生か』日本放送出版協会
大久保圭二『希望のケルン』ぎょうせい
木下敏之『なぜ、改革は必ず失敗するのか』（WAVE出版）

【ホームページ・ブログ】

医療法人財団　夕張希望の杜ホームページ　http://www.kibounomori.jp

伊関友伸のブログ　http://iseki77.blog65.fc2.com

東日本税理士法人グループホームページ　http://www.higashinihon-group.com

せたな町ホームページ　http://www.town.setana.lg.jp

安江英晴医師の夕張奮闘記　http://blog.m3.com/YBNK

【著者紹介】

川本敏郎（かわもと・としろう）

1948年北海道生まれ。フリーライター。大学を卒業後、出版社に入り家庭実用書や料理雑誌、男性誌、ビジネス誌、書籍の編集に携わる。2000年、多くの料理書を編集するなかで、日本人の食文化の変遷に注目し、三木章のペンネームで『肉じゃがは謎がイッパイなのだ！』（小学館文庫）を執筆。2003年出版社を退社してフリーとなる。著書に『簡単便利の現代史』（現代書館）、『中高年からはじめる男の料理術』（平凡社）、『こころみ学園　奇蹟のワイン』（NHK出版）がある。

医師《いし》・村上智彦《むらかみともひこ》の闘《たたか》い　夕張《ゆうばり》希望《きぼう》のまちづくりへ

2010年3月30日　初版発行

著　者　川本敏郎
発行者　長　茂
発行所　株式会社 時事通信出版局
発　売　株式会社 時事通信社
〒104-8178　東京都中央区銀座5-15-8
電話03（3501）9855　http://book.jiji.com
印刷所　藤原印刷株式会社

ISBN978-4-7887-1056-6　C0036　Printed in Japan